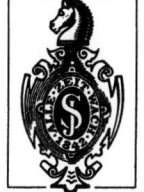

Thomas Haenel

Suizidhandlungen

Neue Aspekte der Suizidologie

Geleitwort von W. Pöldinger

Mit 8 Abbildungen und 16 Tabellen

Springer-Verlag
Berlin Heidelberg New York London Paris Tokyo

Priv.-Doz. Dr. Thomas Haenel
Spezialarzt FMH für Psychiatrie und Psychotherapie
Steinenring 3, CH-4051 Basel

CIP-Titelaufnahme der Deutschen Bibliothek
Haenel, Thomas:
Suizidhandlungen : neue Aspekte der Suizidologie / Thomas Haenel. – Berlin ; Heidelberg ; New York ;
London ; Paris ; Tokyo : Springer, 1989
ISBN-13: 978-3-540-50533-4   e-ISBN-13: 978-3-642-74271-2
DOI: 10.1007/978-3-642-74271-2

Dieses Werk ist urheberrechtlich geschützt. Die dadurch begründeten Rechte, insbesondere die der Übersetzung, des Nachdrucks, des Vortrags, der Entnahme von Abbildungen und Tabellen, der Funksendung, der Mikroverfilmung oder der Vervielfältigung auf anderen Wegen und der Speicherung in Datenverarbeitungsanlagen, bleiben, auch bei nur auszugsweiser Verwertung, vorbehalten. Eine Vervielfältigung dieses Werkes oder von Teilen dieses Werkes ist auch im Einzelfall nur in den Grenzen der gesetzlichen Bestimmungen des Urheberrechtsgersetzes der Bundesrepublik Deutschland vom 9. September 1985 in der Fassung vom 24. Juni 1985 zulässig. Sie ist grundsätzlich vergütungspflichtig. Zuwiderhandlungen unterliegen den Strafbestimmungen des Urheberrechtsgesetzes.

© Springer-Verlag Berlin Heidelberg 1989
Printed in Germany

Die Wiedergabe von Gebrauchsnamen, Handelsnamen, Warenbezeichnungen usw. in diesem Werk berechtigt auch ohne besondere Kennzeichnung nicht zu der Annahme, daß solche Namen im Sinne der Warenzeichen- und Markenschutz-Gesetzgebung als frei zu betrachten wären und daher von jedermann benutzt werden dürften.

Produkthaftung: Für Angaben über Dosierungsanweisungen und Applikationsformen kann vom Verlag keine Gewähr übernommen werden. Derartige Angaben müssen vom jeweiligen Anwender im Einzelfall anhand anderer Literaturstellen auf ihre Richtigkeit überprüft werden.

Satz: Elsner & Behrens GmbH, Oftersheim
Druck und Einband: Druckhaus Beltz, Hemsbach/Bergstr.
2119/3140-543210 – Gedruckt auf säurefreiem Papier

Geleitwort

Das vorliegende Buch stellt eine Einführung in die wichtigsten Probleme der Suizidologie, der Lehre von den Selbstmordhandlungen dar. Es ist dem Autor gelungen, die wichtigsten Fakten aufzuzeigen und nach dem heutigen Stand der Wissenschaften zu kommentieren. Neben dem Versuch, einen Überblick zu geben, fällt auf, daß auch das Problem der Selbstmordforschung selbst in seiner zeitlichen Dimension behandelt wird, denn es ist sehr wichtig, auch zu wissen, wie diese Problematik zu verschiedenen Zeiten gesehen wurde. Dazu gehört auch, wie Selbstmordhandlungen von den verschiedenen Religionen beurteilt wurden und werden. Davon ausgehend werden wichtige aktuelle Probleme wie z. B. jenes, ob es einen sog. „Bilanzsuizid" bei völliger seelisch-geistiger Gesundheit gibt, behandelt, wobei auch gleichzeitig auf die Probleme der modernen Bemühungen um Sterbehilfe kritisch eingegangen wird. Von den verschiedenen wissenschaftlichen Ansätzen her wird die Selbstmordproblematik einerseits vom heutigen genetischen und biochemischen Forschungsstand her beleuchtet, aber es werden auch die psychologischen, soziologischen, klinischen und selbstmordprophylaktischen Aspekte dargestellt. Ein eigenes Kapitel widmet sich der Frage des Unterschiedes zwischen dem Selbstmord einerseits und Selbstmordversuchen andererseits. Für den in der Selbstmordprophylaxe Tätigen wird das Kapitel „Erkennung und richtige Einschätzung der Suizidalität" von besonderer Bedeutung sein; desgleichen die Erörterung der Frage, ob Suizidhandlungen „ansteckend" sein können.

Das Buch stellt aber nicht nur eine Einführung, sondern auch ein Nachschlagewerk dar und wird all jenen eine Hilfe sein, die sich mit der Problematik der Suizidologie theoretisch oder praktisch beschäftigen. Vor allem wird es aber für alle Ärzte, Psychologen, Seelsorger, Sozialarbeiter und andere Berufsgruppen von besonderer Bedeutung sein, welche vermehrt mit suizidalen Menschen zu tun haben und diesen helfen wollen. Möge daher das Buch auch dazu beitragen, daß es in vielen Einzelfällen zu einer richtigen Lösung der Probleme komme, um Selbstmorde zu verhindern. Das fachlich sehr kompetente Buch ist aber erfreulicherweise in einem Stil geschrieben, der den Inhalt auch jedem gebildeten Laien verständlich macht, was gerade vom praktischen Aspekt her sehr wichtig ist. Dieses Buch kann jedermann, der an Fragen der Suizidologie interessiert ist, empfohlen werden.

Basel, im Januar 1989   *Prof. Dr. med. Walter Pöldinger*
                                  Ärztlicher Direktor der Psychiatrischen
                                  Universitätsklinik, Basel
                                  Ehrenmitglied und ehemaliger Präsident
                                  der Internationalen Vereinigung für
                                  Selbstmordprophylaxe

Dank

Es ist mir eine angenehme Pflicht, allen denjenigen herzlich zu danken, die zum Entstehen dieses Buches Wesentliches beigetragen haben. Allen voran danke ich meinen Patienten, die mich in ihrer depressiven Verzweiflung und Hoffnungslosigkeit vieles gelehrt haben. Zu Dank verpflichtet bin ich auch den in Basel tätigen Psychiatrieprofessoren Dres. W. Pöldinger, R. Battegay und D. Bürgin, die mir mit Anregungen und Kritik zur Seite gestanden sind. In gleicher Weise bin ich auch Frau PD Dr. A. Wirz-Justice, Frau R. Zsigmond, Herrn Prof. Dr. A. Cerletti† und Herrn Prof. Dr. R. Schuppli, sowie Herrn Dr. H. Werder und Herrn G. Zsigmond zu Dank verpflichtet, die zu problematischen Fragen Stellung genommen und mir bei meinen Ausführungen Hilfe geleistet haben.

Besonderer Dank gebührt auch Herrn Prof. Dr. C. Scharfetter (Zürich), sowie verschiedenen im Ausland tätigen Fachleuten, so z. B. Frau Prof. Dr. M. Asberg (Stockholm), Herrn Prof. Dr. E. Ringel (Wien), Herrn Prof. Dr. H. Pohlmeier (Göttingen), Herrn PD Dr. B. Mitterauer (Salzburg) und Herrn Dr. U. Gieler (Marburg). Sie haben mich mit ihrer Erfahrung und ihrem Wissen unterstützt.

Dank gebührt aber nicht nur Patienten, Fachleuten und Spezialisten, sondern auch meiner Sekretärin, Frau R. Schmidt-Blöchlinger, die von Anfang an mit Interesse und größter Zuverlässigkeit die Entwürfe schrieb und mir bei der Durchsicht der Literatur unschätzbare Dienste erwies. Frau R. Dufner-Stump möchte ich bestens für die endgültige Fassung des Manuskriptes danken, welche die mühevolle Arbeit der Zusammenstellung des Literaturverzeichnisses und der Register miteinschließt. Danken möchte ich auch Herrn PD Dr. Graf-Baumann vom Springer-Verlag, der für eine prompte Abwicklung bei der Drucklegung besorgt war. Nicht zuletzt möchte ich auch meiner Familie für ihre große Geduld meiner beruflichen Inanspruchnahme gegenüber herzlich danken.

Basel, im Januar 1989 *T. Haenel*

Inhaltsverzeichnis

Einleitende Bemerkungen 1

Bewertung von Suizidhandlungen und Suizidprävention im Wandel der Zeiten 5

Der Suizid im Altertum 6
Mittelalter und Neuzeit 7
Der Suizid als Gruppen- und Kollektivphänomen 8
Der Suizid bei Natur- und außereuropäischen Völkern 9
Suizidhandlungen als strafbare Delikte 11
Suizidverhütung im Wandel der Zeit 12

Suizidhandlungen bei Kindern und Jugendlichen 15

Statistische Angaben 15
Suizidhandlungen bei schizophrenen Jugendlichen 17
Kinder und das präsuizidale Syndrom 18
Ursachen und Hintergründe von Suizidhandlungen 19
Methoden 20
Zwei Beispiele aus der Literatur: von Mark Twain und Stefan Zweig . 21
Therapie und Prävention 23

Statistik und Epidemiologie von Suizidhandlungen 25

Grundsätzliches zur Suizidstatistik 25
Suizidmethoden 30
Epidemiologie 32

Der Suizidversuch 35

Basler Untersuchungen an nach Suizidversuch
hospitalisierten Patienten 40

Erkennung und richtige Einschätzung der Suizidalität 43

Methoden der Beurteilung 44
Krisen und suizidale Entwicklung 47
Das präsuizidale Syndrom 48
Das suizidale Achsensyndrom 50

Risikogruppen 52

Suizidhandlungen bei Betagten 58
Der Suizid Stefan Zweigs 60

Chronischer Suizid 62
Anorexia nervosa 62
Drogenabhängigkeit 66

Fokaler Suizid 71
Die Haut als Ausdrucksorgan 71
Dermatitis artefacta 72
Kasuistik 76
Diagnostische und psychodynamische Betrachtungen 78
Therapeutische Aspekte 82

Hintergründe von Suizidhandlungen: Motive und Theorien 84
Narzißmus und Suizidalität 85
Ambivalenz, bewußte und unbewußte Motive 87
Suizidtheorien 89
    Medizinische Theorie 89
    Aggressionstheorie 89
    Narzißmustheorie 90
    Soziologische Theorie 90
    Lerntheorie 91
    Kommunikationstheorie 92

Zur Frage der Autonomie bei Suizidhandlungen 93
Unbewußte Suizidhandlungen 95
Autonomie und Institution 97

Der Bilanzsuizid 101
Definitionsversuche und Kommentare 101
Kasuistik 103
Der „politische" Suizid 105
Der „Bilanzanteil" eines Suizides 107

Wirken Suizidhandlungen „ansteckend"? 109
Der Einfluß der Presse auf Suizidhandlungen 110
Nachweis der „ansteckenden" Wirkung durch „fiktive Modelle" 113

Beispiele für „ansteckende" Effekte 114
Suizidhandlungen und Musik 117
„Trauriger Sonntag" 118

Biochemische Aspekte der Suizidalität 121
Voraussetzungen zum biochemischen Verständnis 121
Monoamine und ihre Metaboliten 123
Die Achse Hypothalamus/Hypophyse/Nebennierenrinde 124
Untersuchungen von Patienten nach Suizidversuch 125
Therapeutische Aspekte 128

Unterliegen Suizidhandlungen genetischen Faktoren? 130

Prophylaktische und therapeutische Aspekte bei Suizidalen . . 133
Suizidprophylaxe 134
Maßnahmen bei akuter Suizidalität 136
Psychopharmakotherapie 139
Was geschieht mit den Hinterbliebenen? 141

Suizid und Religion 144
Suizide im Alten Testament 144
Judas, Pilatus und Opfertod 147
„Der Pilatussee" 149
Die Einstellung der katholischen Kirche zu Suizidhandlungen 150
Kann Religion suizidhemmend wirken? 152

Zur Problematik der Sterbehilfe 154

Literatur 159

Namenverzeichnis 175

Sachverzeichnis 182

Einleitende Bemerkungen

Ein Suizid löst die verschiedensten Gefühle und Emotionen aus: er macht betroffen, löst Schmerz-, Schuld- und Zorngefühle aus und konfrontiert uns schließlich mit unserer eigenen Endlichkeit. Jeder Laie und auch jeder Experte hat zu diesem Thema seine bestimmte Meinung, die sich oft nur schwer korrigieren läßt. Noch vor wenigen Jahrzehnten ein absolutes Tabu, ist der Suizid heute auch in einer breiteren Öffentlichkeit diskussionswürdig, gesellschaftsfähig geworden. Diese Tatsache hängt einerseits mit der Tendenz unserer heutigen Gesellschaft zusammen, Tabus zu brechen, ans Rampenlicht zu zerren und zu diskutieren, andererseits auch mit der anderen Einstellung zur Psychiatrie, die seit den 60er Jahren eine Öffnung nach außen durchgemacht hat, eine Öffnung, an welcher die Bevölkerung regen Anteil nimmt. Eng damit verknüpft ist die Möglichkeit, die „neue" Psychiatrie zu kritisieren. Allerdings stammen viele dieser Kritiken von Personen, die oft eines minimalen Grundwissens und der Kenntnis eines psychiatrischen Praxisalltags entbehren, die aber ihre Verbesserungsvorschläge und Kritiken mit um so mehr Überzeugung vertreten.

Schon bei der Frage, wie Suizid definiert und abgegrenzt werden kann, gehen die Meinungen auseinander. Von Paul Valéry stammt der prägnante Satz: „Selbstmord ist die Abwesenheit der anderen." Eine wissenschaftlichere Definition ist die von Peters [345], der Suizid lapidar definiert als „absichtliche Vernichtung des eigenen Lebens". Natürlich könnten diesen beiden kurzen Definitionen weitere, exaktere und ausführlichere zur Seite gestellt werden. Doch zeigen sie sehr anschaulich, daß sie mehr dazu dienen, weitere Fragen aufkommen zu lassen, als Fragen zu beantworten. So ist z.B. der Zeitfaktor nicht außer acht zu lassen. Von einem starken Raucher, der nach 40 Jahren erwiesenermaßen an den Folgen seines Zigarettenkonsums stirbt, wird wohl niemand behaupten, er habe Suizid begangen. Trotzdem: Wäre diese Aussage so völlig daneben? Spricht der Volksmund nicht von „Selbstmord auf Raten"?

Wie steht es aber mit der Absicht? Wie weit ist Absicht im Spiel, wenn jemand außergewöhnlich hohe Risiken eingeht und damit den Tod zumindest in Kauf nehmen muß? Es sind nicht nur Menschen angesprochen, die eine besonders gefährliche Sportart betreiben, wie etwa Rennfahrer, sondern auch z.B. Individuen, die sich im Straßenverkehr „freiwillig" außergewöhnlich hohen Risiken aussetzen.

Gehören vielleicht auch Boxer zu einer solchen Gruppe, die immerhin ein beträchtliches Risiko einer dauerhaften Selbstschädigung, meist im Bereich des Zentralnervensystems, zumindest in Kauf nehmen? Eine Untersuchung von Rauchfleisch u. Radü [384] ergab, daß bei Amateurboxern, die testpsychologisch untersucht wurden, eine auffallende Häufung von Persönlichkeiten mit depressiven Zügen und aggressiven Gehemmtheiten zu verzeichnen war. Die Interpretation, daß der Boxsport für diese Menschen den Versuch einer Bewältigung ihrer latenten Konflikte darstellt, liegt nahe. Dennoch werden Boxer kaum zu den Suizidalen gezählt.

Wie sind ferner Menschen zu beurteilen, die sich für ein politisches Ziel oder für eine bestimmte religiöse Einstellung opfern und Hand an sich legen, um die Aufmerksamkeit in einer breiteren Öffentlichkeit auf sich zu lenken? Ist z. B. der Märtyrertod auch eine Art Suizid oder kann er nur dann als solcher aufgefaßt werden, wenn sich den Betreffenden Gelegenheit zur Flucht geboten hätte oder wenn sie sich dem Tod hätten entziehen können, ohne ihr Gesicht verlieren zu müssen?

Die mannigfaltigen Möglichkeiten der Medizin lassen weitere Fragen in dieser Richtung als gerechtfertigt erscheinen: Stirbt ein Patient eines natürlichen Todes oder begeht er Suizid, wenn er nach jahrelanger Dialysebehandlung beschließt, die Dialyse aufzugeben? Oder anders ausgedrückt: Kommt der Verzicht auf eine medizinische Behandlung, die zumindest eine gewisse Zeit ein Überleben garantiert, einer Suizidhandlung gleich? Eine differenzierte und gebildete Frau, die an ihrer Brust einen Knoten entdeckt hat, wartete 2 Jahre lang, bis sie – nach Ausbildung von Metastasen – einen Arzt aufsuchte. Ist sie pathologischen Verdrängungsmechanismen zum Opfer gefallen oder hat sie „absichtlich" gehandelt, indem sie hoffte, möglichst bald ihrem Leiden zu erliegen? Eine solche Frage kann, falls überhaupt, nur beantwortet werden, wenn die Lebensgeschichte und die Umstände des betreffenden Menschen genau bekannt sind.

In den letzten zwei Jahrzehnten ist die Ansicht, daß der Suizid Ausdruck eines sog. freien Willensentscheides sein könne, ohne Vorliegen von psychopathologischen Symptomen, häufiger geworden. So faßt z. B. Holderegger [216] zusammen: „Die suizidologische Forschung stellt nun keineswegs in Abrede, daß es den wirklich frei gewählten Tod und den aus einer nüchtern erstellten Lebensbilanz erfolgenden Freitod gibt, doch jenseits von subtilen Unterscheidungen und Positionen um Krankheit und Freiheit geht die suizidologische Praxis davon aus, daß der Suizidgefährdete in der Regel im Augenblick nicht imstande ist, an seinem Leben festzuhalten und daß es enormer pathologischer Tendenzen bedarf, um die vitalen Antriebskräfte zu überwinden" [216, S. 267].

Die Suizidthematik kann von verschiedenen Seiten beleuchtet und diskutiert werden. Als erstes nenne ich den psychiatrisch-medizinischen Aspekt, ferner den psychologischen, soziologischen, theologischen, philosophischen, juristischen, kriminalistischen, historischen und kunsthistorischen Aspekt. Überschneidungen und Überlappungen zwischen den verschiedenen Gebieten sind unumgänglich. Im vorliegenden Werk liegt das Schwergewicht eindeutig auf der psychiatrisch-medizinischen Seite, nicht zuletzt deshalb, weil diese der Ausbildung und dem Erfahrungshorizont des Autors entspricht. Es wird jedoch versucht, auch wesentliche Aspekte aus anderen Gebieten zu berücksichtigen, auch wenn dies manchmal nur vereinzelt und nicht systematisch geschehen kann.

Die Arbeiten und Publikationen zum Thema Suizid sind heute kaum mehr zu überblicken. Oettinger [339] hat Mitte des letzten Jahrhunderts eine Bibliographie zu diesem Thema herausgegeben, in welcher 110 Literaturangaben zu finden sind. 1927 wurde eine umfangreiche „Bibliographie des Selbstmords" von Rost [412] publiziert, die 3771 Angaben zu verzeichnen hat. Eine Zusammenstellung der Fachliteratur für die Jahre 1926–1968 soll ca. 5000 Publikationen ergeben [269, S. 21]. In den letzten Jahren sind weitere Veröffentlichungen zum Thema hinzugekommen, die in die Tausende gehen.

Der Autor war deshalb gezwungen, eine Auswahl zu treffen, Schwerpunkte zu setzen und diejenigen Gebiete herauszuarbeiten, die ihm als besonders wichtig, interessant oder neuartig erschienen oder in der deutschen Literatur noch nicht zugänglich waren. Natürlich geschah diese Auswahl nicht zuletzt auch auf Grund subjektiver Gesichtspunkte. Die im Buch erwähnten Fallbeispiele sowie der Versuch, möglichst praxis- und alltagsbezogen zu schreiben, sollen dazu beitragen, auch die menschlich tragische Dimension aufzuzeigen. Obschon auf statistische Aussagen nicht verzichtet werden konnte, hoffen wir, der massiven Kritik Alvarez standhalten zu können, der in seinem Buch „Der grausame Gott – eine Studie über den Selbstmord" [6, S. 10 u. 12] – schreibt: „Als nicht zu bremsende Publizisten haben sich vornehmlich Soziologen und klinische Psychiater erwiesen. Dennoch ist es möglich – sogar leicht möglich –, fast jedes ihrer unzähligen Bücher, fast jeden ihrer unzähligen Artikel durchzuackern, ohne je zu bemerken, daß sie sich mit der erbärmlichen, verstörenden, quälenden Krise befassen, die der Selbstmord gemeinhin ist ... Das zweite Vorurteil ist die augenblickliche wissenschaftliche Mode, die gerade dann, wenn sie den Selbstmord zum Gegenstand ernsthafter Forschung nimmt, ihm jede ernsthafte Bedeutung aberkennt, indem sie aus Verzweiflung dürre Statistiken macht."

Wenn davon ausgegangen wird, daß Suizid mit Aggression, mit einem „Aggressionstrieb" zu tun hat, stellt sich auch die Frage, ob eine geplante Suizidhandlung nicht sublimiert werden kann. Den Begriff der Sublimation hat Freud zwar im Zusammenhang mit sexueller Triebenergie gebraucht, doch ist der Ausdruck auch schon im Zusammenhang mit dem „Aggressionstrieb" verwendet worden. Die Frage kann prinzipiell bejaht werden: So kann z. B. jemand mit suizidalen Intentionen durch das Niederschreiben eines Werkes, durch das Verfassen einer Autobiographie oder durch Publikationen zum Thema Suizid eine psychische Behandlung der eigenen Person durchführen. Das bekannteste Beispiel ist wohl Johann Wolfgang von Goethe, der, selbst suizidal geworden, an seiner Stelle den „Werther" sterben ließ. Ein anderes Beispiel, das allerdings den Ausdruck Sublimation nicht mehr verdient, ist das eines bekannten skandinavischen Malers, der sich umbringen wollte, der zuvor aber sein Selbstporträt malte. Nun hatte er ein Aggressionsziel, mit dem er sich identifizieren konnte, vor sich. Er gab mehrere Schüsse auf das Ölbild ab und durchlöcherte die von ihm gemalte Person. Auf den Suizid konnte er nun verzichten. Dieses Verhalten könnte als „doppelte Aggressionsumkehr" interpretiert werden. Die (einfache) Aggressionsumkehr, der Aggressionsstau, ist ein wesentlicher Baustein des von Ringel [396] beschriebenen präsuizidalen Syndroms.

Im Bildnis des Dorian Gray von Oscar Wilde [502] verkauft ein Mann seine Seele dem Teufel um den Preis, immer jung und schön zu bleiben. An seiner Stelle „altert" sein Porträt an der Wand und widerspiegelt immer mehr die häßlichen Furchen seines zügellosen Lebens. Eines Tages kann er die schreckliche Bilanz seines Lebens, die das Porträt widerspiegelt, nicht mehr ertragen und sticht auf das Ölbild ein. Am Schluß zeigt das Porträt wieder den jungen Mann und Dorian Gray liegt gealtert, tot am Boden.

Die verschiedensten Ausdrücke, die dazu dienen, die Tötung der eigenen Person zu bezeichnen, haben jeweils verschiedene Hintergründe und basieren auf unterschiedlichen Interpretationen ein und desselben Phänomens. In neuester Zeit hat sich der neutrale Begriff „Suizid" durchgesetzt, der vom lateinischen stammt (sui caedere) und soviel bedeutet wie das Zu-Fall-Bringen des eigenen Ichs [3]. Er entspricht ungefähr dem deutschen Ausdruck der Selbsttötung. Anders verhält es sich mit den Ausdrücken „Selbstmord" und „Freitod". Dem ersten Begriff haftet ursprünglich eine ausgesprochen negative Bewertung an, dem zweiten eine oft (zu) positive. Der Begriff des Selbstmordes ist schon deshalb abwegig, weil, juristisch betrachtet, einem Mord eine besonders verwerfliche Gesinnung zugrunde liegt und damit eine moralische Verurteilung zum Ausdruck gebracht wird [182]. Der Begriff „Selbstmord" entstand unter dem Einfluß der christlichen Kirche: Er wurde von Theologen geschaffen und war mit moralischen Werturteilen besetzt [269, S. 13].

Die Aussage, daß jemand den „Freitod" gewählt habe, bringt oft eine gewisse Bewunderung zum Ausdruck und besagt, daß jemand im Vollbesitz seiner Urteilskraft, von psychopathologischen Symptomen ungetrübt, diesen heroischen Entscheid gefaßt und durchgeführt hat. Dieser Begriff ist ebenso abzulehnen wie das „freiwillige" aus dem Leben scheiden: Die große Mehrheit aller Selbsttötungen wird in einer subjektiv hoffnungslos erscheinenden Situation unternommen, in welcher der Suizid als einzig möglicher Ausweg gesehen wird. (Der oder die Betreffende handelt weder „frei" noch „willig".) Wenn sich dieser Ausweg aber als einzig mögliche Lösung aufdrängt, kann weder von einer freien Wahl, noch von „Freiwilligkeit" die Rede sein [182]. Im angelsächsischen Schrifttum existiert praktisch nur der Begriff „Suicide" bzw. „suicidal behavior". Mit „suizidalem Verhalten" ist nicht nur die Selbsttötung an sich gemeint, sondern bestimmte Verhaltensweisen, die selbstzerstörerisch sind oder im Vorfeld einer Suizidhandlung zu beobachten sind. Ähnliches sagt auch der Begriff „life threatening behavior" aus (lebensbedrohendes Verhalten).

Der Tod ist eine Realität, mit der man sich oft nur schwer abfinden kann, eine Realität, die man solange wie möglich von sich schiebt oder überlisten möchte, wenn dies möglich wäre. Eine „Überlistung" des Todes zumindest auf Zeit ist der modernen Medizin teilweise gelungen. Die durchschnittliche Lebenserwartung des Menschen ist in den letzten 100 Jahren um Jahrzehnte angestiegen, zumindest in den westlichen Ländern. Daß solche Wünsche nach „Überlistung" des Todes bereits uralt sind, ist aus den verschiedensten Legenden, Mythen und Märchen verschiedenster Kulturkreise ersichtlich. Wir erinnern etwa an verschiedene Märchen der Gebrüder Grimm [391], in welchen ein Land beschworen wird, in welchem der Mensch potentiell die Möglichkeit des ewigen Lebens besitzt. In den „Bremer Stadtmusikanten" sagt der Esel zum Hahn: „Etwas Besseres als den Tod findest Du überall." Diese Aussage bedeutet wohl, daß jede Alternative in diesem Leben besser als der Tod ist.

Auch wenn Probleme des Lebens sehr belastend sein können und sie einem die Lebensfreude zu vergällen drohen, wird der Tod lange nicht immer als willkommene Alternative betrachtet. So wurden z. B. dem sterbenden Bettler, der ein offensichtlich beschwerliches und entbehrungsreiches Leben hinter sich hatte, in den Totentanzspielen die Worte in den Mund gelegt: „Es war trotz allem schön!" Mit diesen Worten des Bettlers wird zum Ausdruck gebracht, daß er zwar mit seinem Leben oft unzufrieden war, daß er aber trotzdem das Weiterleben unter den nämlichen Bedingungen dem Tod vorziehen würde, falls er diese Alternative wählen könnte.

Bewertung von Suizidhandlungen und Suizidprävention im Wandel der Zeiten

In allen Völkern und Kulturen ist das Phänomen der Selbsttötung anzutreffen. Die Beurteilung von Suizidhandlungen wandelte sich immer wieder im Laufe der Geschichte und variierte von Land zu Land, von Jahrhundert zu Jahrhundert, in neuester Zeit sogar von Jahrzehnt zu Jahrzehnt. Auch in neuester Zeit spielt gerade diese Bewertung eine wesentliche Rolle. Ein Grund dafür ist z. B. die Enttabuierung des Problems, zu der nicht zuletzt die politischen Suizide Ende der 60er Jahre und die Literatur zum Thema Suizid beigetragen haben. Als bekanntestes Beispiel für letzteres sei das 1976 erstmals erschienene Buch von Jean Améry [7] „Hand an sich legen, Diskurs über den Freitod" erwähnt. Es hat schon mehrere Auflagen erlebt. Der Autor, der inzwischen Suizid begangen hat, spricht dem Arzt und dem Psychiater das Recht, geschweige denn die Pflicht, ab, sich in suizidverhütendem Sinne, therapeutisch oder prophylaktisch, einzusetzen. Das interessante Buch enthält mehrere fachliche Fehler und Kurzschlüsse, so z. B. die völlige Ignorierung der Möglichkeiten der heutigen Depressionsbehandlung. Das Faktum, daß 10 Jahre nach einem Suizidversuch 90–95 % der ehemals Gefährdeten nicht durch eigene Hand verstorben sind, zeigt, daß viele nicht eindeutig sterben wollen.

Was geht in einem Menschen vor, der seinem Leben ein Ende bereiten möchte? Es existieren mehrere psychodynamische Modelle, auch biologische Hypothesen, die den Weg nachzuzeichnen versuchen, den ein Suizidand unmittelbar vor seiner letzten Tat durchschreitet. Schon zu Beginn des 19. Jahrhunderts äußerte man sich zu solchen Fragen. Spurzheim z. B. hielt den Suizid für eine Form der Geisteskrankheit, die auf dem Boden einer körperlichen Krankheit entstehe und die als Verdickung des Schädelknochens zum Ausdruck komme. Falret, ebenfalls zu Beginn des 19. Jahrhunderts, betrachtete den Suizid als eine Sonderform einer Geisteskrankheit, bei der das Gehirn selbst affiziert sei [406]. Mitterauer [267] spricht heute von einem „zerebralen Funktionswandel", der kurz vor dem Suizid auftreten soll. Trotzdem kann auch mit diesem Begriff nicht erfaßt werden, was ein Mensch unmittelbar vor dem suizidalen Akt durchlebt. Neuere biochemische Ergebnisse haben Wesentliches zu dieser Frage beigetragen [281], doch ist man noch weit davon entfernt, dem Phänomen Suizid in allen Belangen auf die Spur zu kommen.

Im folgenden können lediglich einige Beispiele aus verschiedenen Epochen und verschiedenen Ländern erwähnt werden. Einige Aspekte werden willkürlich herausgegriffen, um die Universalität des Phänomens Suizid aufzuzeigen – Anspruch auf Vollständigkeit kann keinesfalls erhoben werden.

Der Suizid im Altertum

Folgende Worte stammen von Seneca: „Es steht gut um die Menschheit; niemand ist unglücklich außer durch eigene Schuld. Gefällt Dir das Leben, so bleibe; gefällts Dir nicht, so kannst Du dahin zurückkehren, woher Du gekommen" [148, S. 20]. Wenn die Einstellung gegenüber Suizidhandlungen bei den Griechen und Römern auch keine einheitliche war, so ist doch festzustellen, daß der Suizid unter bestimmten Bedingungen akzeptiert oder sogar geachtet wurde [406]. Suizide geschahen oft, um Gefangenschaft, Demütigung und Erniedrigung aus dem Weg zu gehen und fanden Bewunderung. Von der dualistischen Vorstellung von Körper und Seele ausgehend, betrachteten die Griechen den Tod als eine Erlösung, als eine Befreiung der Seele vom hinfälligen, letztlich überflüssigen Leib. Diese Grundanschauung, von der auch Plato überzeugt war, öffnete der Selbsttötung Tür und Tor, obschon Plato den Suizid nur in Ausnahmefällen für richtig erachtete. Die Epikurer vertraten die Ansicht, daß manche Lebenslage zum freiwilligen Tod berechtige. Es wird betont, daß der „Weg zur Freiheit" stets offen stehe [148, S. 8 u. 13].

Sokrates war der Ansicht, der Mensch könne sich nach seinem Ermessen aus dem Leben zurückziehen. Von Plato wurde dieses Recht dann stark eingeschränkt und relativiert [281]. Nach Aristoteles ist der Mensch ein gesellschaftliches Wesen (Zoon politikon), deshalb sieht Aristoteles folgerichtig im Suizid einen Verstoß gegen die Gemeinschaft, gegen den Staat [281]. Der Gründer der stoischen Schule, Zeno, erklärte den Tod unter bestimmten Umständen als ruhmvoll, den Suizid als vernünftig, wenn man sich für das Vaterland oder für Freunde aufopfere oder wenn es gelte, schmerzlichem Leiden zu entfliehen. Dieser Gedanke wurde später in besonderer Ausgeprägtheit bei Seneca wiedergefunden. Er trat für die Erlaubtheit der Selbsttötung ein [148 (S. 16 u. 18), 281].

Das altrömische Recht enthielt die gleichen Bestimmungen über Suizid wie das altgriechische: Derjenige, der sich durch den Strang umbrachte, sollte unbegraben liegen bleiben. Eine feierliche Bestattung wurde ihm vorenthalten [148, S. 63]. Seit der Republik war diese Strafe nicht mehr in Kraft. Eine Ausnahme bildete allerdings der Suizid von Soldaten. Durch seinen Fahneneid galt er mit Leib und Leben als dem Staate geweiht. Der Suizidversuch eines Soldaten wurde mit Hinrichtung bestraft, wenn er sich dadurch seinem Dienst entziehen wollte. Konnte er aber plausible Entschuldigungsgründe vorbringen, wie z. B. unerträgliche Schmerzen oder Geistesstörung, so wurde er mit Schimpf und Schande aus dem Heere entlassen [148, S. 75]. In der römischen Kaiserzeit töteten sich viele wegen politischer Vergehen Angeklagte vor ihrem Urteilsspruch. Dadurch entgingen sie der öffentlichen Schmach und der Einziehung ihres Vermögens. Kaiser Hadrian setzte dieser Situation ein Ende, indem er verordnete, daß ein zwischen Anklage und Urteil begangener Suizid als Schuldgeständnis zu gelten habe [267, S. 199]. Demzufolge konnte auch das Vermögen für die Familie nicht gerettet werden. Die Einstellung gegenüber dem Suizid im Altertum war grundsätzlich eine andere als im jüdischchristlichen Kulturkreis. Die meisten philosophischen Schulen billigten den Suizid, oft allerdings nur unter gewissen Umständen, und selbst denen, die ihn verurteilten, erschien er nie als „höchster Frevel" [267, S. 195]. Auch bei den heidnischen Germanen wurde der Suizid nicht bestraft, manchmal wurde er sogar für ehrenhafter angesehen als der natürliche Tod [149].

Mittelalter und Neuzeit

Thomas von Aquin (1225-1274) war ein repräsentativer Vertreter der Hochscholastik und ein bedeutender Kirchenlehrer der katholischen Kirche. Er lehnt den Selbstmord ab und stützt sich auf Aristoteles und Augustinus. Er argumentiert, daß der Mensch die Pflicht habe, sein Leben zu erhalten, daß die Selbsttötung ein Verstoß gegen die menschliche Gemeinschaft darstelle und daß ein Selbstmörder ein Recht beanspruche, welches Gott allein zustehe. Damit war der bereits eindeutige Standpunkt der katholischen Kirche auf weitere Jahrhunderte fixiert [281, 337]. Schon lange vor der Aufklärung wurden Stimmen laut, welche sich für das Recht und für die Freiheit eines Suizides einsetzten. Unter den französischen Moralisten hält Montaigne (1533-1592) den Suizid für erlaubt. Er bezieht sich u. a. auf die Stoa. Ähnlich äußert sich etwa 150 Jahre später Montesquieu (1689-1755). Voltaire (1694-1778) sah im Suizid einen Sieg über die Natur und stellte das Motiv der Feigheit in Abrede [281]. Sowohl Voltaire wie auch Diderot (1713-1784) wandten sich gegen eine Bestrafung der Selbstmörder. Diderot stellte es dem Gewissen jedes einzelnen anheim, ob er genügend Gründe für den Suizid habe oder nicht. Trotz dieser frühen Vorstöße in Richtung einer Enttabuierung des Suizides, blieb das Tabu bis in unsere Zeit hinein bestehen. Zu Recht schreibt Seidler [441]: „Selbst als die französische Revolution den Suizid von der Liste der gesetzlichen Verbrechen strich, änderte sich in Frankreich in seiner Verurteilung durch die öffentliche Moral nichts; er blieb ‚une tare morale', ein moralisches Passivum." In Deutschland wandte sich Moses Mendelssohn (1729-1786) gegen die Bestrafung des Suizides. Friedrich der Große hob schließlich, von den Schriften Voltaires sehr beeindruckt, die Bestrafung des Selbstmordes in seinem Lande auf [55, S. 21-25, S. 32, 33]. Parallel zu den Auseinandersetzungen um das Suizidproblem auf dem Kontinent sind auch entsprechende Entwicklungen im England des 16. und 17. Jahrhunderts zu verzeichnen. Thomas Morus (1480-1535) z. B. äußert die Ansicht, daß Priester und andere Persönlichkeiten bei Personen, die an einer unheilbaren und schmerzhaften Krankheit leiden, das Recht haben sollten, das Leben zu verkürzen, sofern die Betroffenen damit einverstanden seien. Etwa ein Jahrhundert später hat John Donne (1572-1631) für die Rechtfertigung des Suizides plädiert und dabei erstmals gesellschaftskritische Überlegungen angestellt: Das Suizidverbot gründe sich lediglich auf die ökonomische Ausbeutung der Arbeiter, denen man nicht erlauben wolle, sich von ihren Pflichten zu entziehen [281]. Donnes Werk „Biothanatos" erschien 1644. Auch David Hume (1711-1776) äußerte sich zur Suizidproblematik in dem Sinne, daß es eine Aufgabe der Philosophie sei, die Angst vor dem Tod aufzulösen [281].

Im Zeitalter der Aufklärung wurden die eingefleischten Traditionen in bezug auf Suizid aufs Heftigste bekämpft und in verschiedenen Ländern abgeschafft. Wenn auch die Hauptvertreter der französischen Aufklärungsliteratur über die ethische Bewertung des Suizides nicht in allen Punkten einig gehen, sprechen sie sich doch alle einmütig gegen jegliche Bestrafung aus [55, S. 28]. In England z. B. existierten im 18. Jahrhundert strenge Gesetze gegen Suizid, allerdings wurde die „Justizpraxis" damals schon „milde" gehandhabt [60]. Obschon der Aufklärungsphilosophie verpflichtet, äußert sich Kant (1724-1804) gegenüber dem Suizid ablehnend. Dieser Umstand hängt mit einer „durch rigorose Pflichtauffassung bestimmten formalistischen Ethik" zusammen [281]. Für Schopenhauer (1788-1860) ist die Frage nach dem Recht auf

Suizid sinnlos. Er ist der Ansicht, daß der Selbstmörder das Leben eigentlich wolle, daß er nur mit den Bedingungen unzufrieden sei, unter denen er zu leben habe. Der Selbstmörder verneine bloß das Individuum, nicht aber die Spezies. Kierkegaard (1813-1853) verficht einen philosophischen Subjektivismus, einen Vorläufer der modernen Existenzphilosophie. Auf dem Boden des christlichen Glaubens stehend bewertet er den Suizid negativ. Sartre (1905-1980) führt in bezug auf den Tod aus: „So ist der Tod niemals das, was dem Leben seinen Sinn verleiht. Er ist im Gegenteil das, was ihm grundsätzlich jede Bedeutung nimmt. Wenn wir sterben müssen, hat unser Leben keinen Sinn, weil seine Probleme ungelöst bleiben und weil sogar die Bedeutung der Probleme unbestimmt bleibt ... Der Selbstmord ist eine Absurdheit, die mein Leben im Absurden untergehen läßt" (zitiert nach Lungershausen u. Vliegen. [281]).

Karl Jaspers (1883-1969) bezeichnet den Suizid als eine „unbedingte, das Dasein überschreitende Handlung" [229].

Der Suizid als Gruppen- und Kollektivphänomen

Der Wunsch, einen oder mehrere „Verbündete" beim letzten Akt im Leben bei sich und um sich zu haben, kann sehr dominierend werden. Das gemeinsame Sterben, z. B. mit einem Partner, mit einem oder einer Geliebten, ist uralt und wird auch in der schöngeistigen Literatur in den verschiedensten Variationen geschildert, manchmal sogar idealisiert. Beschließt eine Gruppe oder eine Masse, sich kollektiv umzubringen, wird der Akt des Tötens oft nicht nur als Suizid, sondern auch als Tötung des anderen, als gegenseitiges Töten, durchgeführt. Anhand dieser Phänomene ist ersichtlich, daß eine psychoanalytische Interpretation des Suizides als „Wunsch, getötet zu werden", zutreffend sein dürfte. Als Beispiel sei das Amoklaufen bei den Malaien erwähnt, eine besondere, kulturell bedingte Form des Suizides. Der Amokläufer weiht sich und andere dem Tod. Motive sind meist verletztes Ehrgefühl und Rache [121]. Der Amoklauf kann als eine Form des erweiterten Suizides betrachtet werden. Cavan [90, S. 65] bemerkt dazu, daß Malaien i. a. Mohammedaner seien, deren Glaube Selbstmord verbiete, nicht unbedingt jedoch das Töten Fremder, besonders wenn diese einem anderen religiösen Glauben anhängen. Somit ist der Suizid ein indirekter, da der Amokläufer letztlich von anderen umgebracht wird und so das Verbot des Selbstmordes umgangen wird.

Im alten Griechenland soll der Kollektivsuizid von alten Menschen vollzogen worden sein. Singer [448, S. 52] berichtet von „unnütz gewordenen Alten", die sich auf der griechischen Insel Keos versammelt, ein festliches Mahl eingenommen und danach mit Blumen bekränzten Stirnen den Schierlingsbecher getrunken hätten. Die diesem Akt zugrunde liegende Idee war die, daß alte Männer, die das 60. Lebensjahr überschritten hatten, der Gesellschaft zur Last fallen könnten.

Ursprünglich sind solche Regeln oder Gesetze wahrscheinlich in Notzeiten, z. B. bei Belagerungen, entstanden, wurden später aber z. T. beibehalten. Bei strenger Kälte und bei Hungersnot in Island wurde in der Volksversammlung beschlossen, greise, lahme und sieche Menschen verhungern zu lassen. Ähnliche Bräuche sind für die Goten und Dänen bezeugt [448, S. 53]. Plutarch berichtet von einer Selbstmordepidemie unter den jungen Frauen von Milet: sie hätten sich scharenweise erhängt. Als befohlen wurde, die nackten Leichname mit einer Schlinge um den Hals auf einem öffentlichen Platz zur Schau zu stellen, habe die „Epidemie" aufgehört [412, S. 15 u. 138]

Gefolgschaftssuizide kamen in früheren Jahrhunderten nicht selten vor und waren verwandt mit rituellen Suiziden, die unter dem Druck der Umgebung, der Gesellschaft, zustande kamen. In China sollen zur Zeit der Shang-Dynastie (1700-1000 v.Chr.) beim Ableben des Königs seine Krieger samt Pferden geopfert und mit ihm begraben worden sein [117]. Eines der bekanntesten historischen Beispiele für einen Massensuizid ist der von Masada, einer Felsenfestung in der Nähe des Toten Meeres. Sie wurde von Herodes dem Großen ausgebaut. Als die Festung im Jahre 73 n. Chr. von den Römern belagert wurde, führten die Bewohner einen Massensuizid durch, um sich dem Feind zu entziehen. Gegen 1000 Menschen sollen auf diese Weise ums Leben gekommen sein [193, S. 37]. Flavius Josephus hat den Massensuizid von Masada beschrieben [231]. Es muß angenommen werden, daß auch in diesem Falle teilweise ein gegenseitiges Töten stattgefunden hat. In Zeiten der Verfolgung und Bedrängnis kam es unter der jüdischen Bevölkerung auch in späteren Jahren, wenn auch nicht zu Massensuiziden, so doch zu gehäuften Suiziden, z. B. während der Judenverfolgung im späteren Mittelalter und in Deutschland zur Zeit des Nationalsozialismus [130].

Ein besonders düsteres Kapitel ist die Eroberung der Neuen Welt durch die Europäer. Suizide sollen vor allem unter den unglücklichen, zur Sklaverei verdammten Indianern vorgekommen sein, die von den Besiegern mit scheußlicher Grausamkeit behandelt wurden. Die Spanier sollen auf den Gedanken gekommen sein, sie vom Suizid dadurch abzuhalten, daß sie ihnen einredeten, sie würden sich selbst umbringen, um ihre Strenge mit ihnen im Jenseits fortzusetzen [268, S. 42]. Manche Indianerstämme Amerikas sollen sich in Scharen den Tod gegeben haben, um der Fremdherrschaft zu entgehen [412, S. 296]. Stoll [461] bemerkt dazu: „Hatte in der ersten Zeit der europäischen Herrschaft der Selbstmord der Eingeborenen den Charakter einer gewissermaßen normalen physiologischen Reaktion auf die mit so großer Heftigkeit auf die indianische Psyche eindringenden Reize der Verzweiflung und moralischer Leiden jeder Art gebildet, so nahm er späterhin das Gepräge einer ansteckenden psychischen Epidemie auf imitativ-suggestiver Grundlage an. Um 1515 war es auf Kuba bereits so weit gekommen, daß die Indianer familienweise, Eltern und Kinder, alt und jung, sich erhängten und daß die indianischen Dorfschaften sich gegenseitig einluden, um durch gemeinsamen Tod dem gemeinsamen Leiden ein Ende zu machen."

Wir gehen nicht mit Zilboorg [517] einig, wenn er schreibt, daß heute kein zivilisiertes Volk die Tendenz zum Massensuizid aufweise. Diese Aussage soll mit einem Beispiel aus der jüngsten Zeit widerlegt werden, mit dem Massaker von Guayana, dem Massensuizid in der Urwaldkolonie Jonestown am 18. 11. 1978, für den der Amerikaner Jim Jones verantwortlich zeichnete [247, 448]. Wie in Masada haben sich auch hier ca. 1000 Menschen umgebracht bzw. sich gegenseitig getötet.

Der Suizid bei Natur- und außereuropäischen Völkern

Im letzten Jahrhundert waren verschiedene Suizidforscher der Ansicht, daß sich die „Selbstmordneigung" erst mit der Zivilisation entwickelt habe – Masaryk vertrat z. B. diese Auffassung [287]. Spätere Forschungen ergaben eindeutig, daß Suizidhandlungen auch bei Naturvölkern keine unbekannte Erscheinung darstellen [121, 412]. Die

Tabelle 1. Gründe suizidaler Handlungen bei verschiedenen Völkern

Grönland:	Eskimos	– Suizid als moralisches Recht – Furcht vor Elend – Gefolgschaft, z. B. nach Tod eines verstorbenen Verwandten (nach Wisse [508]; Zilboorg [517])
Nordsibirien:	Tschuktschi	Jüngere: Suizid Alte, Kranke: lassen sich töten (nach Ellenberger [121])
Japan:	Samurai	Harakiri: – als religiöses Opfer – als Rache – statt Hinrichtung (nach Rost [412])

Motive für einen Suizid können verschieden sein, z. B. Gefolgschaft, Opfer und Rache. Noch im letzten Jahrhundert soll es bei manchen Indianerstämmen in Dakota nichts Ungewöhnliches gewesen sein, daß sich eine Frau an einem Baum erhängte, wenn ihr Lieblingskind gestorben war. Ein häufiges Motiv war die Angst vor Gefangenschaft. Brasilianische Sklaven sollen oft einen „Rachesuizid" verübt haben, um ihren Herrn finanziell zu schädigen oder zu ruinieren [412, S. 296].

Ellenberger [121] zitiert den Ethnologen Bogoras, der um die letzte Jahrhundertwende suizidale Handlungen bei den Tschuktschi in Nordsibirien beschrieb (Tabelle 1). Bogoras unterscheidet den eigentlichen Suizid, der nur bei jungen Menschen vorkommen soll, und den „freiwilligen Tod", d. h. das Sich-töten-lassen. Diese Todesart sei auch in religiöser Hinsicht ehrwürdig und werde besonders geachtet. Die so Dahingeschiedenen soll ein besserer Platz im Jenseits erwarten. Oft sind es alte Menschen, chronisch Kranke, die sich für diese Todesart entschließen. Sobald der Entschluß zum Suizid gefaßt ist, wählt der Todeskandidat einen Gehilfen, meist einen Verwandten oder einen Freund. Von seinem Vorhaben ins Bild gesetzt, versucht der Gehilfe zunächst, ihn von seiner Absicht abzubringen. Sobald der Suizidand aber seinen Willen klar und laut formuliert hat, muß der Gehilfe seiner „heiligen Verpflichtung" nachkommen, entweder am gleichen Tag oder spätestens am darauffolgenden, da er sonst den Zorn der Geister auf sich ziehen würde. Dem Todeskandidaten werden nach Möglichkeit seine letzten Wünsche erfüllt. Wir erinnern uns hier an die Henkersmahlzeit bei zum Tode Verurteilten. Der Gehilfe muß nun den Geehrten, der aus dem Leben scheiden möchte, erdolchen oder erwürgen. Das Erdolchen kann nur von einem Manne durchgeführt werden, das Erwürgen hingegen ist auch einer Frau erlaubt, z. B. der Ehefrau [121].

Die Eskimos schrieben dem gewaltsamen Tod eine reinigende Wirkung zu, und die auf diese Weise Verstorbenen standen im Jenseits auf einer höheren Stufe als die auf natürliche Weise Dahingeschiedenen [517]. Alte und Kranke, die Suizid begingen, wurden unter den Eskimos geachtet [90, S. 64]. An der Ostküste Grönlands sollen alte Männer von Freunden umgebracht worden sein oder sie haben selbst Suizid verübt [454]. Betagte, leidende Menschen gelangten oft zur Überzeugung, daß das Leben unerträglicher sei als der Tod. Die Eskimos glaubten, das moralische Recht zum Suizid zu haben. Suizidmotive waren z. B. die Furcht vor einem elenden Leben und das Verlangen, den geliebten Verstorbenen zu folgen, um mit ihnen im Jenseits vereint zu sein [508, S. 91 u. 93]. Ist es Zufall, daß Grönland heute zu den Ländern mit den höchsten Suizidziffern der Welt gehört?

Eine besondere Art des Suizides ist das Harakiri oder Seppuku der Japaner (s. Tabelle 1). Das Harakiri ist eine historische Suizidmethode, die eng mit dem japanischen Ehrbegriff zusammenhängt. Vor allem galt es als Vorrecht der Samurai, einer Ritters- und Adelsklasse [412, S. 301]. In seiner rituellen Handhabung könnte es allenfalls mit dem Zwangskodex des europäischen Duells, das bis in unser Jahrhundert von Intellektuellen und Offizieren gehandhabt wurde, verglichen werden. Das Harakiri hat verschiedene Bedeutungen: es kann eine religiöse Selbstaufopferung für den geliebten Herrscher darstellen, oder es kann im Sinne eines Strafsuizides vollzogen werden. Die Strafe kann selbst auferlegt sein, z. B. wenn der Ehrbegriff es verlangt. Das klassische Harakiri des Japaners konnte auch als Racheakt verstanden werden: es wurde z. B. vor dem Haus eines Beleidigers durchgeführt. Die Rache wurde somit an die Gesellschaft delegiert. Zumindest in diesem Sinne ist ein solcher Suizid als Ersatzhandlung für einen Mord zu interpretieren [517]. Schließlich kann Harakiri als Ehrenrettung gelten, im Sinne der vornehmeren Art zu sterben, statt durch den Strafrichter hingerichtet zu werden. Bei der Durchführung des Harakiri mußte ein vorgeschriebenes Zeremoniell peinlich genau beachtet werden: die einzunehmende Stellung, jeder einzelne Handgriff, die Zahl der Zeugen, die letzten Worte, alles war genau festgelegt und Bestandteil des Zeremoniells. 1874 wurde Seppuku offiziell von der Liste der Todesarten als Strafe gestrichen. Trotzdem kommt Harakiri in Japan bis in unsere Zeit hinein vor [143]. Wenn während der Ausführung des Seppuku dem Opfer von einem Sekundanten der Kopf abgeschlagen wird, geschieht dies, um den Todeseintritt zu beschleunigen, denn das Aufschlitzen des Abdomens mit Freilegung der Eingeweide ist eine äußerst schmerzhafte Prozedur [143].

Suizidhandlungen als strafbare Delikte

In Zeiten, wo der Suizid als verabscheuungswürdige Tat betrachtet wurde, fand die Mißbilligung ihren Niederschlag in mehr oder weniger drastischen Sanktionen. Grundsätzlich konnten solche Sanktionen erstens gegen die gerichtet sein, die sich zu töten versuchten (im Falle des Überlebens), zweitens gegen die Leiche (im Falle eines vollzogenen Suizides) und drittens gegen die Angehörigen des Opfers (Tabelle 2). Im Falle des Überlebens konnten die Suizidversucher bestraft werden. Es sei daran erinnert, daß in England der Suizidversuch bis 1961 unter Strafe gestellt war [369, S. 4]! Die Leiche konnte geächtet bzw. geschändet werden, einerseits indem eine kirchliche Bestattungszeremonie verweigert wurde, andererseits indem z. B. der Leiche die rechte Hand abgehackt wurde, die den suizidalen Akt vollzogen hatte. In England wurde der Leichnam eines Suizidierten an einem Kreuzweg bei Nacht begraben. Dies hängt wahrscheinlich mit der Vorstellung zusammen, daß dem Kreuz die Fähigkeit zugeschrieben wurde, „böse Energie" zu zerstreuen. In Europa und in Indien hat der Kreuzweg schon im Altertum als bevorzugte Stelle gegolten, um sich Krankheiten oder übler Einflüsse zu entledigen [497, S. 27]. Oft wurde durch das Herz des Leichnams ein

Tabelle 2. Bestrafungsarten bei Suizidhandlungen

Suizidversuch	→ Suizidand	z. B.	- Todesstrafe - Verwarnung
Suizid	→ Leiche	z. B.	- Abschlagen einer Hand - Ächtung bei Bestattung
Suizid	→ Angehörige	z. B.	- Konfiszierung des Besitzes des Suizidierten

Pfahl getrieben. Diese Unsitte konnte sich bis 1823 halten. Sie soll auf die alten Germanen zurückgehen. Damit im Zusammenhang stand wohl die Absicht, den Geist des Verstorbenen zu fixieren, zu bannen, damit er nicht zurückkehre und unter den Lebenden Schaden stifte [406]. Noch 1768 stellte Christian VII. von Dänemark den Selbstmordversuch unter Strafe und ordnete an, „daß ewige harte Arbeit mit jährlichem Staupenschlage an dem Orte des Delicti den Selbstmörder treffen sollte" [412, S. 188].

Verständlich, daß ein so komplexes Phänomen wie der Suizid dem Aberglauben Tür und Tor öffnete. In verschiedenen afrikanischen Stämmen war man z. B. der Auffassung, daß, wer einen Erhängten zuerst zu Gesicht bekomme, Unglück habe und vom Geist des Verstorbenen belästigt werde. Der ebenfalls alte Glaube, daß ein Selbstmörder im Boden, statt zu faulen, immer härter werde, zeugt vom Vorurteil gegenüber diesen Menschen. Weite Verbreitung fand auch die Ansicht, daß diejenigen, die sich selbst den Tod gegeben hatten, um die Mitternachtsstunde aus dem Grabe herauskämen. Weil man glaubte, daß ein Selbstmörder Unglück verbreite, duldete man sein Grab nicht im Bereich des Friedhofes. Doch galten Körperteile und Kleidungsstücke eines Selbstmörders als zauberkräftig: Die Hand eines Erhängten wurde dazu benützt, Warzen und Kröpfe zu berühren, um sie zu heilen. Viele dieser Vorstellungen gehen auf altes Glaubensgut der Germanen zurück [491, S. 49–50].

Zur Verfemung des Suizides gehörten auch andere entehrende Handlungen, die mit der Leiche vorgenommen wurden. Der Leichnam eines Selbstmörders durfte beispielsweise nicht über die Schwelle des Hauses getragen werden, sondern mußte durch ein Loch unter der Schwelle hindurchgezogen oder zum Fenster hinausgetragen werden. Oft wurde der Leichnam unter einem Galgen bestattet. In späteren Jahren entstanden auf den Kirchhöfen spezielle „Selbstmörderecken" [412, S. 186].

Suizidverhütung im Wandel der Zeit

Die Suizidverhütung im engeren Sinne kann als Produkt unseres Jahrhunderts angesehen werden. Pohlmeier [374] läßt die Suizidverhütung in seinem entsprechenden Beitrag um die letzte Jahrhundertwende beginnen. Trotzdem existierten schon in früheren Jahrhunderten Anfänge wie z. B. die 1783 herausgekommene Arbeit über Suizid von Auenbrugger, in welcher suizidprophylaktische Maßnahmen erwähnt werden [23, 247]. Als therapeutische Methode empfiehlt er u. a.: „reines, starkes Brunnenwasser und blasenziehendes Pflaster". Osiander [340] soll als erster Vorträge zum Thema Suizid gehalten haben. Seine Publikation zum Thema Suizid erschien 1813: „Über den Selbstmord, seine Ursachen, Arten, medizin-gerichtliche Untersuchung und die Mittel gegen dieselben". Als Ursachen für den Selbstmord sah er neben körperlichen Leiden heftige Leidenschaften und Gemütsaffekte an sowie Eifersucht, Ehrgeiz, Unzufriedenheit und Furcht vor der Zukunft. Ferner gehörten auch „Rausch eines Lasters, die Übersättigung in allen Genüssen eines schwelgerischen Lebens" dazu. Er forderte, daß Romane und Trauerspiele, in welchen der Selbstmord als Heldentat dargestellt wird, unterdrückt würden. Ein bedeutender Vertreter von suizidverhütenden Maßnahmen in Frankreich war Esquirol. Sein Werk „Die Geisteskrankheit in Beziehung zur Medizin und Staatsarzneikunde" lag bereits 1838 in deutscher „Übersetzung vor [124, 261]. Als Ursachen für den Selbstmord nennt Esquirol ebenfalls Schriften, welche den Selbstmord rühmen und verherrlichen, die Verachtung der Religion, Exzesse der Zivilisation, den militärischen Geist sowie Entartung der Sitte, das Spiel, Onanie u. a. Seine Aufforderungen an Zeitungsleute, Selbstmorde nicht detailliert zu schildern, ist ein sehr modernes Desiderat. Als Behandlungsmethode schlägt Esquirol das Opium vor, welches als antidepressiv wirksames Mittel bis in unser Jahrhundert hinein gebraucht wurde.

Der Philosoph Masaryk publizierte 1881 ein Standardwerk „Der Selbstmord als soziale Massenerscheinung der modernen Zivilisation" [261, 287], in welchem er Selbstmord als Preis für Fortschritt, Bildung und Zivilisation darstellte. Ein wichtiges Werk über den Suizid erschien 1897 vom Soziologen Emil Durkheim [113]. Das Werk wurde damals wenig beachtet, erst in neuester Zeit wurde Durkheims Buch die gebührende Aufmerksamkeit zuteil: die deutsche Übersetzung erschien erstmals 1973. Ein weiterer Markstein in der Geschichte der Suizidverhütung ist die Monographie von Gaupp [147, 374]. Die Arbeit ist rein medizinisch und unterscheidet zwischen Motiv und Ursache, die auf der medizinischen Trennung von Anlage und Umwelt beruht. Gemäß seinem biologisch-naturwissenschaftlichen Weltbild wird die Veranlagung stark betont, und einer Suizidprophylaxe wird nur eine geringe Chance eingeräumt [261]. Auch Sigmund Freud hat sich zu Beginn unseres Jahrhunderts mit dem Problem Suizid befaßt: Zu erwähnen ist die bekannte Diskussion über den Suizid, insbesondere den Schülersuizid in der Wiener Psychoanalytischen Vereinigung anno 1910, sowie seine Arbeit „Trauer und Melancholie", welche 1917 erschien [141]. In diesem Werk wird der Suizid als Wendung der Aggression gegen die eigene Person dargestellt; diese Interpretation ist auch im wesentlichen heute noch gültig. Rost [412] schuf die „Bibliographie des Selbstmordes", welche 1927 schon mehr als 3000 Quellen umfaßte. Seine Zeitschrift zur Erforschung und Bekämpfung des Selbstmordes setzte sich jedoch nicht durch, sondern erschien nur ein einziges Mal, nämlich 1932 [261]. Weichbrodt [491] stand Gaupp insofern nahe, als auch er die Suizidprophylaxe zwar als Aufgabe des Arztes anerkannte, aber sie als sehr mühevoll und praktisch erfolglos betrachtete. Anders verhält es sich mit der 1940 erschienenen Monographie von Gruhle [160]. Er erkannte die Depression und den Alkoholismus als eine der wesentlichen Ursachen für die Suizidalität. Auch er hielt jedoch eine Disposition zur Suizidalität als gegeben und unveränderlich, so daß eine effektive Suizidprophylaxe nach seiner Meinung zum Scheitern verurteilt ist.

Gottfried Benn [51] schreibt 1940 als Truppenarzt der Deutschen Wehrmacht in einem Gutachten: „... Es kann kein Zweifel sein, daß die meisten Selbstmörder zu den gefährdeten und labilen Typen gehören, deren Fortpflanzung nicht unbedingt wünschenswert nach dem Ideal der heutigen Staatsbiologie ist. Die Selbstmörder werden ... in den meisten Fällen zu der Bilanz des Bionegativen gehören, also in der Richtung der Entartung und der Substanzauflösung liegen. Man könnte im Selbstmord sehr wohl einen rassischen Eliminationsprozeß erblicken ...". Diese Aussage soll stellvertretend für viele stehen und dartun, daß und warum während des Zweiten Weltkrieges Selbstmordverhütung nicht gedeihen konnte. Pohlmeier [374] schreibt dazu: „Daß es damals noch nicht möglich war, in Kenntnis der Bedeutung von sozialen Umwelteinflüssen auch praktische Konsequenzen für die Selbstmordverhütung zu entwickeln, mag seine besonderen Gründe in der Beherrschung aller Menschen durch den Naziterror gehabt haben. Die Lähmung breitete sich über Deutschlands Grenzen und über den Kontinent aus, so daß auch das schon erwähnte Werk des in London lebenden Stengel von 1936 [458] erst später seine Bedeutung voll entfalten konnte, wie auch das feinsinnig beobachtende, auf der klassischen Aggressionstheorie basierende ‚Man against himself‘, von dem in die USA ausgewanderten Menninger aus demselben Jahre [295]."

1948 wurde von Erwin Ringel in Wien eine psychiatrisch geleitete Lebensmüdenbetreuungsstelle eingerichtet. Seine Institution war der Caritas angegliedert und ist erst seit einigen Jahren in den Händen des Staates. 1953 erschien Ringels bahnbrechendes Werk „Der Selbstmord, Abschluß einer krankhaften psychischen Entwicklung [395]. In diesem Werk beschreibt er den von ihm stammenden Begriff des präsuizidalen Syndroms, welches für die Suizidprophylaxe von wesentlicher Bedeutung ist. Abschließend soll noch ein weiteres bahnbrechendes Werk Erwähnung finden, das 1963 erschien: „Das Handbuch der Selbstmordverhütung" von Klaus Thomas [468]. Er gründete 1956 die ärztliche Lebensmüdenbetreuung in Berlin und war beeinflußt von der Tätigkeit von Pfarrer West in London, der 1953 ein Inserat in der Zeitung erscheinen ließ, in welchem stand: „Before you commit suicide, ring me up!" [261, 469]. Damit soll die Geschichte der Selbstmordverhütung ihren Abschluß finden, obschon vieles, das sehr wesentlich ist, hier ungeschrieben blieb. Die Geschichte der Suizidverhütung wurde lediglich skizzenhaft, vorwiegend auf den deutschsprachigen Bereich bezogen, schlaglichtartig aufgeführt. So wurden etwa die wesentlichen Anstrengungen, welche in den USA gemacht wurden, ausgeklammert. Auch die neuesten Ergebnisse (der letzten 25 Jahre) fanden keine Erwähnung, da sie der Gegenwartsgeschichte zugerechnet werden müssen und da sonst der Rahmen dieser kurzen Betrachtung gesprengt würde.

Suizidhandlungen bei Kindern und Jugendlichen

Dieses Thema ist in den letzten Jahren vermehrt in den Blickpunkt des Interesses, der Laienpresse und der Fachwelt getreten. Einer der Hauptgründe dafür besteht in der angeblich zunehmenden Häufigkeit von Suizidhandlungen bei Kindern und Jugendlichen. Im folgenden soll versucht werden darzulegen, ob und inwiefern solche Suizidhandlungen tatsächlich im Zunehmen begriffen sind, ob und welche Gründe dafür verantwortlich gemacht werden können und welche Gegenmaßnahmen zu ergreifen sind.

Statistische Angaben

Aus der Einleitung des von Kurt Biener herausgegebenen Buches „Selbstmorde bei Kindern und Jugendlichen" [59, S. 1] seien folgende Sätze zitiert: „In nüchternen Zahlen zeigt die Statistik eine laufende Zunahme der Selbsttötungen insbesondere bei jungen Menschen. Bereits der Einblick in dieses Zahlenmaterial wirkt erschütternd. Stellt man sich jedoch darüber hinaus vor, was in den betroffenen Kindern oder Jugendlichen zu diesem Schritt geführt hat, so weicht die kalte Darstellung in Zahlen einer Betroffenheit, die sich nicht mehr begnügt mit verständiger Kenntnisnahme. Man fühlt sich gedrängt zu Taten, zu Maßnahmen, zu Abwehr. Doch da steht man ohnmächtig einer Aufgabe gegenüber, die nicht mit Maßnahmen zu lösen ist. Solche eignen sich vielleicht noch, um die Zahl der Verkehrsopfer zu vermindern. Hier liegen die Probleme jedoch komplexer ... All diese Todesfälle sind letztlich das Ende einer Entwicklung, die geprägt ist von Zweifeln an sich selbst und an der Umwelt, von Verlust an Vertrauen und Zielen. So darf sich unser Bemühen nicht darin erschöpfen, Todesfälle zu verhindern. Es muß sich vielmehr darauf ausrichten, in einem viel früheren Stadium Grundlagen zu schaffen für eine gesunde Entwicklung der eigenständigen Persönlichkeit."

Das Verhältnis Suizid zu Suizidversuch beträgt nach Bürgin [79] 1:10–50, das von männlichen zu weiblichen Suiziden (vollzogene) beträgt 2:1. Während Nissen ein 8- bis 10fach häufigeres Vorkommen von Suizidversuchen gegenüber Suiziden annimmt [335, S. 185], wird neuerdings das Verhältnis Suizid zu Suizidversuch für Jugendliche auf 1:50 bzw. 1:100 geschätzt [96, S. 17]. Es kann deshalb nur von Schätzung die Rede sein, weil die Zahl der Suizidversuche nie genau erfaßt werden kann, weil Suizidversuche nicht meldepflichtig sind. Bei den Methoden überwiegen bei den Suizidversuchen die sog. „weichen" bei weitem. An erster Stelle stehen die Vergiftungen.

Colla-Müller [96] gelangt aufgrund neuerer Zahlenangaben auf eine 5mal höhere Suizidziffer bei Knaben als bei Mädchen [96, S. 17]. Nach Eggers [118] werden Suizidversuche etwa 2- bis 3mal häufiger von Mädchen als von Knaben durchgeführt.

Bei einer Detailanalyse von 24 Suizidversuchen fanden Müller u. Biener [325] 18 Mädchen (75%) und 6 Knaben (25%) im Alter zwischen 10 und 14 Jahren. Während die Rate der kindlichen Suizide zwischen 1964 und 1977 in verschiedenen westlichen Ländern fast unverändert geblieben sein soll, stieg die entsprechende Zahl bei Jugendlichen (15- bis 19jährige) deutlich an: bei Knaben um etwa 125%, bei Mädchen um etwa 70% [118].

Nach McClure [290] kommen Suizide unter 14 Jahren selten vor. Die Suizidrate der 15- bis 19jährigen in England und Wales dagegen habe seit den 50er Jahren zugenommen, sowohl bei Burschen wie bei Mädchen.

Pfeffer [347] konnte bei 101 Schulkindern im Alter von 6–12 Jahren nachweisen, daß ca. 12% Suizidgedanken bzw. -impulse hatten. Diese Schulkinder galten als psychisch unauffällig, hatten aber einen depressiven Elternteil, mit dem sie sich identifizierten.

Wolf [509] vertritt die Auffassung, daß Suizidalität in allen Altersstufen zunehme. Besonders alarmierend sei die Entwicklung bei Kindern und Jugendlichen. Er untersuchte in der Bundesrepublik Deutschland 2668 Jugendliche im Alter von 15–20 Jahren und kam zu folgenden Ergebnissen: Von diesen 935 Jungen und 1733 Mädchen hatten bereits 38% „suizidale Phantasien". 4% hatten bereits einen heimlichen Suizidversuch hinter sich. 1% der Jugendlichen gab an, wegen eines Suizidversuchs in psychiatrischer Therapie gewesen zu sein. 25% gaben als Motiv für die suizidalen Phantasien und die Suizidversuche Probleme mit der Familie an, 23% Schwierigkeiten im Zusammenhang mit der Schule oder der Lehrstelle [509].

Hjortsjö [211] berichtet, daß in den nordischen Ländern jährlich durchschnittlich 2–3 Suizide, die von 10- bis 14jährigen Kindern vollzogen werden, vorkommen. In den Altersgruppen der 15- bis 19- bzw. 20- bis 24jährigen fand Hjortsjö in der untersuchten Periode (1961–1981) eine signifikante Zunahme der Suizide. Als eine der Ursachen für dieses Phänomen fand der Autor für die meisten Altersgruppen „eine signifikante Korrelation zwischen der Selbstmordrate und dem Alkoholkonsum".

Müller u. Biener [325] untersuchten Kindersuizide in der Schweiz für die Jahre 1876–1978: die Zahl der Kindersuizide variierte zwischen 1 und 17 pro Jahr. In den letzten 30 Jahren hat die Suizidziffer statistisch signifikant zugenommen. Die Suizidziffer bedeutet Anzahl Suizide pro Jahr bei 100000 in der Schweiz lebenden Kindern der entsprechenden Altersgruppe. Die Altersverteilung ergab eine auffallende Häufung im 12. Lebensjahr. Das Geschlechtsverhältnis entspricht im großen und ganzen den oben angegebenen: In der Schweiz haben sich in den Jahren 1876–1978 300 Knaben und 68 Mädchen im Alter von 9–14 Jahren suizidiert [325].

In den Jahren 1979–1986 haben sich insgesamt 56 Kinder (bis 14 Jahre) in der Schweiz suizidiert (10 Mädchen und 46 Knaben). Von einer Zunahme kann in den 80er Jahren für diese Gruppe nicht die Rede sein [81]. Allerdings sagen absolute Zahlen wenig aus, da sie stets in Relation zur altersentsprechenden Bevölkerungsgruppe interpretiert werden müssen. Dasselbe gilt auch für die Suizide von Jugendlichen in der Schweiz für die Jahre 1979–1987 (Tabellen 3 und 4) [81].

Tabelle 3. Suizide von Kindern in der Schweiz (1979–1987). (Aus [81])

Jahr	Mädchen (bis 14 J.)	Knaben (bis 14 J.)	Total Suizide
1979	1	6	7
1980	3	7	10
1981	2	4	6
1982	1	7	8
1983	1	8	9
1984	1	5	6
1985	–	6	6
1986	1	3	4
1987	1	3	4
Total	11	49	60

Tabelle 4. Suizide von Jugendlichen in der Schweiz (1979–1987). (Aus [81])

Jahr	Jugendliche (15–19 J.)	Jugendliche (20–24 J.)	Total Suizide
1979	66	151	217
1980	76	155	231
1981	56	162	218
1982	75	158	233
1983	64	145	209
1984	50	164	213
1985	55	134	189
1986	54	138	192
1987	47	133	180
Total	543	1339	1882

Suizidhandlungen bei schizophrenen Jugendlichen

Bei Schizophrenen, die schon im Kindes- und Jugendalter erkrankt sind, beträgt das Risiko für eine Suizidhandlung ca. 25% [118]. Dies bedeutet, daß ein Viertel der Patienten wiederholt Suizidversuche unternehmen. Die Rate der vollzogenen Suizide beträgt 4–5%.

Bei jugendlichen Schizophrenen, die Suizidhandlungen begehen, sind die prämorbid auffälligen gegenüber den prämorbid syntonen Persönlichkeiten signifikant häufiger vertreten. Über die Motive für Suizidhandlungen bei schizophrenen jugendlichen Patienten ist wenig bekannt. Nicht selten spielen imperative Stimmen eine wesentliche Rolle für die Suizidhandlung, z. B. bei katatoner Erregung und akuter psychotischer Verwirrtheit [118]. Gegenüber früheren Lehrmeinungen, die eine Suizidgefährdung besonders für die akute Ersterkrankung annahmen, ist man heute mehrheitlich der Überzeugung, daß der Schizophrene während des ganzen Verlaufs seiner Krankheit suizidgefährdet ist, unabhängig von seiner Altersgruppe [118, 422]. (Im Kapitel „Risikogruppen" wird auf die Schizophrenie näher eingegangen.)

Kinder und das präsuizidale Syndrom

Eine immer wieder auftauchende Frage lautet, ob das von Ringel beschriebene präsuizidale Syndrom [395] auch für Kinder und Jugendliche Gültigkeit hat. Diese Frage kann nicht mit einem einfachen Ja oder Nein beantwortet werden, sondern bedarf der Differenzierung. Zunächst ist festzuhalten, daß das präsuizidale Syndrom, das ursprünglich bei Erwachsenen beschrieben wurde, um so eher bei Kindern gefunden werden kann, je mehr sie sich dem Erwachsenenalter nähern. Es liegt somit auf der Hand, daß das präsuizidale Syndrom bei Kindern, z. B. vor der Pubertät, nicht in gleichem Maße oder genau gleich wie bei Erwachsenen angetroffen oder erwartet werden kann. Dieser Sachverhalt gilt übrigens auch für depressive Symptome, die bei Kindern oder sogar Kleinkindern völlig anders aussehen können als beim Erwachsenen. Als Beispiel sei die Untersuchung von Rosenthal erwähnt [407], die über suizidales Verhalten bei Kleinkindern im Alter von $2^1/_2$–5 Jahren berichtet (12 Knaben und 4 Mädchen). Die Arbeit, die hier im einzelnen nicht referiert werden kann, ist schon deshalb eindrücklich, weil suizidales Verhalten bis zu den Wurzeln (Umstände der Geburt, Einstellung der Eltern etc.) zurückverfolgt werden kann.

Bei Kindern, die unter 10 Jahre alt sind und Suizidhandlungen unternehmen, handelt es sich meistens nicht um geplante Aktionen. Zudem sind sich die Kinder der Endgültigkeit des Todes meist nicht bewußt. Todesangst tritt kaum vor dem 8. Lebensjahr auf [118].

Lange [266] hat bei einer Untersuchung von 200 Kindern nach Suizidhandlungen kein präsuizidales Syndrom diagnostizieren können. Demgegenüber konnte Löchel [279] bei 80% von 40 Patienten im Alter zwischen 9 und 18 Jahren ein präsuizidales Syndrom nachweisen, das sich von dem von Ringel beschriebenen nur wenig unterschied. Bei den von Löchel untersuchten Kindern (32 Mädchen und 8 Knaben) hatten fast alle einen Suizidversuch mittels Tablettenintoxikation hinter sich. Nach Löchel ist das präsuizidale Syndrom durch folgende Merkmale gekennzeichnet:

- Konkrete Vorstellung über die Durchführung eines Suizidversuchs.
- Suizidgedanken in der Anamnese.
- Dysphorische Verstimmungen.
- Psychosomatische Äquivalente, die beim gleichzeitigen Vorkommen von körperlichen Beschwerden wie Schlafstörungen, Veränderungen des Eßverhaltens, Müdigkeit, Konzentrationsstörungen hinzukommen.

Der Beschwerdekomplex des präsuizidalen Syndroms nach Löchel unterscheidet sich von dem von Ringel beschriebenen hauptsächlich durch das Hinzutreten psychosomatischer Störungen. Die affektive Einengung bei Ringel, die vor allem als depressive oder ängstliche Verfassung imponiert, steht in Einklang mit dem Leitsymptom dysphorischer Verstimmungen bei Löchel.

Ursachen und Hintergründe von Suizidhandlungen

Bei den Ursachen muß unterschieden werden zwischen den im Vordergrund stehenden Auslösern und den hintergründigen psychodynamischen Konstellationen. Zu den eigentlichen Ursachen gehören nicht nur die Auslösermechanismen – der sog. Tropfen, der das Faß zum Überlaufen bringt – sondern die ganze Vorgeschichte, die dazu führte, daß „das Faß angefüllt" wurde. Geplante Suizidhandlungen sind bei Kindern unter 10 Jahren selten. Am ehesten handelt es sich in diesem jungen Alter um plötzlich auftretende Impulse, denen stattgegeben wird und die einem Wunsch nach Weglaufen entspringen. Zudem muß berücksichtigt werden, daß im Kleinkindesalter und im frühen Schulalter sich die Kinder den Tod nicht als etwas Endgültiges vorzustellen in der Lage sind [118]. In der Pubertät bedeuten Identitätsfindung, Autonomiebestreben, Ablösungskonflikte, reduzierte, schwankende Selbststeuerungsfähigkeit (passagere Ich-Schwächen) an den einzelnen Anforderungen, aus denen Selbstwertkrisen und suizidale Entwicklungen entstehen können. Ein Kind, das in ein genügend Sicherheit vermittelndes Familiensystem eingebettet ist, wird in der Regel mit solchen pubertätsspezifischen Problemen fertig und kann sie meistern. Voraussetzung für suizidale Entwicklungen sind zumeist tiefgreifende Störungen in der Familiendynamik und/oder Probleme in heterosexuellen Freundschaften, in der Schule oder am Arbeitsplatz. Kommunikations- und Interaktionsstörungen innerhalb der Familie wurden in etwa 70–80% bei suizidalen Jugendlichen festgestellt.

Sowohl Suizidhandlungen als auch Süchte (Alkohol und Drogenabhängigkeit) kommen in Familien von kindlichen und jugendlichen Suizidanden gehäuft vor [118]. Drogenabhängige Jugendliche – die Sucht an sich stellt bereits eine Art chronischer Suizid dar – sind häufig labile, ich-schwache Persönlichkeiten mit unrealistischen Vorstellungen über ihre Lebensziele. Ihr Narzißmus ist meistens gestört und „die Diskrepanz zwischen übersteigerten Ansprüchen an sich selbst und dem herabgeminderten Selbstvertrauen wird so bedrückend erlebt, daß für sie nur der Ausweg in die Scheinwelt der Drogen ... übrig bleibt, um das seelische Gleichgewicht vermeintlich wieder herzustellen" [118, S. 10–11].

Ringel [398, S. 32] sagt dazu: „Schließlich ist da noch die Entmutigung zu nennen, die von vielen Eltern ausgeht, kaum Lob und Anerkennung, dafür aber um so mehr Tadel und Demütigung. Es klingt seltsam, aber stimmt dennoch: Viele Erzieher fühlen sich zu einer solchen Haltung moralisch verpflichtet, meinen sogar, damit ein christliches Gebot zu erfüllen ... Darum sei einmal mehr gesagt: Selbstliebe ist natürlich. Wer sagt: Ich will nichts für mich, nur alles für die anderen, ist verdächtig entweder der bewußten oder der unbewußten Heuchelei oder gar der Selbstquälerei; Selbstliebe ist für die Behauptung im Leben notwendig: Du sollst Deinen Nächsten lieben wie Dich selbst; Selbstwertgefühl (im Sinne der Bejahung der eigenen Person, nicht im Sinne von Egozentrizität) ist Voraussetzung für Lebensfähigkeit. Das Gefühl: Ich bin nichts, ich kann niemandem etwas geben, niemandem etwas bedeuten, ist eine bedenkliche Vorstufe einer Entwicklung zum Selbstmord hin."

Suizidale Handlungen sind meist das Ende eines langdauernden Prozesses, der mit Erfahrung der Isolation, des Sicheinsamfühlens, der Zurückweisung und des Mißverstandenwerdens einhergeht. Oft verläuft für Außenstehende die Entwicklung des Betreffenden völlig unauffällig. Die auslösenden Faktoren oder die vermeintlichen Ursachen sind der Umwelt oft unverständlich [96, S. 18–19].

Unter den bewußten Motiven sind an erster Stelle Konflikte im zwischenmenschlichen Bereich zu nennen. Schon lange vor der suizidalen Handlung sind diese Menschen psychisch gestört. In der frühen Kindheit lassen sich häufig schwere Belastungen psychischer Art wie z. B. Verlust von Eltern durch Tod oder Scheidung, traumatische Trennungserlebnisse, Broken-home-Situationen, emotionale Vernachlässigung nachweisen [79, S. 15]. Eine psychologische Autopsie bei 20 Jugendlichen im Alter von 12–19 Jahren, die sich ums Leben gebracht hatten, ergab, daß Suiziddrohungen von 55% geäußert wurden.

Suizidversuche hatten zuvor 40% durchgeführt und 70% wiesen einen Alkohol- oder Drogenabusus auf [445].

Die in manchen Ländern festgestellte Zunahme von Suiziden bei Jugendlichen und jungen Erwachsenen muß auch im Zusammenhang mit der Zunahme der Depression gesehen werden [249].

Eine umstrittene Frage ist die, ob der Schule eine suizidfördernde Wirkung zugeschrieben werden kann oder nicht. Die Tendenz in vielen Schulsystemen geht dahin, die Kinder zu überfordern. Colla-Müller referiert eine Arbeit, nach welcher 10jährige ein Wochensoll von 47 Stunden zu erfüllen hätten (Unterricht, Schulweg und Hausaufgaben). Ein Mädchen in der 3. Klasse der Bezirksschule des Kantons Aargau muß mit 40–42 Stunden pro Woche rechnen für den Schulunterricht, den obligatorischen Hauswirtschaftsunterricht und die Freifächer. In dieser Bilanz sind keine Hausaufgaben oder Freizeitaktivitäten wie z. B. Musikunterricht enthalten. Ein 13jähriges Kind hat im Kanton Baselland im Pro-Gymnasium ein Wochensoll von 37 Stunden (Vorbereitung auf Maturität Typus B) zu absolvieren, für Maturitätstypus C 36 Stunden [496]. Schon Freud forderte von der Institution Schule, daß sie ihren Beitrag zur Suizidprophylaxe leistet [96 (S. 21), 140]. Allerdings darf die Rolle der Schule nicht ohne weiteres negativ bewertet werden: Viele Kinder sind bereits psychisch krank, wenn sie in die Schule eintreten [96, S. 20]. Wesentlich ist auch, wie mit schulischen Problemen zu Hause umgegangen wird. Ob z. B. schlechte Benotungen zu Liebesentzug führen oder nicht, ob die Überforderungssituation in der Schule durch die Eltern verstärkt wird oder nicht, sind essentielle Punkte und für das Kind ausschlaggebend, da das Selbstwertgefühl u. U. erschüttert wird, so daß eine suizidale Entwicklung begünstigt werden kann. Neuere Arbeiten weisen auf die Rolle bzw. Problematik der Schule im Zusammenhang mit Suizidhandlungen hin [132, 207].

Methoden

Die am häufigsten verwendete Methode bei suizidalen Handlungen ist bei Kindern und Jugendlichen die Intoxikation. Mädchen wählen öfters „weiche" Methoden als Knaben, die „harte" Methoden bevorzugen [118]. Dieser Sachverhalt ist in Verbindung mit der größeren Suizidrate bei Knaben gegenüber Mädchen zu sehen. Nissen [335] berichtet, daß von 60 Kindern zwischen 10 und 15 Jahren in der Bundesrepublik

Deutschland 1968 43 Knaben, jedoch nur 3 Mädchen durch Erhängen (Erdrosseln, Ersticken) zu Tode gekommen sind. Von den 8 Kindern, die durch Intoxikation starben, waren 6 Mädchen. In neuerer Zeit scheint sich ein Angleichen der Geschlechter in dem Sinne abzuzeichnen, als Psychopharmaka sowohl von Knaben wie von Mädchen als Mittel der Wahl betrachtet werden [335]. Von Mädchen ausgeführte Suizidversuche haben i. a. eher appellativen Charakter (hysterisches Ausagieren). Eine Selbsttötungsabsicht steht oft nicht im Vordergrund [496]. Garfinkel et al. fanden bei 505 Suizidversuchen, die von Kindern und Jugendlichen ausgeführt wurden (3mal mehr Mädchen als Knaben), daß die Suizidhandlungen besonders oft im Winter, nach der Schule am Abend und durch eine Überdosis von Medikamenten durchgeführt wurden [145].

Bei den vollzogenen Suiziden herrschen „harte" Methoden vor: Erhängen und Erschießen sind die häufigsten Methoden. Suizdversuche dagegen werden meistens mit Medikamenten durchgeführt. Diese Methode ist bei sog. demonstrativen Suizidversuchen anzutreffen, doch darf daraus nicht geschlossen werden, daß Suizidversuche nicht ernstzunehmen sind. Jede Suizidhandlung, auch wenn sie noch so „demonstrativ" und „appellativ" ist, kommt einem Hilfeschrei gleich, der oft in äußerster Verzweiflung ausgestoßen wird. Grundsätzlich besteht auch immer Gefahr, daß der Selbstmordversuch zum vollzogenen Suizid „verunfallt" [59, S. 30]. In einer neuen Untersuchung [72] konnte nachgewiesen werden, daß das Vorhandensein einer Schußwaffe zu Hause bei Jugendlichen, die Suizid vollzogen haben, signifikant häufiger war als bei solchen, welche eine Suizidhandlung überlebt haben.

In der Schweiz sind in den Jahren 1979–1986 von den 551 Kindern und Jugendlichen (bis 19 Jahren), die Suizid begingen, etwa 4mal mehr durch harte Methoden zu Tode gekommen. Immerhin kamen 106 Kinder und Jugendliche (32 Mädchen und 74 Knaben) durch sog. weiche Methoden ums Leben [81].

Zwei Beispiele aus der Literatur: von Mark Twain und Stefan Zweig

Das erste Beispiel stammt aus dem Roman Mark Twains „Tom Sawyers Abenteuer" [477]. Tom und sein Bruder Sid wachsen gemeinsam bei ihrer Tante Polly auf. Um beide Buben bemüht sich die Tante, so gut sie es versteht. Ihre moralischen Wertvorstellungen findet sie im Musterknaben Sid bestätigt, der nach ihren Normen lebt. Tom dagegen verkörpert die negativen Anteile der Tante, die sie ablehnt bzw. nicht zulassen kann. Tom ist das schwarze Schaf der Familie und ist eifersüchtig auf seinen Bruder Sid, dem er bei jeder Gelegenheit eins „auszuwischen" versucht.

Tom wird im Beisein seines Bruders von der Tante bestraft, weil er vor ihrer Nase „ganz ungeniert versucht, Zucker zu grapsen". Er beklagt sich über die ungerechte Behandlung im Vergleich zu seinem Bruder. Die Tante gibt zu bedenken, daß „Sid es auch lange nicht so wie er treibe". Nachdem die Tante den Raum verlassen hatte, greift der bevorzugte Knabe siegesgewiß nach der Zuckerdose, die zu Boden fällt und Tom in triumphierende Erwartung versetzt. Er freut sich darauf mitanzusehen, „wie der geliebte Musterknabe auch mal was abkriegt". Aber Tom kalkuliert falsch, da die Rollen in der Familie schon längst fixiert sind: Für Tante Polly besteht kein Zweifel, daß der Urheber dieser Missetat nur Tom sein kann. Deswegen erhält er eine Tracht Prügel. Tom wehrt sich dabei heftig und bezeichnet seinen Bruder Sid als Urheber des Übels.

„Aber als sie endlich wieder zu Atem kam, war alles, was sie sagte: Schadet nicht, wenn Du auch mal einen Schlag zuviel kriegst. Bist dafür schon manchmal leer ausgegangen, wenn Du was Ordentliches verdient hättest. Aber sie fühlte doch Gewissensbisse und hätte ihm gern etwas Liebes und Freundliches gesagt. Sie fürchtete jedoch, es könnte als Zugeständnis ihres Unrechts aufgefaßt werden, und so etwas verbot die Disziplin. So schwieg sie und ging bekümmerten Herzens ihrer Arbeit nach. Tom aber zog sich in einen Winkel zurück und wühlte in seinem Schmerz ob der ungerechten Behandlung. Er wußte, daß die Tante in Gedanken vor ihm auf den Knien lag, und dieser Gedanke erfüllte ihn mit grimmiger Genugtuung. Er spürte, wie ihn hin und wieder ein liebevoller Blick aus tränenverschleierten Augen traf, aber er tat, als merke er es nicht. Er sah sich krank, sterbend auf seinem Bette; die Tante beugte sich händeringend über ihn und flehte um ein einziges Wort der Verzeihung. Er aber kehrte sein Gesicht der Wand zu ohne das Wort zu sprechen und starb. Oh, welche Reue sie dann hätte! – Und wieder sah er sich, wie man ihn vom Fluß nach Hause brachte, tot, mit triefenden Haaren, die armen Glieder starr und steif, und Friede in seinem wunden Herzen – Friede für immer. Wie würde sie sich dann über ihn werfen und unter Strömen von Tränen zu Gott flehen, er möchte ihr doch ihren Jungen wiedergeben, sie wollte ihm auch nie, nie wieder Unrecht tun. Er aber läge da – kalt, weiß und starr – ein armer Dulder, dessen Leiden nun ein Ende hatten. – So schwelgte er in den schauerlichsten Vorstellungen, bis er schließlich vor lauter Mitleid mit sich selbst kaum das Schluchzen unterdrücken konnte. Seine Augen standen voll und wenn er blinzelte, floß es über, lief vorn die Nase Wasser herunter und fiel an ihrer Spitze in einem Tröpfchen zu Boden. Und doch empfand er bei diesem Wühlen in seinem Elend eine solche Wollust, daß er sich in seinem Schmerz nicht stören lassen wollte durch irgend einen Laut irdischer Lust oder brutaler Freude ..." [336, 477].

Diese Schilderung führt uns eine ungerechte Bestrafung vor Augen, bei welcher ein Knabe schwer gekränkt wird und Zuflucht in Todesphantasien sucht. Diese Todesphantasien sind geprägt von aggressiven Impulsen gegenüber der ungerechten Tante. In seinen Phantasien kann er Genugtuung für die erlittene Schmach und Kränkung erleben. Gleichzeitig wird die Tante bestraft, sie leidet an ihren Schuldgefühlen, muß um ihn trauern und ist verzweifelt. Die Todesphantasien des Knaben dienen andererseits aber auch zur „Wiederaufrichtung und Regulation des Selbstwertgefühls nach einer narzißtischen Kränkung" [336]. Der zur Selbstmordhandlung neigende Mensch, insbesondere der junge Mensch, ist in seinem Selbstwertgefühl stark verunsichert. Der Jugendliche ist zudem in besonderem Maße in seinem Selbstwertgefühl störanfällig. Die von Mark Twain geschilderte Thematik kann – über solche Todesphantasien – nach erfolgter Kränkung in Suizidhandlungen münden.

Das zweite Beispiel ist der wenig bekannten Novelle „Geschichte in der Dämmerung" von Stefan Zweig [521] entnommen. Die Kränkung besteht hier nicht in einer ungerechten Bestrafung, sondern in der ausbleibenden positiven Reaktion des geliebten Objekts auf Verliebtheitsgefühle eines 15jährigen Jünglings.

Die Geschichte spielt in einem Schloß in Schottland. Ein pubertierender Knabe verliebt sich in ein junges Mädchen, von dem er auf Grund gewisser Umstände überzeugt ist, daß sie auch in ihn verliebt sei. Bevor er bemerkt, daß nicht sie, sondern ein anderes junges Mädchen ein Auge auf ihn geworfen hat, erklettert er den vor dem Schlafzimmerfenster seiner vermeintlichen Liebhaberin befindlichen Baum, verliert oben das Gleichgewicht, stürzt hinunter und bricht sich ein Bein. Er schleppt sich ins Schloß und wird vom herbeigerufenen Arzt behandelt. Auf seinem Krankenlager malt er sich aus, wie das Ganze verlaufen wäre, wenn er beim Sturz ums Leben gekommen wäre:

„Noch ist der Schmerz stark in den ersten Tagen. Aber es ist ihm eine eigentümliche Wollust beigemengt. Der Gedanke, daß er um Margots, um der Geliebten Willen, den Schmerz erlitten habe, gibt dem Knaben ein sehr romantisches und fast überschwengliches Selbstgefühl. Er hätte gerne eine Wunde gehabt, denkt er sich, blutrot über das Gesicht, daß er sie stets und offen hätte tragen können wie ein Ritter die Farben seiner Dame; oder es wäre schön gewesen, überhaupt nicht mehr zu erwachen, sondern unten liegen zu bleiben, zerschmettert vor ihrem Fenster. Und schon träumt er weiter, wie sie dann morgens erwacht, weil Stimmen unter ihrem Fenster lärmen und durcheinanderrufen, wie sie sich neugierig niederbeugt und ihn sieht, ihn unter ihrem Fenster, zerschmettert, um ihretwillen gestorben. Und er sieht, wie sie niederbricht mit einem Schrei; er hört diesen gellenden Schrei in seinen Ohren, sieht dann ihre Verzweiflung, ihren Kummer, sieht sie ein ganzes verstörtes Leben lang in schwarzem Kleid düster und ernst gehen, ein leises Zucken um die Lippen, wenn die Leute sie fragen nach ihrem Schmerz. So träumt er tagelang, zuerst nur im Dunkeln, dann auch schon mit offenen Augen, bald gewöhnt an das wohlige Erinnern des lieben Bildes" [521].

In beiden Novellen kommt es nicht zu einer Suizidhandlung. Es wird lediglich eine Situation und eine Dynamik beschrieben, die, bei besonders widrigen Umständen, in eine Suizidhandlung münden könnten. Zu den besonders widrigen Umständen gehören einerseits exogene Faktoren, welche verstärkend hinzutreten können, sowie besonders endogene Faktoren, d. h. entsprechend narzißtisch gestörte Persönlichkeiten, die ihr narzißtisches Bedürfnis nicht mehr mit Tagträumen zu kompensieren vermögen. In beiden Beispielen haben die beiden Knaben ihre Phantasien ausgesprochen genossen und sie verhalfen ihnen dazu, die narzißtische Kränkung zu überwinden. Sie vermochten sich beide mit dem phantasierten Tod zu begnügen, ohne ihn in der Realität auch antizipieren zu müssen.

Therapie und Prävention

Jede akute Suizidalität bzw. jeder Suizidversuch bedarf dringend einer Therapie. Die Therapie muß nicht nur auf die aktuellen, sondern auch auf die basalen Konflikte der Kinder bzw. Jugendlichen ausgerichtet sein. Eventuelle Grundkrankheiten somatischer oder psychischer Art – für letztere sind Psychosen ein Beispiel – müssen berücksichtigt werden. Zudem spielen die sozialen Bedingungen bzw. das soziale Umfeld der Betreffenden eine wohl noch wichtigere Rolle als beim Erwachsenen. Das heißt, die ganze Familie sollte nach Möglichkeit in die Therapie einbezogen werden, zumindest aber die Eltern oder deren Stellvertreter. Je nachdem ist es unumgänglich, mit Lehrern bzw. der Schulleitung Kontakt aufzunehmen. Solange die Suizidgefahr andauert, ist eine stationäre Therapie, z.B. auf einer Kriseninterventionsstation, notwendig. Gerade die Zeit unmittelbar nach einem Suizidversuch ist oft besonders gut geeignet, mit dem Patienten erste Beziehungen anzuknüpfen, die für ihn bahnbrechend sein können [118]. Eine rechtzeitige Erkennung eines präsuizidalen Syndroms setzt eine sorgfältige Diagnostik voraus. Sozialarbeit, medikamentöse antidepressive Therapie und psychotherapeutische Bemühungen gehören in ein Gesamtkonzept der Behandlung. In diesem Zusammenhang ist zu erwähnen, daß die Suizidhandlung von Jugendlichen häufig ein Problemlösungsversuch darstellt, wenn auch ein untauglicher.

Zu Recht schreibt Frau Masson [288, S. 241], daß Suizidhandlungen junger Menschen ein Leidenssymptom darstellen, das schon lange dauert und keinen anderen Ausweg gefunden habe, sich zu äußern. „Mangelndes Ernstnehmen seitens der Umgebung und der Verantwortlichen kann in der Tat eine gefährliche Rückwirkung auf den Jugendlichen zeitigen, indem er sich dadurch gedrängt fühlt, eine schwerwiegende Wiederholung derselben zu unternehmen – dies, obwohl er sozusagen nie sterben möchte, sondern nur anders leben!"

Die Prophylaxe bzw. Verhinderung einer Suizidhandlung beginnt nicht erst beim Vorliegen eines präsuizidalen Syndroms, sondern bei jedem Symptom, das einen Baustein zum präsuizidalen Syndrom bzw. zur Suizidalität liefern kann. So z. B. ist auf Verhaltensänderungen und Abweichungen vom bisherigen Lebensstil zu achten, auf depressive Verstimmungen, Äußerungen des Lebensüberdrusses, Selbstwertkrisen, Weglaufen, abnorme Tagträumereien und auf Gebrauch bzw. Mißbrauch von Drogen und Alkohol [118].

Ein wichtiger Beitrag zur Suizidprophylaxe bei Kindern besteht darin, sie zu lehren, wie Konflikte gelöst und bewältigt werden können. Dazu gehört z. B. die „Hilfe zur Selbsthilfe", d. h. dem Kind werden nicht Probleme aus dem Weg geräumt, sondern es wird ihm gezeigt und vorgelebt, wie es selbst diese Probleme lösen kann [59, S. 97]. Diese Konfliktbewältigung sollte ohne Gewalt oder gar körperliche Züchtigung erfolgen. Zu Recht sagt Biener dazu [59, S. 98]:

„Die Ansicht, daß die Eltern ihre Kinder ebenfalls als vollwertige Menschen akzeptieren sollen, ist den meisten Eltern heute noch fremd." Vielen Eltern oder Erziehern ist auch unbekannt, daß diverse Beratungsdienste existieren, an die man sich wenden kann und die konsultiert werden können [für die Schweiz: Schulpsychologischer Dienst, Kinderpsychiatrische Praxen und Polikliniken, Die dargebotene Hand (Tel. 143)]. Seit ca. 10 Jahren besteht in der Schweiz auch ein spezielles „Sorgentelefon" für Kinder (Tel. 034/454500, Aefligen/Burgdorf, Kanton Bern).

Statistik und Epidemiologie von Suizidhandlungen

Die Einstellung gegenüber Statistiken variiert von der verächtlichen Ablehnung bis zum unkritischen Akzeptieren jeder statistischen Aussage. Die richtige Einstellung liegt in der Mitte: Es ist die sachlich kritische Beurteilung, wie sie gegenüber jeder wissenschaftlichen Methode zum Ausdruck kommen sollte. Eine der Grundforderungen von statistischen Aussagen ist die, daß nur Zahlen verglichen werden können, welche das gleiche bedeuten bzw. dasselbe aussagen. Entgegen gewissen umgangssprachlichen Äußerungen muß stets zwischen dem Suizid und dem Suizidversuch unterschieden werden. Mit Suizid ist die tödlich endende Suizidhandlung gemeint, d. h. eine „absichtliche Selbstschädigung mit tödlichem Ausgang, die mit einer mehr oder minder klaren Selbstvernichtungstendenz durchgeführt wurde" [396]. Suizidversuch bedeutet demgegenüber eine Suizidhandlung, welche nicht tödlich endet.

Grundsätzliches zur Suizidstatistik

Gemäß kritischen und eher zurückhaltenden Schätzungen nehmen sich täglich weltweit etwa 1000 Menschen das Leben, d. h. daß alle 90 Sekunden ein Mensch durch eigene Hand stirbt [202, S. 11]. Andere Statistiken sprechen von mindestens 500000 pro Jahr [269]. In der Schweiz kommen jährlich etwa 1500 Menschen durch eigene Hand ums Leben, dies bedeutet mindestens 4 Suizidopfer täglich [182] (s. Abb. 1 u. 2).

Eine wichtige Unterscheidung ist die zwischen der Suizidzahl und Suizidziffer. Erstere gibt Aufschluß über die absolute Zahl der Suizide in der Bevölkerung pro Zeiteinheit, letztere bedeutet die auf 100000 Einwohner errechnete Frequenz der Suizide pro Jahr unter der Bevölkerung. Meist wird mit der Suizidziffer nur die Erwachsenenbevölkerung erfaßt, d. h. über 15jährige Personen. Um statistische Vergleiche zwischen verschiedenen Ländern anstellen zu können, die einen gewissen Aussagewert haben, muß die Suizidziffer berücksichtigt werden. Die absoluten Zahlen sagen demgegenüber nichts aus bzw. können eine wirkliche Situation vollständig verzerrt wiedergeben. Aber selbst dann sind die Aussagen noch sehr zu relativieren, da, genaugenommen, die Suizidziffern einer bestimmten Altersgruppe verglichen werden sollten (5-Jahres- oder höchstens 10-Jahresgruppen, da der Altersaufbau innerhalb der Bevölkerung zu verschiedenen Zeiten sehr unterschiedlich sein kann und von Land zu Land stark variiert). Daß die Suizidstatistik trotzdem nicht 100%ig „richtig" oder „wahr" ist, hängt mit einer vermutlich recht großen Dunkelziffer zusammen. Diese kommt z. B. dadurch zustande, daß auch heute noch versucht wird, einen Suizid zu vertuschen, da er für Angehörige ein Stigma darstellt, wenn auch nicht mehr in dem Ausmaß wie in früheren Jahrzehnten. Zudem ist manchmal auch ohne Vertuschungsabsicht kaum zu eruieren, ob ein Unfall oder ein Suizid vorliegt (z. B. Selbstunfall auf der Straße oder manche Stürze aus dem Fenster). Die Mehrzahl aller Suizidanden hat

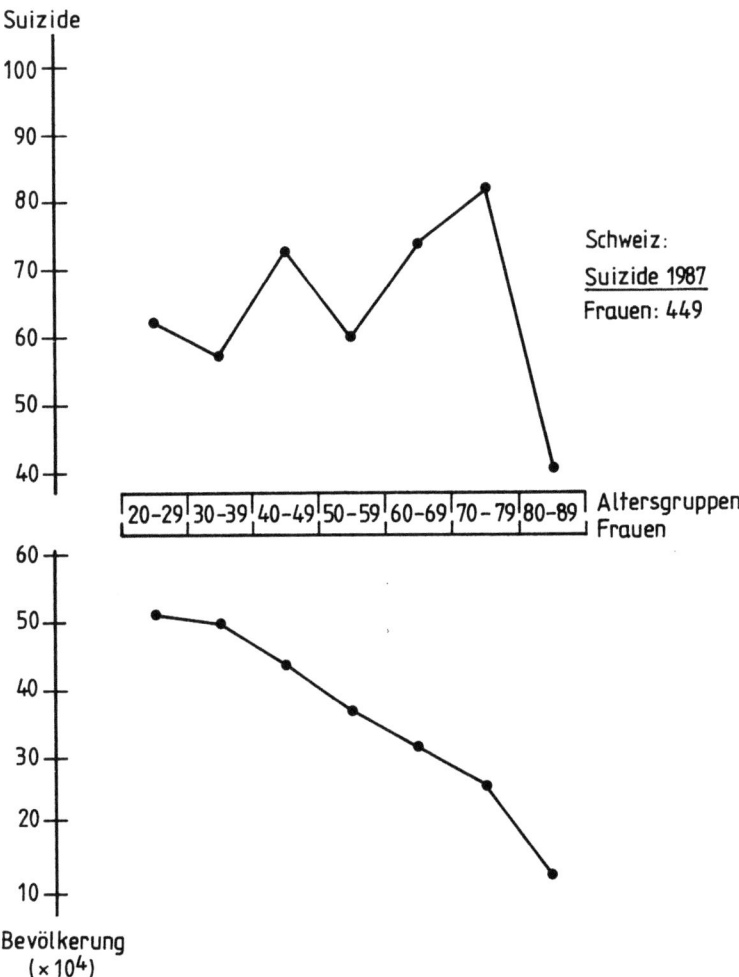

Abb. 1. Suizide bei Frauen in der Schweiz nach Altersgruppen (1987)

zuvor zwar ihre suizidale Absicht auf irgendeine Weise kundgetan, doch hinterläßt nur ein Teil, etwa 15–30%, eine schriftliche Mitteilung (Abschiedsbrief) [396 (S. 10), 438]. Um eine Suizidabsicht nachträglich beweisen zu können, kann eine psychologische Autopsie durchgeführt werden (in Analogie zur körperlichen Autopsie) wie sie im „Suicide Prevention Center" in Los Angeles durchgeführt wird.

Auch in Ländern, wo Suizide relativ genau erfaßt werden, können keine exakten und völlig „wahrheitsgetreuen" Angaben über die Suizide erwartet werden, da die angegebenen Ziffern und Zahlen in der Regel als zu klein zu erachten sind. Ringel [396, S. 11] schreibt zu Recht, „daß das Selbstmordproblem in Wirklichkeit viel größer ist, als es die Statistik erscheinen läßt".

Die Zahl der Suizidversuche ist wesentlich größer als die der vollzogenen Suizide. Das Verhältnis Suizid zu Suizidversuch wird von Henseler [202, S. 23] mit 1:5 bis 1:15

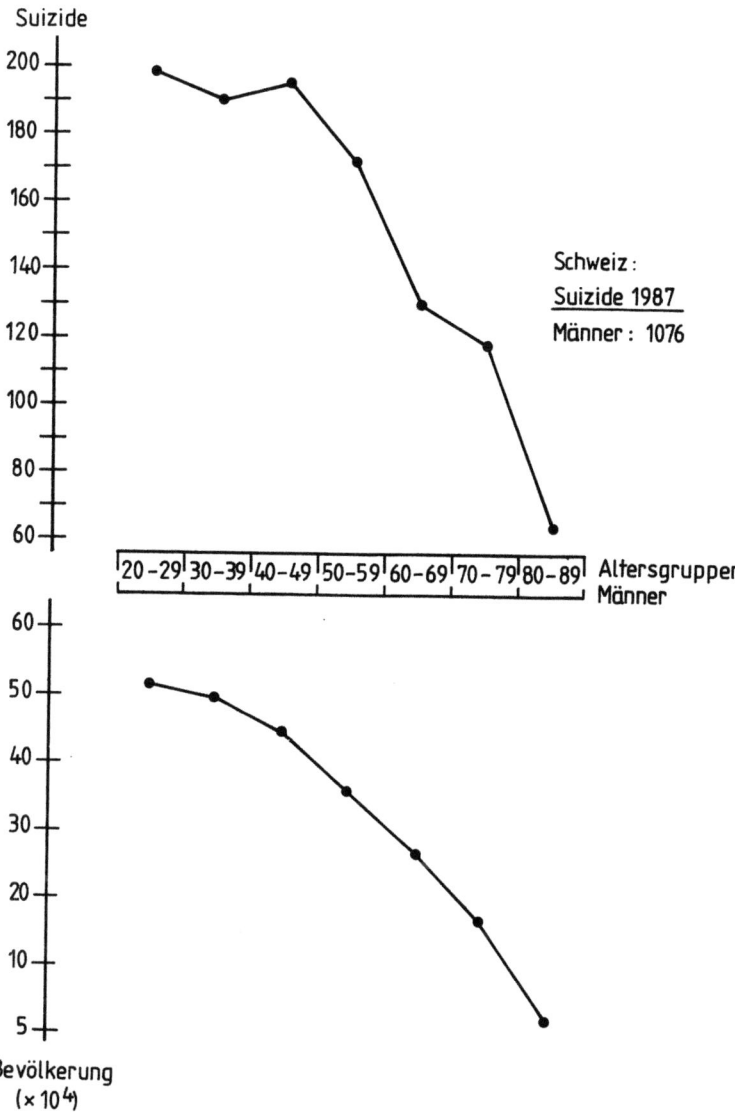

Abb. 2. Suizide bei Männern in der Schweiz nach Altersgruppen (1987)

angegeben. Die Gesamtzahl der Suizidhandlungen liegt bei Frauen höher als bei Männern.

Vollzogene Suizide werden wesentlich häufiger von Männern als von Frauen durchgeführt. Demgegenüber wird ein Überwiegen der Suizidversuche bei Frauen festgestellt [202, S. 25]. Daß sich mehr Männer als Frauen ums Leben bringen, darf als international gesichertes Phänomen betrachtet werden. Allerdings sind in den letzten Jahrzehnten die Suizide bei Frauen häufiger geworden, so daß sich die Relation Männersuizide zu Frauensuiziden verändert hat. Biener [58] gibt das Geschlechtsverhältnis Männer zu Frauen zu Beginn dieses Jahrhunderts in der Schweiz mit 4,78 : 1 an, im Jahre 1960 dagegen mit 2,64 : 1. Schöny et al. [431] berichten in einer neueren Untersuchung, daß sich in Oberösterreich in den Jahren 1977–1980 3mal mehr Männer als Frauen suizidiert haben [431]. Suizidversuche werden am häufigsten von jüngeren Menschen durchgeführt, vollzogene Suizide dagegen häufiger im fortgeschritteneren Lebensalter.

Die Kurve der Suizidrate steigt vor allem im Frühjahr an, ein zweiter Gipfel ist im Herbst (Oktober/November) festzustellen. Die Deutung dieses Sachverhalts ist nicht einfach: Viele Möglichkeiten kommen in Frage. Abgesehen von gewissen klimatischen Veränderungen bringt das Frühjahr auch diverse soziale und psychologische Umstellungen mit sich [202, S. 27]. Zudem darf auch die Häufung von Feiertagen nicht außer acht gelassen werden (Ostern, 1. Mai, Christi Himmelfahrt, Pfingsten), welche erfahrungsgemäß bei manchen Menschen zu Krisen Anlaß geben können oder die dazu beitragen, an Vereinsamung Leidende ihre Isolierung in vermehrtem Ausmaß verspüren zu lassen.

Hjortsjö [210] stellte für alle 4 skandinavischen Länder eine signifikant erniedrigte Suizidrate im Februar fest. In 3 skandinavischen Ländern ist im Mai und Juni eine vermehrte Anzahl Suizide zu verzeichnen (höchste Rate). Auch nach Stengel [458, S. 83] ist im Mai die höchste Rate sowohl von Suiziden als auch von Suizidversuchen festzustellen. Die meisten Suizide in Finnland werden im Frühsommer ausgeführt, ein zweiter Häufigkeitsgipfel ist im Herbst festzustellen [332]. Eine neue Untersuchung ergab für beide Geschlechter einen signifikanten Anstieg der Suizide in den USA in den Monaten April, Mai und August [271].

Zur Häufigkeit der Suizide an den einzelnen Wochentagen kommt Hjortsjö [210] zum Ergebnis, daß in skandinavischen Ländern bei beiden Geschlechtern die Suizidhäufigkeit am Dienstag deutlich absinkt und am Mittwoch wieder ansteigt. Trendmäßig ist ein leichter Rückgang der Suizide am Wochenende zu bemerken. Eine entsprechende Untersuchung von Holyst [220], der ein weitaus größeres Zahlenmaterial untersuchte, kommt nicht zu denselben Ergebnissen: Die meisten Suizide sind an einem Montag zu verzeichnen. Auch am Dienstag ist die Zahl der Suizide überdurchschnittlich hoch. Von Donnerstag bis Samstag ist eine unterdurchschnittliche Häufigkeit von Suiziden zu verzeichnen und am seltensten kommen Suizide am Sonntag vor [220, S. 230]. Solche sich widersprechenden Ergebnisse müssen erwartet werden, da es unwahrscheinlich ist, daß ein einzelner Wochentag einen absoluten Einfluß auf die Suizidtendenz in einer Bevölkerungsgruppe ausübt [495, S. 19].

Ringel [396, S. 13] nennt folgende Faktoren, die eine positive statistische Korrelation mit den Suizidziffern haben: „Männliches Geschlecht, höheres Alter, Verwitwung, der unverheiratete und geschiedene Zivilstand, Kinderlosigkeit, soziale Isolierung, hohe Bevölkerungsdichte, Wohnen in großen Städten, ein hoher Lebensstandard, Wirtschaftskrisen, Arbeitslosigkeit, Alkoholkonsumation, defekte Familienstruktur (broken-home) in der Kindheit, körperliche und geistige Krankheit." Den Anstieg der weiblichen Suizidziffern führt er auf drei Entwicklungen zurück: Emanzipation, Urbanisation und Säkularisierung, d. h. Absinken des religiösen Einflusses [396, S. 13].

Eine genaue statistische Beurteilung, ob in einer Bevölkerung Suizide zu- oder abnehmen, kann nur retrospektiv erfolgen. Interpretationen von aktuellen oder nur wenige Jahre zurückliegenden Zahlen sind nur mit Vorbehalten vorzunehmen [225].

Sie gewinnen an Aussagekraft, wenn die Bevölkerungsstruktur (Bevölkerungszahlen und Alter einer Bevölkerungsgruppe) bekannt sind, aber solche exakten Angaben sind meist erst Jahre später zu erhalten. Jakob [225] konnte nachweisen, daß über eine Zeitperiode von 100 Jahren die Zahl der Suizide pro Jahr in der Schweiz im Vergleich zur Bevölkerungsstruktur nur wenig abweicht. Seit 1876 verfügt das Eidgenössische Statistische Amt (heute Bundesamt für Statistik) über entsprechendes Erhebungsmaterial. Die von Jakob [225] herausgearbeiteten Ergebnisse gelten für die Schweiz, doch sind die für eine exakte Beurteilung nötigen Kriterien überall anzuwenden. Die Resultate besagen natürlich nicht, daß eine absolute und eine relative Zunahme von Suiziden nicht effektiv möglich sind, doch bedürfen Zahlen, insbesondere wenn es um Suizid geht, einer exakten, kritischen Beurteilung und Interpretation. So ist z. B. daran zu denken, daß eine Zunahme der Zahl der Suizide möglicherweise auch darauf zurückzuführen ist, daß die Dunkelziffer in den letzten Jahren abgenommen haben dürfte. In dieser Zeit hat eine wenn auch nicht vollständige Enttabuierung des Suizidproblems stattgefunden. Weite Bevölkerungskreise sind heute nicht mehr so bemüht, einen Suizid zu vertuschen oder zu kaschieren, wie dies noch vor wenigen Jahrzehnten üblich war. Manche populär gewordene Publikation dürfte dazu ihren Beitrag geleistet haben, so z. B. das Buch von Jean Améry „Hand an sich legen – Diskurs über den Freitod".

Daß auch ohne Vertuschungsabsicht ein Beitrag zur Dunkelziffer geleistet werden kann, soll das folgende Beispiel zeigen: Wenn ein Hausarzt zu einer alten Patientin gerufen wird, die morgens tot im Bett vorgefunden wurde und die bekanntermaßen an einer Herzinsuffizienz und an Schlafstörungen gelitten hatte, so wird wohl in den meisten Fällen eine natürliche Todesursache angenommen, da keinerlei Zeichen für äußere Gewalteinwirkung zu eruieren sind und an Suizid kaum gedacht wird. Allerdings ist es nicht sicher, daß diese alte Patientin eines natürlichen Todes gestorben ist. Es ist durchaus denkbar (und im praktischen Alltag wohl nicht so selten), daß die alte Frau ihre Herzglykoside oder ihr Schlafmittel überdosiert hat, z. B. in suizidaler Absicht. Die gleichen Möglichkeiten ergeben sich auch mit einem trizyklischen Antidepressivum.

Zudem ist zu bedenken, daß bei Betagten, die bereits eine Herzkrankheit aufweisen, schon eine relativ geringe Überdosierung zum Ableben führen kann, besonders wenn zusätzlich noch andere Medikamente eingenommen worden sind. Jakob [226, S. 243] schreibt folgendes: „Vergegenwärtigt man sich die Tatsache, daß die Suizidhäufigkeit (gemessen mit der Suizidziffer) mit zunehmendem Alter ansteigt, so wird offensichtlich, daß mit zunehmendem Alter mit dem sich immer imperativer eine ‚gute' Alternativtodesursache anbietet oder gar aufdrängt die Abklärungsintensität und damit die Zuverlässigkeit der Todesursachenstatistik rapide nachläßt."

Bei der Beurteilung der zeitlichen Tendenzen von Mortalitätsraten müssen folgende drei Faktoren berücksichtigt werden:

- *Der Periodeneffekt.* Darunter werden Einflüsse verstanden, die zum Zeitpunkt des Todeseintritts einwirken. Als Beispiel seien die Umrüstung der Gasversorgung auf nichttoxisches Gas genannt oder die besseren Therapiemöglichkeiten auf Intensivstationen.
- *Der Kohorteneffekt.* Dieser beeinflußt das Mortalitätsrisiko von Gruppen mit dem gleichen Geburtsjahr. So wird etwa argumentiert, daß Menschen, die während oder

unmittelbar nach dem zweiten Weltkrieg aufgewachsen sind, ein höheres Maß an Frustrationstoleranz aufweisen als später Geborene, bei welchen in späteren Jahren ein höheres Suizidrisiko erwartet werden müßte.
- *Der Alterseffekt:* Dieser besagt, daß das Auftreten von Suiziden in einer engen Beziehung zum Alter steht [8].

Suizidmethoden

Gewaltsame Methoden, sog. harte Methoden werden von Frauen wesentlich seltener angewandt als von Männern. An erster Stelle sei der Gebrauch einer Schußwaffe erwähnt, die auch heute noch in der überwiegenden Anzahl aller Fälle von Männern verwendet wird. Der Zugang zur Methode spielt eine wesentliche Rolle: So ist z. B. die Suizidmethode durch Schußwaffen in den USA wesentlich verbreiteter als z. B. in Ländern, wo es schwierig ist, eine Schußwaffe zu besitzen [396, S. 19].

Peterson [346] et al. vertreten die Ansicht, daß eine Suizidhandlung mit einer Schußwaffe aus einer momentanen Situation heraus spontan durchgeführt wird, während die Suizidhandlung mit einer Überdosis Schlafmitteln sorgfältiger geplant werde, wenn auch vielleicht nur als Suizidversuch oder als Geste. Die Autoren untersuchten 17 Männer und 13 Frauen, die sich mit Schußwaffen in suizidaler Absicht schwer verletzt hatten. Die Hälfte von ihnen hatte in den letzten 24 Stunden vor der Suizidhandlung Drogen oder Alkohol konsumiert, 6 waren alkohol- und/oder drogenabhängig. Jedoch litten zum Zeitpunkt der Verletzung lediglich 9 Patienten an einer Depression. Einen Abschiedsbrief hatte niemand hinterlassen. Die Autoren kommen zum Schluß, daß die Schußverletzungen ernstgemeinte Suizidhandlungen darstellten, daß der Entschluß dazu jedoch spontan und kurzfristig gefaßt wurde. Bei dieser amerikanischen Untersuchung muß berücksichtigt werden, daß die Verbreitung von Schußwaffen in den USA eine andere als in Europa ist: Eine schußbereite Feuerwaffe liege tagsüber in jedem fünften, während der Nacht in jedem dritten Auto bereit, das auf texanischen Straßen fährt. Die dauernde Verfügbarkeit einer Waffe verleite wohl impulsive Menschen bei schweren psychischen Belastungen zu Kurzschlußhandlungen [346]. Auffallend bei dieser Untersuchung ist auch das Geschlechtsverhältnis: Fast ebenso viele Frauen wie Männer haben sich mit Schußwaffen verletzt. Ein solches Geschlechtsverhältnis ist für die meisten europäischen Länder undenkbar oder war es zumindest noch bis vor kurzem. Zudem muß berücksichtigt werden, daß Menschen, die sich eine Schußverletzung zufügen und überleben, eine besondere Gruppe darstellen, da die meisten Menschen, die zu dieser „harten" Methode greifen, nicht überleben. Auch Taylor u. Wicks [465] kommen zu dem Schluß, daß Frauen in gewissen Städten der USA Feuerwaffen als bevorzugte Suizidmethode verwenden. In den Jahren 1923-1978 hatte in den USA der Gebrauch von Schußwaffen für Suizidhandlungen deutlich zugenommen [292].

Zu den harten Methoden gehört auch das Erhängen, das ebenfalls häufiger von Männern als von Frauen praktiziert wird. Der Sprung aus der Höhe dagegen, ebenfalls eine sog. harte Suizidmethode, wird in manchen Ländern häufiger von Frauen als von Männern ausgeführt. In den Jahren von 1970-1980 betrug der Anteil der Sturzsuizide in der Schweiz für Männer 6,2%, für Frauen dagegen 15,9% [176].

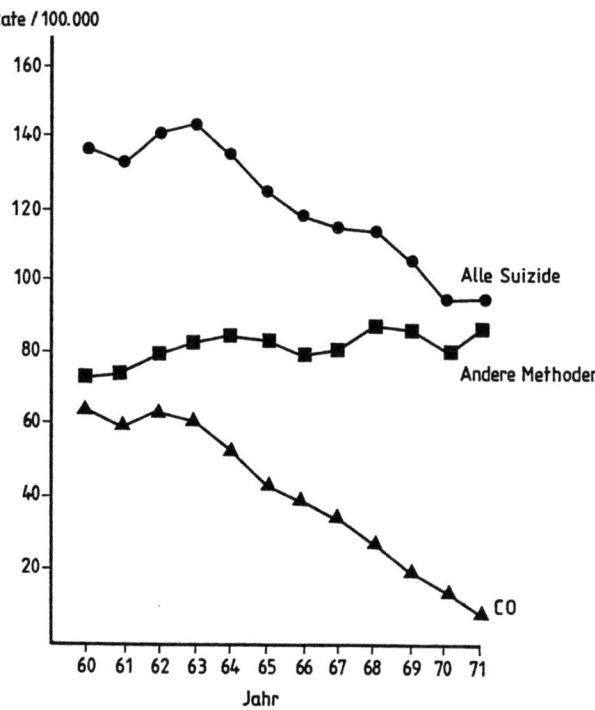

Abb. 3. Suizidraten durch CO und „andere" Methoden für männliche Einwohner von England und Wales in den Jahren 1960–1971 (nach Kreitman [255])

Die verschiedenen Suizidmethoden sind im Laufe der Zeit deutlichen Schwankungen unterworfen. In den vergangenen Jahrzehnten haben vor allem die Intoxikationen durch Psychopharmaka stark zugenommen. Allerdings führen nur die wenigsten Intoxikationen zum Tod, so daß die absichtliche Überdosierung von Psychopharmaka die häufigste Methode bei Suizidversuchen darstellt. Von den 2937 Patienten, welche in den Jahren 1947–1968 in Lübeck wegen eines Suizidversuchs untersucht worden sind, haben 68% Medikamente für ihren Versuch benutzt [64]. In Budapest sind in den Jahren 1960–1967 5323 Personen durch Suizid ums Leben gekommen. Von diesen verstarben 55,5% durch Intoxikationen (inkl. Kohlenmonoxidvergiftung). 23% sind durch Intoxikation mit Schlafmitteln zu Tode gekommen [137]. Dieser hohe Prozentsatz von letal endenden Intoxikationen hängt wohl damit zusammen, daß in jenen Jahren die therapeutischen Methoden weniger effektiv waren als heute.

Daß die Elimination einer Suizidmethode auch längerfristig die Statistik beeinflussen kann, zeigt Abb. 3, aus der die Suizide in England und Wales für die Jahre 1960–1971 ersichtlich sind. In England und Wales hat sich die Entgiftung des im Haushalt verwendeten Gases zu Beginn der 60er Jahre in bezug auf Suizid positiv ausgewirkt [255].

Bekanntlich haben nicht nur Suizidhandlungen als solche eine Suggestivwirkung, sondern auch die Suizidmethoden können „ansteckend" wirken (s. Kapitel: „Wirken Suizidhandlungen ansteckend?", S. 109).

So berichtet z. B. Bourgois [70], daß die Selbstverbrennung nach der Art der japanischen Priester (Bonzen) in den Jahren 1957–1963 5mal durchgeführt wurde, in den Jahren 1963–1969 jedoch 105mal. Scully u. Hutcherson [437] untersuchten 164 Patienten, die in den Jahren 1978–1981 wegen Verbrennungen auf einer Spezialeinheit aufgenommen wurden. Bei 15 Personen (9%) lag eine Suizidhandlung zugrunde (9 Frauen und 6 Männer) [437]. 5 der 15 Patienten starben in der Folge an ihren Verbrennungen, 6 Patienten waren Schizophrene [437]. Insgesamt ist die Selbstverbrennung eine seltene Suizidart.

Als ausgesprochen seltene Suizidmethoden sind folgende Beispiele zu erwähnen: Neuestens berichteten Flavin et al. [138] von 3 homosexuellen männlichen Alkoholabhängigen, die bewußt versuchten, sich mit AIDS zu infizieren, um auf diese Weise ihr Leben vorzeitig zu beenden.

Die Witwe eines routinierten Bergsteigers berichtete in meiner Sprechstunde, daß der Ehemann trotz massivsten Warnungen des Bergführers bei einem starken Gewitter eine Klettertour unternahm, in der „Hoffnung", vom Blitz erschlagen zu werden. Einen Abschiedsbrief hinterlassend, setzte er sich mit dem Helm auf dem Kopf und dem Eispickel im Rucksack den Unbilden der Witterung aus. Er wurde in der Tat vom Blitz erschlagen.

Epidemiologie

Kua u. Tsoi [258] konnten nachweisen, daß die Suizidrate der Ureinwohner der Malaien in Singapur extrem niedrig ist. Die Bewohner bekennen sich zum mohammedanischen Glauben, und Suizidhandlungen sind somit verpönt. Unter den Malaien beträgt die Suizidrate in Singapur 1,0 pro 100000 Einwohner, während sie unter den Chinesen und Indern in Singapur 13,5 bzw. 13,7 beträgt [258]. Die Untersuchung basiert auf 230 Suizidfällen im Jahre 1980 und ergab eine Gesamtrate von 9,5 pro 100000 Einwohner. Am häufigsten erfolgte der Suizid in Singapur durch Sturz aus der Höhe (in 60% aller Fälle) [258].

Von einer ausgesprochen hohen Suizidrate berichten Ganesvaran et al. [144] in einer nördlichen Stadt von Sri Lanka, wo im Jahre 1982 eine Suizidrate von 53,5 pro 100000 Einwohner ermittelt wurde. Auffällig bei den Suizidmethoden in Sri Lanka ist der Umstand, daß 76% aller Suizidopfer durch Intoxikation mit Agrochemikalien und Insektiziden ihrem Leben ein Ende bereiteten. Die Autoren schreiben dem leichten Zugang zu einem gewissen Suizidmittel wichtige Bedeutung zu.

Die Suizidrate im südwestlichen Griechenland (Bevölkerung von 295000) betrug in den Jahren 1979–1984 im Durchschnitt 4,8 pro 100000 Einwohner pro Jahr. Bei dieser ausgesprochen niedrigen Suizidrate konnte Beratis [52] folgende Merkmale herausarbeiten: 1) eine signifikante Zunahme der Suizidrate bei über 65 Jahre alten Männern, 2) eine signifikant höhere Suizidrate bei Männern aus ländlichen Gegenden (gegenüber städtischen Gegenden) und 3) eine signifikant höhere Suizidrate bei Männern gegenüber Frauen von ländlichen Gegenden [52].

Großbritannien und Griechenland sind übrigens die einzigen europäischen Länder, in denen die Suizidrate in den 60er und 70er Jahren dieses Jahrhunderts fallende Tendenzen zeigt [255].

Jacobsson u. Renberg [224] fanden bei ihrer epidemiologischen Untersuchung in Nordschweden (Västerbotten), daß in den Jahren 1961-1980 eine Zunahme der Suizide besonders in den sehr dicht und sehr wenig besiedelten Gebieten festzustellen war. Eine Zunahme der Suizidrate ist besonders seit 1970 zu verzeichnen. Die höchsten Suizidraten wurden unter geschiedenen Männern, besonders bei älteren, gefunden. 49,2% der Suizidopfer wurden zuvor schon einmal psychiatrisch behandelt, von den Männern waren es 43,7%, von den Frauen 68,2% [224].

In den USA nahm die Suizidrate von 1953-1978 von 12,4 auf 13,3 (pro 100000 Einwohner) zu. Diese relativ gering erscheinende Zunahme darf nicht darüber hinwegtäuschen, daß für die Altersgruppe der unter 40jährigen der Anstieg in dieser Zeit ein mehr als 100%iger war (Zunahme von 4,5 auf 9,3 Suizide pro 100000 Einwohner). Die Aufschlüsselung nach den verschiedenen Suizidmethoden ergibt, daß die Zunahme der Selbsttötungen fast ausschließlich auf Tod durch Handfeuerwaffen beruhte [71].

Burvill [85] berichtet über die Suizide in Australien in der Zeitspanne von 1910-1977: Der Autor konnte nachweisen, daß die Suizidmethoden sich in dieser Zeit stark verändert haben. Tod durch Ertrinken nahm z. B. bei den Männern von 9,7% (1910) auf 2,2% (1977) ab, bei den Frauen von 22,6% (1910) auf 4,3% (1977). Eine ähnlich starke Abnahme war beim Tod durch Schnitt- oder Stichverletzungen zu verzeichnen: bei Männern von 18,3% (1910) auf 2,7% (1977) und bei Frauen von 15,5% (1910) auf 3,4% (1977). Demgegenüber haben die Sturzsuizide bei Männern in der entsprechenden Zeit von 0,7% auf 4,2% zugenommen, bei Frauen von 0% auf 6,6%. Besonders auffällig ist der schon zu Beginn unseres Jahrhunderts hohe Anteil von Suiziden, die mittels Schußwaffen verübt wurden. Bei den Männern stieg er in der erwähnten Periode von 31% auf 34% an, bei den Frauen von 7,1% auf 8,2%. Der Anstieg ist zwar gering, der Anteil an allen Suiziden, absolut gesehen, jedoch recht hoch.

Snowdon [449] verglich die Suizidverhältnisse in Australien mit denen in England und Wales und kommt zu dem Schluß, daß einer der wesentlichsten Unterschiede in der Häufigkeit des Gebrauchs von Feuerwaffen liege: Besonders Männer in Australien wenden diese Suizidmethode viel häufiger an als die Männer in England und Wales. Die Untersuchungszeit betrifft die Jahre 1955-1976. Auch insgesamt ist die Suizidrate bei beiden Geschlechtern in Australien höher als in England und Wales. Snowdon [449] zweifelt die Hypothese Stengels [456] an, nach welcher der Elimination einer Suizidmethode langfristig keine Bedeutung zukomme, d. h. die Suizidrate nur vorübergehend gesenkt werde. Auch andere Autoren [144, 327] sind der Meinung, daß die Elimination einer bestimmten Suizidmethode, z. B. bei älteren Jahrgängen, von großer Wichtigkeit sein dürfte. England ist übrigens eines der Länder mit einer relativ niedrigen Suizidrate, die allerdings in den letzten Jahren angestiegen ist. McClure [291] ermittelte für die Jahre 1975-1984 in England und Wales einen Anstieg bei den von Männern verübten Suiziden und eine leichte Abnahme bei den Frauen. Die Suizidrate betrug bei Männern im Jahre 1975 9,1 und im Jahre 1984 11,8 pro 100000 Einwohner. Die entsprechenden Zahlen bei den Frauen sind 6,0 bzw. 5,7 [291].

Auch in Österreich hat die altersstandardisierte Suizidsterblichkeit bei den Männern in den Jahren 1966-1981 zugenommen und ist stärker ausgeprägt als bei den Frauen [484].

In der Bundesrepublik Deutschland sterben jährlich ca. 13000 Einwohner durch eigene Hand. In der Zeit von 1977-1984 hat sich die Suizidrate in Deutschland nur wenig verändert: sie sank bei Männern von 30,2 auf 28,5, bei Frauen von 18,8 auf 13,1 pro 100000 Einwohner [12].

Eine ausgesprochen niedrige Suizidrate ist in Brasilien anzutreffen: ca. 4 pro 100000 Einwohner [463]. Verschiedene Gründe dürften dafür verantwortlich sein: der Anteil von Kindern und Jugendlichen in der Bevölkerung ist sehr hoch. Über 50% der Bevölkerung sind unter 20 Jahre alt. Während die Suizidversuche bei Jugendlichen häufig sind, ist der vollzogene Suizid bei unter 20jährigen relativ selten. Ferner wird von Stubbe [463] die starke familiäre und religiöse Bindung des Basilianers angeführt. Bei der Wahl der Methode sind beim Suizid in absteigender Reihenfolge Schußwaffen, Erhängen und Intoxikation zu nennen. Bei den Suizidversuchen steht die Intoxikation mit Medikamenten an erster Stelle, gefolgt von Giften und Schußwaffen [463].

Der Vergleich der Suizidziffern verschiedener Länder ergibt keine klare Beziehung zur Religionszugehörigkeit innerhalb der christlichen Welt. Manche katholischen Länder, wie z. B. Spanien und Italien, weisen zwar niedrige Suizidziffern auf, andere dagegen, wie z. B. Österreich und Ungarn, sehr hohe. Religion ist eben nur einer von vielen Faktoren, welche die Suizidfrequenz beeinflussen können. Zudem sagt die offizielle Religionszugehörigkeit wenig über die effektive Religiosität des Individuums aus. Verfolgungen z. B. haben unter den Juden, die traditionsgemäß eine niedrige Suizidfrequenz aufweisen, zu einem Ansteigen der Suizidhäufigkeit geführt [396, S. 17]. Selten soll der Suizid unter den islamischen Völkern sein, soweit dies aus der offiziellen Statistik hervorgeht. Der Islam verdammt den Suizid als schlimmere Sünde als den Mord [396, S. 17]. Die Bedeutung der Religion im Zusammenhang mit Suizidhandlungen ist in einem gesonderten Kapitel dargestellt.

Der Suizidversuch

Während in früheren Jahrzehnten der vollzogene Suizid und der Suizidversuch – die nicht letal endende Suizidhandlung – nicht voneinander unterschieden wurden, ist heute längst bekannt, daß es sich grundsätzlich um verschiedene Phänomene handelt. Sowohl statistisch als auch psychodynamisch unterscheidet sich typischerweise der Suizidversuch vom vollzogenen Suizid, auch wenn in Rechnung gestellt werden muß, daß Überschneidungen vorkommen, z. B. beim „mißlungenen Suizid", bei welchem nur auf Grund bestimmter, nicht voraussehbarer und unwahrscheinlicher Umstände der Suizid nicht vollzogen werden konnte. Die Gruppe der Suizidversucher ist insofern von größerer Bedeutung, als sie Ansatzmöglichkeiten zur Therapie bietet. Überdies ist sie zahlenmäßig wesentlich größer als die Gruppe der vollzogenen Suizide. Trotzdem kann über die Suizidversuchsgruppe statistisch nur Ungenaues ausgesagt werden, da sie besonders schwer zu erfassen ist: Suizidversuche sind nicht meldepflichtig und leichter zu kaschieren als vollzogene Suizide.

Gerade sog. leichte Suizidversuche werden oft zu Hause vertuscht, nicht behandelt oder vom Hausarzt behandelt, ohne daß der oder die Betreffende in eine somatische oder psychiatrische Klinik eingewiesen wird. Diverse Patientinnen, die als latent suizidal einzustufen waren, berichteten mir im Laufe der Jahre, daß sie nicht aktiv Hand an sich legen wollten, jedoch den Tod gerne in Kauf nähmen und ihn auch provozieren. Sie berichteten etwa, daß sie unvorsichtig die Straße überquerten und hofften, von einem Auto überfahren zu werden. Daß solche potentiellen Todesfälle als Unfallopfer in die Statistik eingehen, ist selbstverständlich.

Stengel [455] – einer der bekanntesten Forscher auf diesem Gebiet – schreibt: „Die Zahl der bekannt gewordenen Selbstmordversuche sagt ebenso wenig über das wirkliche Vorkommen dieser Handlung aus, als etwa die Zahl der wegen Ehebruchs erfolgten Scheidungen über das Vorkommen des Ehebruchs besagt." Er definiert den Selbstmordversuch wie folgt: „Der Selbstmordversuch ist eine absichtliche Selbstschädigung, die mit mehr oder minder klarer Selbsttötungstendenz durchgeführt wird, aber keinen tödlichen Ausgang hat. Es ist notwendig, zu dieser Definition noch hinzuzufügen, daß die Selbstmordabsicht oft aus dem Verhalten des Individuums erschlossen werden muß" [457, S. 27]. Die meisten Suizidhandlungen – die letal endenden eingeschlossen – sind so angelegt, daß die Möglichkeit einer Intervention gegeben ist, obschon die Wahrscheinlichkeit der Rettung sehr variiert. „Die meisten Menschen, die Selbstmordhandlungen begehen, benehmen sich so, als ob sie nicht entweder sterben oder leben wollten, sondern beides gleichzeitig, aber meistens das eine mehr als das andere ... Der Ausgang hängt von dem Kräftespiel zwischen selbstvernichtenden und lebenserhaltenden Tendenzen ab, und auch von Imponderabilien. Die meisten Selbstmordhandlungen ähneln einem Lotteriespiel. Ihr Ausgang wird, wie der eines Gottesgerichtes, vom Täter gewöhnlich akzeptiert, wenigstens für eine Zeitlang" [457, S. 28].

Imponderabilien werden nicht wägbare, nicht voraussehbare Faktoren, die sich auch gegenseitig beeinflussen können, genannt. Was objektiv als geringfügiger Anlaß bezeichnet werden muß, kann oft für das Individuum den ausschlaggebenden Faktor bedeuten, der ihn zur Suizidhandlung schreiten läßt. Suizidversuche, z. B. als Ausdruck einer Kurzschlußhandlung, werden nicht selten, z. B. nach Einnahme einer Überdosis von Psychopharmaka, bereut, so daß die lebenserhaltenden Impulse Auftrieb erhalten. So kommt es etwa vor, daß, bevor die eingenommenen Medikamente ihre Wirkung entfalten können, der Patient oder die Patientin jemanden aus dem Bekanntenkreis benachrichtigt und ihm mitteilt, was soeben geschehen ist.

Wenn der Begriff der Suizidhandlung bzw. des Suizidversuchs ausgeweitet wird auf die Phase, in welcher Vorbereitungen für den unmittelbar bevorstehenden Suizidversuch getroffen werden, sind die Imponderabilien noch zahlreicher und noch wesentlich schwerer faßbar, da die betreffenden Patienten meist nicht einer ärztlichen Behandlung zugeführt werden. Die Verhinderung einer Suizidhandlung in dieser Phase kann – je nach weltanschaulichem Hintergrund – als Glücksfall, als Zufall oder als Eingreifen einer höheren Macht gedeutet werden.

Eine 30jährige Chemikerin schilderte mir folgendes Erlebnis, welches an ein parapsychologisches Phänomen erinnert: Nachdem sie von ihrem langjährigen Freund enttäuscht worden war, beendete sie die Freundschaft und machte in der Folge eine schwere Depression durch. Die nun alleinstehende Frau versuchte zwar noch, ihren beruflichen Aufgaben gerecht zu werden, doch litt sie an schweren Durchschlafstörungen, Katastrophenträumen und nächtlichen Erstickungsgefühlen. An einem späten Abend, nach einem kurzen, unruhigen Schlaf, erwachte sie plötzlich und fühlte sich wie in einer Röhre, die immer enger wurde. Sie glaubte diesen Zustand nicht mehr aushalten zu können und beschloß, ihrem Leben ein Ende zu bereiten mit Psychopharmaka, die sie schon zuvor gesammelt hatte. Nachdem sie einen Abschiedsbrief an ihre Eltern geschrieben hatte – es war kurz vor Mitternacht –, läutete das Telefon. Die Patientin meldete sich und am Apparat erkundigte sich eine alte Freundin nach ihrem Ergehen. Diese Freundin rief deshalb zu so ungewöhnlicher Stunde an, weil sie soeben geträumt hatte, daß sich die Patientin in einer mißlichen Lage befinde. Die junge Frau, die sich irgendwie ertappt fühlte, dissimulierte und äußerte gegenüber der Freundin, sie brauche sich keine Sorgen zu machen, es gehe ihr gut. Nach Beendigung des Gesprächs empfand die Chemikerin Erleichterung, fühlte sich wie von einem „Zauberspruch" befreit und revidierte ihren Entschluß zur Suizidhandlung. Jahre später erwähnte die Patientin gegenüber ihrer Freundin einmal, daß sie ihr das Leben gerettet habe. Diese war keineswegs erstaunt über diese Bemerkung, sondern erwiderte lediglich darauf: „Das weiß ich!"

Der Suizidversuch ist nach Henseler etwa 5- bis 15mal häufiger als der vollzogene Suizid. Im Gegensatz zum vollzogenen Suizid sind es wesentlich mehr Frauen, die versuchen, ihrem Leben ein Ende zu setzen. Suizidversuche kommen am häufigsten im 3. und 4. Lebensjahrzehnt vor, die Zahl der Suizide dagegen erreicht ihren Gipfel im 6. und 7. Lebensjahrzehnt [110, 202]. Etwa 25% derjenigen, die einen Suizidversuch hinter sich haben, würden später wieder ein Tentamen suicidii durchführen [369]. Etwa 80% derjenigen, die einen Suizidversuch unternommen haben, sind damit einverstanden, gerettet worden zu sein. Diese Zahlen müssen allerdings insofern relativiert werden, als die diesbezüglichen Äußerungen der Patienten sich stark unterscheiden, je nachdem ob sie unmittelbar nach dem Suizidversuch oder erst Jahre später dazu befragt werden [232].

Nachuntersuchungen haben ergeben, daß von den Patienten, die einen Suizidversuch unternommen haben, 10 Jahre später 5–10% durch Suizid ums Leben gekommen sind [368]. Von 161 Patienten, die an einer endogenen Depression litten und während knapp 10 Jahren beobachtet wurden, haben sich 8 (5%) suizidiert, und 66 (41%) haben einen Suizidversuch unternommen [470]. Kurz et al. [263] fanden in ihrer vergleichenden Untersuchung von 295 Patienten mit erstmaligem und wiederholtem Suizidversuch signifikante Unterschiede in bezug auf soziale Isolation, mehrfache chronische Konflikte, häufige Partnerwechsel, häufigen Wechsel von Arbeitsplatz oder Beruf und Broken-home-Situationen zu Ungunsten der Patienten mit wiederholtem Suizidversuch.

Bei betagten Menschen ist der vollzogene Suizid häufiger als der Suizidversuch. Im jüngeren Lebensalter kommen Suizidversuche viel häufiger vor als vollzogene Suizide. Man geht wohl nicht fehl, wenn man diesen Sachverhalt dahingehend interpretiert, daß alte Menschen – oft haben sie resigniert – vom Leben nichts mehr erwarten, während bei jüngeren Menschen eine Suizidhandlung öfter als Appell, als Hilfeschrei an die Umwelt gedeutet werden kann [173].

Frauen vollziehen seltener Suizide als Männer, jedoch unternehmen sie viel häufiger Suizidversuche als Männer. Dieses Faktum könnte so gedeutet werden, daß dem Mann ein appellatives Verhalten in unserer Gesellschaft weniger gestattet erscheint als der Frau, die sich eher als hilfsbedürftig und schwach zeigen darf [202]. Wegen der absolut größeren Häufigkeit von Suizidversuchen ist die Gesamtzahl der Suizidhandlungen (Suizide und Suizidversuche) bei Frauen höher als bei Männern [202]. Die Deutung dieses Sachverhaltes ist keineswegs antiquiert und widerspricht auch nicht den zunehmend emanzipatorischen und feministischen Bestrebungen vieler Frauen. Moderne Strömungen vermögen die Statistik nur langsam zu verändern.

Die Tabelle 5 zeigt einen zusammenfassenden Vergleich von Suiziden und Suizidversuchen, wie er von Kreitman [255] herausgearbeitet wurde.

Obschon „mißglückte Suizide" vorkommen, die nicht letal enden, und ebenso auch „als Suizidversuch angelegte Handlungen" die zum Tode führen, unterscheidet sich der klassische Suizidversuch vom vollzogenen Suizid. Nicht von ungefähr werden Suizidversuche besonders von jüngeren Menschen unternommen, die, oft unbewußt, von der Umgebung Hilfe erwarten und somit an ihre Umwelt appellieren. Der Suizidversuch hat also die Bedeutung eines „Zuwendungsverhaltens", das im Gegensatz steht zum vollzogenen Suizid, dem ein Abwendungsverhalten zugrunde liegt [301]. Auch bei schweren Suizidversuchen ist der Wunsch weiterzuleben oft noch vorhanden, meist in einer ambivalenten Art. Diese Ambivalenz bietet Ansatzpunkte in der Prophylaxe und Behandlung von Suizidalen, indem die lebensbejahenden Anteile gestärkt werden müssen. Daß dieser Zwiespalt bei typischen Suizidversuchen stark ausgeprägt ist, liegt auf der Hand. Aber selbst bei ernsthaften Suizidhandlungen, die sehr wohl letal enden könnten, ist eine solche Ambivalenz oft noch zu bemerken.

So berichtete uns eine 41jährige Frau, die an einer schweren Depression litt, daß sie sich aus dem im 4. Stockwerk gelegenen Fenster ihrer Wohnung stürzte, kurz bevor ihr Mann nach Hause kam. Sie hoffte, daß er sie im Garten entdecke und er sie mit der Ambulanz ins Spital bringen lasse. Dies geschah dann auch so. Daß die Patientin überlebte, wurde von ihr vorausgesetzt bzw. erhofft, obschon die Chance des Überlebens bei einem Sturz aus so großer Höhe klein ist [173].

Die Dunkelziffer ist beim Suizidversuch wesentlich größer als beim vollzogenen Suizid. Selbst wenn eine Anzeigepflicht für Versuche bestände, würde sie wohl von den meisten Beteiligten umgangen. Es sei in diesem Zusammenhang daran erinnert, daß in England der Suizidversuch bis 1961 unter Strafe gestellt war [457, S. 22]. Zum Verhältnis zwischen Suizidversuch und Suizid kann gesagt werden, daß Suizidhandlungen

Tabelle 5. Zusammenfassender Vergleich von Parasuiziden und Suiziden

	Parasuizid	Suizid
Säkularer Trend	wird häufiger	wird seltener in Großbritannien; in anderen Ländern Häufigkeitszunahme
Geschlecht	häufiger bei Frauen	häufiger bei Männern
Altersgruppe	meist unter 45 J.	meist über 45 J.
Familienstand	höchste Raten bei Geschiedenen und Ledigen	höchste Rate bei Geschiedenen, Ledigen und Verwitweten
Soziale Schicht	höhere Raten in niedrigen Schichten	höhere Raten in oberen Schichten (aber auch altersabhängig)
Land/Stadt	häufiger in Städten	häufiger in Städten
Beschäftigungsverhältnis	mit Arbeitslosigkeit einhergehend	mit Arbeitslosigkeit und Pensionierung verbunden
Kriegseinflüsse	?	in Kriegszeiten seltener
Jahreszeitliche Schwankungen	keine	Frühjahrsgipfel
Zerrüttete Kindheitsverhältnisse	häufig	häufig
Körperliche Krankheit	kein deutlicher Zusammenhang	deutlicher Zusammenhang
Psychiatrische Diagnose	situationsbedingte Reaktion, Depression, Alkoholismus	Depression, Alkoholismus
Persönlichkeitstyp	Psychopathie häufig	kein bestimmter Persönlichkeitstyp

um so eher tödlich verlaufen, je älter das Individuum ist. Stengel schreibt über die Beziehung zwischen Suizidversuch und Suizid folgendes [457, S. 24]: „Der Selbstmordversuch ist wohl ein unvollständiger, mißlungener, abortiver Selbstmord, aber er ist noch vieles andere, was der Selbstmord nicht ist." Er braucht folgenden Vergleich aus der somatischen Medizin: „Zum Beispiel war es zur Zeit, als die Tuberkulose viele Todesopfer forderte, von Bedeutung, die Kranken, die innerhalb kurzer Zeit starben, und diejenigen, die die Krankheit überlebten, als separate Gruppen zu betrachten. Wie die Selbstmordhandlungen mit verschiedenem Ausgang, hatten alle Tuberkulosekranken vieles gemeinsam, und doch stellten diejenigen, die die Krankheit überlebten, den Arzt vor Probleme, die bei den Todesopfern nicht bestanden." [457, S. 23]

Die überwiegende Mehrzahl aller Suizidversuche wird heute mit Medikamenten, meist Psychopharmaka, entweder in Verbindung mit oder ohne Alkohol, durchgeführt. Diese Erscheinung ist zwar typisch für das letzte Viertel unseres Jahrhunderts, doch wurden schon in früheren Jahrzehnten Selbstmordversuche vorwiegend mit Schlafmitteln oder anderen Medikamenten durchgeführt. Eine Statistik aus England aus den Jahren 1960/61 belegt, daß Selbstmordversuche in 42,5% der Fälle mit Schlafmitteln und in 15,5% mit Aspirin/Kodein durchgeführt wurden. Psychopharmaka im engeren Sinne waren damals unter der Bevölkerung noch nicht verbreitet. Allerdings spielte das Leuchtgas, das damals noch nicht entgiftet war, eine bedeutende

Rolle: Bei den Selbstmordversuchen wird Leuchtgas als Methode mit 16% angegeben, bei den vollzogenen Suiziden sogar mit 51%! [457, S. 27].

Dem Suizidversuch kommt die Funktion eines Alarmsignals gleich, er bedeutet einen Appell um Hilfe, auch wenn das Individuum davon nichts wissen möchte. Ein solcher Effekt braucht nicht bewußt und beabsichtigt zu sein. „Wenn man annimmt, daß ein Appelleffekt jedem Selbstmordversuch inhärent ist und daß daher jeder Selbstmordversuch ein Hilfeschrei ist, sträubt man sich dagegen, Selbstmordversuche als mißglückte, verfehlte oder mißlungene, und Selbstmorde als erfolgreiche Handlungen zu betrachten." [457, S. 33].

Typischerweise setzt der klassische Suizidversuch deshalb eine Umgebung voraus, die dem Patienten nicht von vornherein feindlich gesinnt ist, sondern die ihm wohlwollend und – zumindest potentiell – liebevolle Gefühle entgegenbringen kann. Demnach wäre zu erwarten, daß – wie Stengel annimmt [455, S. 66] – in einer dem Individuum grundsätzlich feindseligen Umgebung der Suizidversuch sehr selten ist. Die große Seltenheit von solchen Handlungen in Konzentrationslagern scheint diese Annahme zu bestätigen. Vollzogene Suizide hingegen waren in Konzentrationslagern keineswegs selten [455, S. 116].

Auf die Motive und Hintergründe bei Suizidhandlungen wird in einem gesonderten Kapitel eingegangen (s. S. 84). Speziell für die Suizidversucher sollen lediglich zwei Punkte Erwähnung finden, die in neuester Zeit von einer gewissen Relevanz sind: In Edinburgh wurde für die Jahre 1968–1982 eine hochsignifikante Korrelation zwischen Arbeitslosigkeit und Suizidversuchsinzidenz nachgewiesen [357]. Wasserman [488] fand bei ihren Untersuchungen von psychiatrischen Patienten ohne Suizidversuch und solchen mit Suizidversuch, daß sich die letzteren 12 Monaten vor dem Suizidversuch in signifikanter Weise häufiger von ihren Partnern getrennt hatten.

Einen interessanten Beitrag zur Erforschung des Suizidversuchs lieferte Reimer et al. [388]:

Sie untersuchten ein Kollektiv von 88 Patienten beiderlei Geschlechts, die sowohl „harte" wie „weiche" Suizidversuchsmethoden angewendet hatten. 90% der „harten" Suizidversuche wurden mittels „Pulsaderschnitten" durchgeführt. Das Schmerzempfinden spielte offenbar überhaupt keine Rolle für die gewählte Methode. Manche Patienten berichteten, daß die Schnitte keine Schmerzen verursacht hätten:

„Möglicherweise ist im Moment der suizidalen Handlung das Wahrnehmungsfeld des Patienten so sehr auf die Aggressionsabfuhr eingeengt, daß andere Empfindungen nicht mehr bewußt wahrgenommen werden. Darüber hinaus berichten viele Patienten mit Pulsaderschnitten über ein Gefühl der Lösung und/oder Erleichterung und/oder Befriedigung beim Anblick des fließenden Blutes (‚das Blut sprudelte so schön', sagte eine Patientin). Dies könnte als Äquivalent der Aggressionsabfuhr anzusehen sein. Das Fließen des Blutes ist dann ein symbolischer Ausdruck der Wirkung von Aggression."

Männer mit „hartem" Suizidversuch gaben signifikant häufiger als Männer mit „weichem" Suizidversuch an, Hilfe gebrauchen zu können. „Dieser Befund könnte damit zu erklären sein, daß sich die Männer mit ‚weichem' Suizidversuch, also vom Rollenstereotyp her eher ‚unmännlichen' Methode, postsuizidal ihrer ‚Schwäche' schämten, sie deshalb rasch verleugnen mußten und sich dementsprechend autonom darstellten (keine Hilfe zu brauchen)" [388].

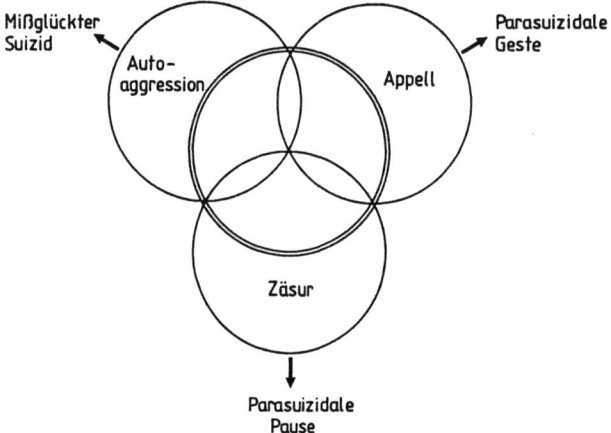

Abb. 4. Einteilung von nicht letal endenden Suizidhandlungen. (Nach Feuerlein [133])

Nach Feuerlein [133] können nicht letal endende Suizidhandlungen eingeteilt werden in „ernstgemeinte" Versuche, bei welchen die Autoaggression im Vordergrund steht, in parasuizidale Pausen, bei welchen der Wunsch nach einer Zäsur im Vordergrund steht und in parasuizidale Gesten, bei denen der Appell an die Umwelt von größter Bedeutung ist (Abb. 4).

Beim Suizidversuch, bei dem die Autoaggression im Vordergrund steht, kann auch von mißglücktem Suizid gesprochen werden, da es sich zumeist um eine schwere Selbstschädigung handelt, die nur durch besondere Umstände nicht letal geendet hat. Häfner et al. [165] konnten nachweisen, daß die Ernsthaftigkeit der Absicht zu sterben und das Letalitätsrisiko bei Depressiven signifikant höher war als bei einer Kontrollgruppe.

Bei den demonstrativen Suizidhandlungen steht die Appelltendenz im Vordergrund. Sowohl bei der Geste wie bei der Pause fehlt nach Feuerlein die „Intention zur Autodestruktion" weitgehend, so daß er bei diesen die Bezeichnung Selbstmordversuch nicht für gerechtfertigt hält. Für ihn sind es Akte, die einer Suizidhandlung lediglich benachbart sind: Er schlägt deswegen den Begriff der parasuizidalen Handlung vor.

In früheren Jahrzehnten sind solche Differenzierungen nicht vorgenommen worden; die Problematik wurde wesentlich einfacher gesehen. Jaspers [228, S. 168] schreibt in seiner „Allgemeinen Psychopathologie": „Nicht selten werden nur halbernst gemeinte Selbstmorde ausgeführt – der Mensch sorgt dafür, daß ein günstiger Zufall ihn doch wieder rettet."

Basler Untersuchungen an nach Suizidversuch hospitalisierten Patienten

Im folgenden sollen zwei in Basel durchgeführte Studien referiert werden: Die erste umfaßt eine Patientengruppe, die nach ihrem Suizidversuch in die Psychiatrische Universitätsklinik Basel eingewiesen wurde in den Jahren 1956–1965. Die zweite

Untersuchung ist eine katamnestische Erhebung und betrifft Patienten, die in den Jahren 1982/83 in einer medizinischen Intensivstation des Kantonsspitals Basel hospitalisiert waren und $2\,^1/_2$ bzw. $4\,^1/_2$ Jahre später nachuntersucht wurden. Beide Untersuchungen sind voneinander völlig unabhängig: die erste Gruppe umfaßt Patienten, die unmittelbar nach dem Suizidversuch in die psychiatrische Universitätsklinik (PUK) eingewiesen wurden, die zweite Gruppe besteht aus Patienten, deren Suizidversuch eine Verlegung auf eine Intensivstation erforderte. Beide Gruppen sind daher selektiv, d. h. daß von einem Kollektiv nur eine bestimmte Anzahl aller Suizidversuche in eine psychiatrische Klinik eingewiesen werden bzw. daß nur ein bestimmter Anteil aller Intoxikationen eine intensivmedizinische Betreuung erfordert.

Pöldinger [358] untersuchte 440 Patienten, die im Anschluß an ihren Suizidversuch in die PUK eingewiesen wurden, retrospektiv. Beim Geschlechtsverhältnis, 200 Männer zu 240 Frauen, fällt auf, daß die Anzahl Männer in Anbetracht einer solchen Untersuchung relativ hoch ist. In der Normalbevölkerung betrug damals das Geschlechtsverhältnis Männer zu Frauen 1000:1140, bei der Untersuchung dagegen 1000:1200. Ein leichtes Überwiegen ist zwar deutlich, der Unterschied ist jedoch statistisch nicht relevant. Bei den meisten Studien bezüglich Suizidversuchen fällt ein weit größeres Überwiegen der Frauen auf. Möglicherweise liegt der Umstand darin begründet, daß bei der Untersuchung von Pöldinger Männer häufiger als Frauen noch als suizidal eingestuft wurden. Als Folge davon wurden relativ mehr Männer in die PUK eingewiesen, da Männer bekanntlich häufiger den Suizid vollziehen als Frauen und somit auch objektiv gefährdeter sind. Die Altersverteilung der Patienten zeigt in der Altersklasse der 20- bis 30jährigen einen Häufigkeitsgipfel.

Am häufigsten wurde der Suizidversuch mit Hypnotika durchgeführt (155 Patienten). Bei 37 Patienten erfolgte der Versuch mit Analgetika, bei 35 mit Psychopharmaka. Etwa die Hälfte hat ihren Suizidversuch also mit Medikamenten durchgeführt, bei der zweiten Hälfte der Patientengruppe verteilen sich die Suizidversuchsmethoden auf Öffnen der „Pulsadern", Stürze, Leucht- oder Abgasvergiftungen, Erhängungsversuche, Schußverletzungen u. a. Aufgrund dieser Verteilung wird bereits ersichtlich, daß die Untersuchung mehr als 20 Jahre zurückliegt, da heute bei den Suizidversuchen die Einnahme von Medikamenten, insbesondere Psychopharmaka, die weitaus häufigste Methode darstellt und in mindestens 80–90% aller Suizidversuche zur Anwendung gelangt.

Diagnostisch waren die reaktiven Depressionen am häufigsten vertreten (114 Patienten), gefolgt von Psychopathien (81 Patienten) und von Alkoholismus (38 Patienten). Rechnet man jedoch alle Depressionen der verschiedensten Genese zusammen, so sind es 209 von 440 Patienten, d. h. 47,7% aller in die PUK Eingewiesenen. 38 Patienten (9%) wiesen die Hauptdiagnose Alkoholismus auf, weitere 51 Patienten wurden mit der Nebendiagnose Alkoholismus eingestuft. Insgesamt litten also 89 Patienten, d. h. etwa 20% an chronischem Alkoholismus. 34 Patienten, ca. 8%, hatten die Hauptdiagnose Toxikomanie, weitere 16 Patienten die Nebendiagnose Toxikomanie. 50 Patienten, ca. 12%, litten an einer Toxikomanie, d. h. der Gesamtanteil aller Toxikomanien (inkl. Alkoholismus) betrug damals schon 32%, d. h. fast jeder 3. Patient war von einem Suchtmittel abhängig.

Bei einer eigenen Untersuchung von 142 (101 Frauen und 41 Männer) nicht ausgewählten Patienten, die wegen eines Suizidversuchs im Kantonsspital Basel psychiatrisch untersucht wurden, waren 44 (25 Frauen und 19 Männer) alkohol-, drogen- oder medikamentenabhängig, das heißt 31% [166].

Bei der Untersuchung von Pöldinger [358] hatten 40 Patienten schon zuvor einmal einen Suizidversuch unternommen (10%), davon 13 Patienten bereits mehrere. Als auslösende Momente für den Suizidversuch gaben 135 Patienten Liebeskummer, weitere 112 familiäre Probleme an. 59 Männer und 76 Frauen bezeichneten Liebeskummer als auslösende Ursache für den Suizidversuch, 34 Männer und 78 Frauen gaben familiäre Probleme an, 22 Männer und 9 Frauen machten berufliche Probleme geltend. In bezug auf den Zivilstand zeigt die Verteilung in den Gruppen der Ledigen, Verheirateten und Verwitweten keinen signifikanten Unterschied zur Verteilung in der Normalbevölkerung. Hingegen zeigte sich in der Gruppe der Geschiedenen ein signifikanter Unterschied, indem der relative Anteil an Geschiedenen wesentlich größer war.

Liebes- und Eheprobleme finden sich vorwiegend bei Frauen. Familien- und Berufsprobleme dagegen häufiger bei Männern als auslösende Ursache [358, S. 69]. Die Vereinsamung wurde als dritthäufigste Ursache, im Sinne des auslösenden Momentes für den Suizidversuch, von den Patienten genannt. Bei allen drei Motiven (Liebeskummer, familiäre Probleme und Vereinsamung) spielt das Problem des drohenden oder bereits stattgefundenen Partnerverlustes eine Rolle.

In einer anderen Untersuchung [232] wurden 1986 sämtliche Patienten, die in den Jahren 1982/83 wegen eines Suizidversuchs in einer medizinischen Intensivstation des Kantonsspitals Basel hospitalisiert waren, nachuntersucht. Die Erhebung der Katamnese erfolgte mit einem standardisierten Fragebogen mit 95 Kriterien. Von ursprünglich 109 Patienten (66 Frauen und 43 Männer) konnten 43 (31 Frauen und 12 Männer) persönlich befragt werden. Die meisten Suizidversuche (89%) erfolgten durch Intoxikation mit Medikamenten oder mit Medikamenten und Alkohol. Knapp die Hälfte (20 von 43 Patienten) lebten zur Zeit der Untersuchung allein. 30% bezeichneten ihre Kindheit als schwierig, trostlos und belastet. 56% erlebten sich in der Kindheit als ängstlich, verschlossen und mißtrauisch. 91% litten in der Kindheit unter frühneurotischen Symptomen, besonders häufig an Pavor nocturnus. 5 Frauen und 5 Männer haben im Zeitabschnitt bis zur Katamneseerhebung Suizid begangen (9,3%). Eine Frau und 3 Männer starben in dieser Zeit eines natürlichen Todes. 40% der nachuntersuchten Gruppe hatten schon vor 1982/83 mindestens einmal einen Suizidversuch unternommen. 12% wiederholten einen Suizidversuch in der Zeit bis zur Katamneseerhebung. Als wesentlicher Umstand ist zu erwähnen, daß nur 7 Patienten (16,3%) beim Aufwachen in der Intensivstation Erleichterung darüber empfanden, daß der Tod nicht eingetreten war. Bei der katamnestischen Untersuchung jedoch äußerten sich 72% positiv in bezug auf ihr Leben bzw. in bezug auf die Tatsache, daß sie damals die Suizidhandlung überlebt haben. 76% bezeichneten die jetzige Lebenssituation als deutlich besser als zur Zeit des Suizidversuchs [232].

Erkennung und richtige Einschätzung der Suizidalität

Bis vor wenigen Jahrzehnten wurden Suizidhandlungen fast als schicksalhaft hingenommen, ohne daß an eine wirksame Prophylaxe gedacht oder geglaubt wurde. Heute ist zwar viel von Suizidverhütung die Rede, doch stößt sie in praxi oft auf große Probleme. Der Satz Erwin Ringels: „Ein signifikantes Symptom des zwischenmenschlichen Kontaktverlustes in unserer Zeit ist die Ahnungslosigkeit über das, was in anderen vorgeht" [397], hat leider noch immer seine Richtigkeit. Er beinhaltet das Kernproblem unserer Betrachtung: die Schwierigkeit, die Selbstgefährdung unseres Mitmenschen, unseres Patienten richtig zu beurteilen. Wir sind nicht imstande, die Suizidalität mit eindeutigen, klaren Parametern oder laborähnlichen Daten zu messen, sondern wir können sie lediglich einschätzen. Trotz dieses Sachverhaltes ist die Beurteilung der Suizidalität kein Ratespiel, sondern kann, richtig gehandhabt, einen wesentlichen Beitrag zur Suizidverhütung liefern.

Verschiedene Disziplinen vermögen Beiträge zum Phänomen Suizid zu liefern, wichtige Teilaspekte können heute differenziert, erklärt und verständlich gemacht werden, aber eine einheitliche Theorie, die dem Phänomen Suizid gerecht wird und befriedigend ist, existiert noch nicht. Dem Suizid liegt ein komplexes Geschehen zu Grunde, bei welchem soziale, psychologische, psychiatrische und soziologische Faktoren eine Rolle spielen [368]. Untersuchungen, die knapp vor einer Suizidhandlung durchgeführt wurden, sind naturgemäß kaum zu finden, und die Ergebnisse der sog. psychologischen Autopsie sind nur von begrenztem Aussagewert [131]. Trotzdem ist die Zahl derer, die vor einer Suizidhandlung ärztliche Hilfe aufsuchen, relativ hoch: Von denjenigen, die Suizid begangen haben, hatten 40–50% innerhalb des letzten Monats, 20–25% sogar 1 Woche vor ihrer Selbsttötung einen Arzt, fast immer einen Nicht-Psychiater, aufgesucht [4]. Häufig kommen solche Patienten wegen körperlicher, funktioneller Beschwerden zum Arzt, die sich in der Gesellschaft eines höheren Stellenwertes erfreuen als rein emotionale Probleme. Lange nicht immer wird eine Depression oder larvierte Depression diagnostiziert und der Arzt denkt meistens nicht an eine Suizidgefahr.

Eine Vielzahl von Studien beruht auf der Untersuchung von Menschen, die einen Suizidversuch unternommen haben. Die meisten Untersuchungen und Studien weisen darauf hin, daß der typische Suizid sich vom klassischen Suizidversuch deutlich unterscheidet, wenn von gewissen Überschneidungen abgesehen wird. Es handelt sich also typischerweise um unterschiedliche Phänomene, die voneinander weitgehend unabhängig sind, so daß die Übertragung von Ergebnissen von Studien von Suizidversuchen auf vollzogene Suizide fragwürdig erscheinen muß.

Methoden der Beurteilung

Grundsätzlich kommen folgende Methoden zur Beurteilung der Suizidalität in Frage:
1) testpsychologische Methoden,
2) psychiatrisch-psychologisch-soziologische Methoden,
3) syndromatologische Untersuchungsmethoden, d. h. klinisch-psychiatrische Methoden.

ad 1: Diese Methoden können allenfalls zur Unterstützung der klinischen Beurteilung beitragen, sind aber als alleinige Verfahren zur Einschätzung des Suizidrisikos nicht geeignet. Aus den Tests können hinsichtlich Suizidalität Hypothesen abgeleitet werden, die aber durch eine klinische Untersuchung erhärtet werden müssen [382]. Für den klinischen Alltag kommen sie deshalb nicht in Frage, weil sie meistens zu zeitaufwendig sind. Zudem kann die Suizidgefahr von einem erfahrenen Arzt mittels Gespräch meist in kurzer Zeit beurteilt werden. Trotzdem werden im folgenden einige psychologische Tests erwähnt, denen ein gewisser Aussagewert zur Abschätzung der Suizidalität zugeschrieben werden kann.

A) Der thematische Apperzeptionstest (TAT) (Murray [328]):
   Die Protokolle müssen im Hinblick auf autoaggressives Verhalten oder sogar manifest suizidale Aktionen untersucht werden.
B) Der Sceno-Test (von Staabs [483]):
   Im Prinzip kann gleich wie beim TAT vorgegangen werden, doch ist von den vom Probanden dargestellten Szenen auszugehen.
C) Der Rorschach-Test (Bohm [66, 67]):
   Bei diesem Test kann bei Inhalten autoaggressiver Art auf Suizidalität geschlossen werden, ebenso beim Vorliegen labiler Affektivität, von schweren depressiven Verstimmungen und von mangelnder Verarbeitungsfähigkeit. Zur Bestimmung der Suizidalität wurde der Rorschach-Test – wohl der bekannteste projektive Test – von mehreren Autoren herangezogen [363].
D) Der Farbpyramiden-Test (FPT) (Heiss u. Halder [197]):
   Wie im Rorschach-Test muß auch im FPT den Syndromen labile Affektivität, Depressivität und mangelnde Verarbeitungsfähigkeit besondere Beachtung gezollt werden.
E) Der Rosenzweig-Picture-Frustration-Test (Rauchfleisch [380, 381]:
   Beim Vorliegen starker Autoaggressivität und geringer Fähigkeit des Probanden, sich in konstruktiver Weise mit Konflikten auseinanderzusetzen, kann auf eine latente Suizidalität geschlossen werden.

ad 2: Zu dieser Gruppe gehören Selbsteinschätzungsbögen, die von den Patienten selbst ausgefüllt werden oder im Gespräch mit ihnen vom Untersucher ausgefüllt werden können. Gewisse Anhaltspunkte in bezug auf Suizidalität können z. B. aus Fragen herausgelesen werden, welche die Zukunft bzw. die Zukunftsperspektive betreffen [368]. Besonders zu erwähnen sind Risikolisten, aus denen die Häufigkeit bestimmter Merkmale herausgelesen werden kann. Wichtig sind jedoch neben einzelnen bestimmten Merkmalen auch ihre gegenseitige Beeinflussung, wie dies z. B. in der von Pöldinger entwickelten Risikoliste berücksichtigt wurde [358]. Zu erwähnen ist auch die

Tabelle 6. Fragenkatalog nach Pöldinger (1982)

Fragenkatalog zur Abschätzung der Suizidalität (Pöldinger) 1982

Je mehr Fragen im Sinne der angegebenen Antwort beantwortet werden, um so höher muß das Suizidrisiko eingeschätzt werden.

1. Haben Sie in letzter Zeit daran denken müssen, sich das Leben zu nehmen?	ja
2. Häufig?	ja
3. Haben Sie auch daran denken müssen, ohne es zu wollen? Haben sich Selbstmordgedanken aufgedrängt?	ja
4. Haben Sie konkrete Ideen, wie Sie es machen würden?	ja
5. Haben Sie Vorbereitungen getroffen?	ja
6. Haben Sie schon zu jemanden über Ihre Selbstmordabsicht gesprochen?	ja
7. Haben Sie einmal einen Selbstmordversuch unternommen?	ja
8. Hat sich in Ihrer Familie oder in Ihrem Freundes- und Bekanntenkreis schon jemand das Leben genommen?	ja
9. Halten Sie Ihre Situation für aussichts- und hoffnungslos?	ja
10. Fällt es Ihnen schwer, an etwas anderes als an Ihre Probleme zu denken?	ja
11. Haben Sie in letzter Zeit weniger Kontakte zu Ihren Verwandten, Bekannten und Freunden?	ja
12. Haben Sie noch Interesse daran, was in Ihrem Beruf und in Ihrer Umgebung vorgeht? Interessieren Sie noch Ihre Hobbies?	nein
13. Haben Sie jemand, mit dem Sie offen und vertraulich über Ihre Probleme sprechen können?	nein
14. Wohnen Sie zusammen mit Familienmitgliedern oder Bekannten?	nein
15. Fühlen Sie sich unter starken familiären oder beruflichen Verpflichtungen stehend?	nein
16. Fühlen Sie sich in einer religiösen bzw. weltanschaulichen Gemeinschaft verwurzelt?	nein

Anzahl entsprechend beantworteter Fragen

Endzahl = max. 16

Suizidabsichtsskala nach Pierce [352], die bei Patienten angewendet wird, die bereits einen Suizidversuch hinter sich haben. Die Fragen betreffen das Wiederholungsrisiko. Es ist bekannt, daß 20–30% aller Suizidversucher später ein Tentamen suicidii wiederholen und daß etwa 10% derjenigen, die einen Suizidversuch hinter sich haben, später durch Suizid ihr Leben beenden. Die Arbeit von Bürk et al. [80] zeigt die Bedeutung von Risikolisten auf und gibt eine Übersicht. Als Beispiel einer einfach zu handhabenden Liste, die mit dem Patienten zusammen in einem Gespräch erarbeitet werden kann, sei der Fragenkatalog zur Abschätzung der Suizidalität nach Pöldinger (1982) dargestellt (Tabelle 6) [189].

Testpsychologische Methoden und psychologisch-psychiatrische Erfahrung können ein ärztliches Gespräch und eine klinische Untersuchung nie ersetzen. Sie können aber einen Beitrag zur klinischen Beurteilung der Suizidalität leisten.

ad 3: Den klinisch-psychiatrischen Methoden kommt bei der Abschätzung der Suizidalität die größte Bedeutung zu. Wesentlich ist einerseits die genaue Kenntnis der Anamnese des Patienten sowie mindestens ein Gespräch oder mehrere Sitzungen, die mit ihm zu führen sind. Dabei ist ein partnerschaftliches Verhältnis, wenn möglich eine Vertrauensbeziehung, besonders wichtig. Eine Fremdanamnese, die Schilderungen der Situation des Kranken durch einen ihm Nahestehenden, ist oft hilfreich und rundet das Bild ab. Im Gespräch mit dem Patienten muß auf Nuancen der Sprache geachtet werden, man muß auch das lesen können, was „zwischen den Zeilen" steht. In der Unterredung wird er z. B. gefragt, ob er schon Suizidgedanken gehabt, ob er Suizidäußerungen anderen gegenüber ausgesprochen oder mit Suizid gedroht habe oder ob er bereits früher entsprechende Handlungen unternommen habe. Er wird auch auf Selbstvernichtungs- und Katastrophenträume angesprochen. Einen wesentlichen Hinweis gibt das Vorkommen von Suizidhandlungen (vollzogene Suizide oder Suizidversuche) in der nächsten Umgebung des Patienten, besonders wenn sie kurz zurückliegen (s. Kapitel „Wirken Suizidhandlungen ansteckend?", s. S. 109).

Neben den erwähnten Kriterien, die in direktem Zusammenhang mit Suizid stehen bzw. dieses Thema unmittelbar betreffen, sind zahlreiche, indirektere, aber nicht weniger wichtige Hinweise zu beachten: Nach Kielholz [238] sind nicht nur direkte und indirekte Suizidhinweise zu berücksichtigen, sondern auch das Krankheitsgepräge und die Umweltsbeziehungen. Zur Abklärung eines Krankheitsgepräges wird nach schweren Schuld- und Insuffizienzgefühlen, depressiven Zuständen mit ängstlich-agitiertem Gepräge, schweren und langdauernden Schlafstörungen sowie nach unheilbaren Krankheiten und nach Drogenabhängigkeit gefahndet. Bei den Umweltsverhältnissen sollte nach zerrütteten Familienverhältnissen in der Kindheit („broken home"), dem Verlust oder dem primären Fehlen mitmenschlicher Kontakte und nach finanziellen Sorgen gefragt werden. Auch Vereinsamung und das Fehlen tragfähiger religiöser Bindungen sind zu beachten (Tabelle 7).

Tabelle 7. Abschätzung der Suizidalität – Aufzählung von besonders gefährdenden Faktoren. (Nach Kielholz [238], modifiziert nach Pöldinger [189])

A. Eigentliche Suizidthematik und Suizidhinweise
  1. Eigene frühere Suizidversuche und Suizidhinweise
  2. Vorkommen von Suiziden in Familie oder Umgebung (Suggestivwirkung)
  3. Direkte oder indirekte Suiziddrohungen
  4. Äußerung konkreter Vorstellungen über die Durchführung oder Vorbereitungshandlungen
  5. „Unheimliche Ruhe" nach vorheriger Suizidthematik und Unruhe
  6. Selbstvernichtungs-, Sturz- und Katastrophenträume

B. Spezielle Symptome und Syndrombilder
  1. Ängstlich-agiertes Gepräge
  2. Langdauernde Schlafstörungen
  3. Affekt- und Aggressionsstauungen

Tabelle 7 (Fortsetzung)

    4. Beginn oder Abklingen depressiver Phasen, Mischzustände
    5. Biologische Krisenzeiten (Pubertät, Gravidität, Puerperium, Klimakterium)
    6. Schwere Schuld- und Insuffizienzgefühle
    7. Unheilbare Krankheiten oder Krankheitswahn
    8. Alkoholismus und Toxikomanie

C. *Umweltverhältnisse*
    1. Familiäre Zerrüttung in der Kindheit („broken home")
    2. Fehlen oder Verlust mitmenschlicher Kontakte (Vereinsamung, Entwurzelung, Liebesenttäuschung)
    3. Berufliche und finanzielle Schwierigkeiten
    4. Fehlen eines Aufgabenbereichs und Lebensziels
    5. Fehlen oder Verlust tragfähiger religiöser Bindungen

Krisen und suizidale Entwicklung

In den letzten Jahren wurde der Begriff der Krise im Zusammenhang mit Suizidverhütung immer mehr herangezogen und gewann an Bedeutung, besonders im Rahmen der Sozialpsychiatrie [180]. Krisen sind definiert als Ereignisse und Erlebnisse, „die von den Betroffenen nicht mehr sinnvoll verarbeitet und bewältigt werden können und damit die Gefahr einer pathologischen Entwicklung in sich tragen". Da der Begriff der Krise sehr allgemein und unspezifisch ist, wird er i. a. definiert als „akute Überforderungssituation", die nicht mehr als Stunden, Tage oder einige Wochen dauert. Die Grenze wird ungefähr bei einer Dauer von maximal 6 Wochen gezogen [94]. Das Ziel ist eine ursächliche Behandlung der akuten Krisensituation und eine Prävention von längerdauernden psychischen Krankheiten. Im Gegensatz dazu zielt die Notfallintervention auf eine rasche symptomatische Behebung von akut bedrohlichen Spannungs- und Erregungszuständen hin, die innerhalb von wenigen Tagen (max. 72 Stunden) erzielt werden soll. Zumeist ist damit ein Entscheid verbunden, wie und wo die Weiterbehandlung erfolgen soll (im Sinne der Triage) [323].

Bei der sog. Krisenintervention (ein Begriff, der sich z. T. mit dem der Notfallpsychiatrie deckt) können drei Schwerpunkte unterschieden werden [367]:

1) Krisenintervention, welche bei der gewöhnlichen, nicht krankhaften sog. Alltagskrise beginnt, sich aber bis zu schweren seelischen Fehlreaktionen und Fehlentwicklungen erstreckt. Sie wird sowohl durch Mediziner, professionelle Helfer als auch von Laien durchgeführt.
2) Suizidprophylaxe bezieht sich speziell auf suizidgefährdete Menschen, bei welchen oft ein besonders schnelles Eingreifen erforderlich ist. An der Suizidprophylaxe sind neben Ärzten und Psychiatern vor allem die Telefonseelsorge, Pflegepersonal sowie in der Sozialhilfe tätige Personen wichtig. Von Psychiatern zu betreuen sind zumeist mehr oder weniger akut suizidale Menschen oder Patienten, die unmittelbar zuvor einen Suizidversuch ausgeführt haben.
3) Der psychiatrische Notfall im engeren Sinne, bei dem ärztliches bzw. psychiatrisches Eingreifen streng indiziert ist.

Krisenanlässe dürfen nie als objektive Gegebenheiten beurteilt werden, sondern haben immer subjektiven Stellenwert. Die jeweilige Krisenanfälligkeit ist individuell sehr verschieden und hängt nicht zuletzt von der Vorgeschichte des Betreffenden ab. Noch unbewältigte Krisen und psychische Erkrankungen bewirken eine erhöhte Anfälligkeit für entsprechende Belastungen. Menschen, die sich in einem labilen Gleichgewicht befinden und sich gleichsam balancierend auf einem schmalen Grat fortbewegen, können leichte Belastungen oder Ereignisse aus der Bahn werfen und in eine schwere Krise stürzen. Ihre Krisenanfälligkeit ist gegenüber dem Durchschnitt erhöht. Ein solches bestimmtes Ereignis kann den berühmten „Tropfen" darstellen, der das Faß zum Überlaufen bringt und in eine Suizidhandlung mündet. Für Außenstehende, welche die Vergangenheit des Betreffenden nicht kennen, ist dann dieser „Tropfen", jenes bestimmte Ereignis, unter Umständen banal oder harmlos. Bezüglich des Krisenverlaufs ist es für die Intervention und Therapie wichtig, in welcher Phase sich ein Patient befindet, z. B. in der Phase des Krisenschocks, der Bearbeitung oder Neuorientierung, oder ob bereits eine Fixierung bzw. Neurotisierung erfolgt ist.

Im Verlauf einer suizidalen Entwicklung werden 3 Stadien durchlaufen: Im ersten wird der Suizid als Möglichkeit erwogen, aus einer belastenden, subjektiv unerträglichen Situation herauszufinden. Es ist das Stadium der Erwägung. In einem zweiten Stadium erfolgt ein Widerstreit zwischen den selbstzerstörerischen und den selbsterhaltenden Kräften: Es ist das Stadium der Ambivalenz, in welchem Suizidankündigungen und -drohungen vorkommen können. Das dritte Stadium ist das des Entschlusses. In dieser Phase kann es zu einer scheinbaren Beruhigung kommen. Es ist die bekannte „Ruhe vor dem Sturm", in der Gefährdete, die zuvor während einer gewissen Zeit von Suizid gesprochen haben, plötzlich keine entsprechenden Äußerungen mehr vornehmen. Erst ein eingehendes Gespräch mit ihnen kann erhellen, ob und warum sie weiterleben möchten, denn wenn sie sich entschlossen haben, sich umzubringen, sind sie meist um eine Antwort verlegen oder können die Frage zumindest nicht rasch auf plausible Weise beantworten [5, 172]. Die drei Stadien können unterschiedlich schnell durchlaufen werden [368].

Das präsuizidale Syndrom

Neben den anamnestisch-statischen und statistischen Gesichtspunkten sind auch dynamische Kriterien, die oft schwierig zu erfassen sind, zu berücksichtigen. Anhand des von Ringel [395, 396] beschriebenen präsuizidalen Syndroms soll eine besonders häufige und wesentliche Dynamik aufgezeigt werden, die bei den meisten Selbsttötungen in unterschiedlich raschem Tempo durchschritten wird. Das präsuizidale Syndrom besteht aus 3 Phasen, aus 3 Elementen oder Bausteinen:

1) der Einengung,
2) der gehemmten, gegen die eigene Person gerichteten Aggression,
3) den Suizidphantasien.

ad 1: Man differenziert verschiedene Arten der Einengung. Zunächst ist die situative Einengung zu nennen, die im Gefühl zum Ausdruck kommt, im seelischen Lebensbereich eingeengt zu sein. Der Betreffende fühlt sich von allen Seiten behindert und glaubt in einen immer enger werdenden Rahmen gepreßt zu werden. Die Situation, in der sich der Kranke befindet, wird als erdrückend, überwältigend erlebt, der gegenüber er sich ohnmächtig, hilflos und ausgeliefert empfindet. Wann diese situative Einengung im Einzelfall auftritt, ist abhängig von der Vorgeschichte des Betreffenden, wie anfällig er für ein bestimmtes seelisches Trauma ist. Jedes Trauma ist immer subjektiv zu beurteilen, d. h. subjektiv aus der Sicht des Patienten. Eine weitere Form der Einengung betrifft die Wertwelt. Man erkennt das vor allem daran, daß Dinge, die früher von Bedeutung waren, keinerlei Wichtigkeit mehr für den Betreffenden haben. So haben z. B. suizidale Menschen, die immer Nachrichten gehört und Zeitungen gelesen haben, plötzlich damit aufgehört und kümmern sich um nichts mehr, was in der Welt vor sich geht [189]. Der dynamischen Einengung kommt ein Spontaneitätsverlust, eine Hemmung und passives Verhalten gleich. Es liegt aber kein Erlöschen der Persönlichkeitsdynamik vor, sondern eine Kanalisierung des Antriebs auf das Ziel der Selbstzerstörung hin. Die dynamische Einengung ist nicht mit einem adynamischen Zustand gleichzusetzen, wie z. B. bei einem Karzinomkranken im Terminalstadium, der keinen Suizid begeht, weil dazu eine Dynamik nötig wäre, die er nicht mehr besitzt. Dynamische Einengung heißt also, daß sich die Gefühle des Menschen in eine einzige Richtung bewegen, in Richtung Depression, Verzweiflung, Hoffnungslosigkeit, und daß alle Gegenregulationsmechanismen versagen. Je mehr Abwehrmechanismen jemand anwenden kann, desto eher scheint die Suizidgefahr gemindert.

ad 2: Im präsuizidalen Syndrom ist die Aggression gegen die eigene Person gerichtet. Solche Patienten berichten etwa, daß sie „alles in sich hineinfressen". Es besteht eine Aggressionshemmung oder eine Aggressionsumkehr, die Aggression ist gegen sich selbst gerichtet. Es kann zu einem solchen Aggressionsdruck kommen, daß bestimmte Menschen in gewissen Situationen diesem nicht mehr gewachsen sind. Ringel [399] nennt dieses zweite Element des präsuizidalen Syndroms den Freudschen Baustein, da Sigmund Freud als erster auf die wesentliche Rolle, welche die Aggression für den Suizid spielt, aufmerksam gemacht hat.

Es kann in einem Menschen das Gefühl ohnmächtiger Wut entstehen, welche zur Umkehr der Aggression gegen die eigene Person führt, zu dem, was als „Implosion" bezeichnet werden kann, also einer Explosion nach innen. Eine solche Implosion ist eine Anklage gegen die Umgebung, ein Vorwurf an die Umwelt, da nicht nur eine Selbstzerstörung stattfindet, sondern zugleich Rachetendenzen an anderen ihre Erfüllung finden.

Dazu ein eindrückliches Beispiel: Ein Mädchen, dessen eine Schwester durch Selbsttötung geendet hatte, unternahm einen Suizidversuch und wurde danach von Ringel [399] untersucht. Er fragte es, wie seine Eltern hätten weiterexistieren sollen, wenn sie hätten erleben müssen, ein zweites Kind durch Suizid zu verlieren. Die blitzschnelle Antwort des Mädchens lautete: „Soviel Kinder, wie meine Eltern verdienen würden, durch Selbstmord zu verlieren, soviele können sie im ganzen Leben nicht zeugen." Ein anderes Beispiel für Aggressionsumkehr ist das folgende: Gruen [159, S. 67] erwähnt in seinem Buch Eltern, die ihre Tochter, die eine Nacht mit einem Mann zugebracht hatte, bestrafen wollten. Sie auferlegten ihr als „Strafe", ihren Hund zu erschießen: statt ihn erschoß sie jedoch sich selbst.

ad 3: Das letzte Element des präsuizidalen Syndroms ist die Zunahme bzw. das Überhandnehmen von Suizidphantasien. Mit diesen Phantasien und Todeswünschen ist die intensive gedankliche Beschäftigung mit dem eigenen Sterben bzw. der Lebensbeendigung gemeint. Es werden drei Stufen von Todesphantasien unterschieden:

a) Die Vorstellung, tot zu sein: Es wird nicht das Sterben, sondern das Resultat des Sterbens phantasiert.
b) Die gedankliche Vorstellung, sich etwas anzutun: man denkt an Suizid, ohne daß es zu konkreten Plänen der Ausführung kommt.
c) Bestimmte Suizidmethoden werden in allen Einzelheiten und Details durchdacht und geplant.

Was anfänglich wie ein selbstgewählter Mechanismus zur Entlastung aussieht, erweist sich später als Bumerang: die Suizidgedanken machen sich selbständig, d.h. sie drängen sich gegen den Willen zwanghaft auf und werden bis zum Tod bzw. bis zur Selbstmordhandlung immer intensiver.

Das präsuizidale Syndrom kann binnen Stunden oder auch Wochen und Monaten durchschritten werden. Ist der Patient soweit, daß er den Suizidplan bis in alle Einzelheiten festlegt und auch den Zeitpunkt seines Ablebens bestimmt hat, kann er einige Zeit vorher ruhig und abgeklärt, sogar guter Stimmung erscheinen. Es ist eine die Umgebung irreführende „Ruhe vor dem Sturm". Die Ruhe kann für einen Außenstehenden klinisch z.B. durch eine scheinbare Aufhellung der Depression, durch eine vermeintliche Besserung des Befindens gekennzeichnet sein. Oft legt der Patient ein suizidales Verhalten an den Tag, welches aber von der Umgebung meistens nicht wahrgenommen, nicht „für wahr" genommen oder nicht richtig interpretiert wird. Das Wegschenken von persönlichen Dingen kann z.B. Ausdruck eines suizidalen Verhaltens sein [173]. Eine Ankündigung des Suizides kann indirekt oder sogar direkt erfolgen, ohne daß es die Umwelt erkennt, da sie in anderen Bahnen, in ihren eigenen, zu denken gewohnt ist.

Das suizidale Achsensyndrom

Mitterauer [301, 302] hat auf der Grundlage umfangreicher suizidologischer Untersuchungen im Bundesland Salzburg (Österreich) mit dem suizidalen Achsensyndrom ein neues medizinisch-biologisches Modell zur Abschätzung der Suizidalität entwickelt. Das suizidale Achsensyndrom besteht aus folgenden drei Komponenten:

1) offene oder versteckte Suizidalität,
2) Diagnose eines endomorph-zyklothymen oder/und endomorph-schizophrenen oder/und organischen Achsensyndroms (es sind also mit den Wiener Forschungskriterien alle endogenen und körperlich begründbaren psychopathologischen Zustände erfaßt),
3) suizidpositive Familienanamnese.

Die Stammbaumanalysen der Patientenpopulation der Psychiatrischen Abteilung der Landesnervenklinik Salzburg im Zeitraum von 80 Jahren haben ergeben, daß bei

Suizidanden, welche an einer endogenen Psychose litten, sowohl endogene Psychosen wie auch Suizide in deren Familien gehäuft auftreten. Entgegen gängigen Vermutungen, kommt die Suizidbelastung jedoch nicht aus jener mit endogenen Psychosen, sondern unterliegt einer eigenständigen genetischen Determination. Diese Befunde erfordern – zumindest für Suizidale, welche an einer endogenen psychischen Störung leiden – die Suizidfamilienanamnese in die Abschätzung der Suizidalität miteinzubeziehen.

Mitterauer ist sich jedoch bewußt, daß das multifaktorielle Suizidgeschehen wesentlich auch von psychologischen und sozialen Faktoren beeinflußt wird [306].

Risikogruppen

Auf Grund diverser Untersuchungen ist bekannt, daß die häufigsten Risikopopulationen mit von 1–5 abnehmendem Suizidrisiko die folgenden sind [246, 504]:

1) Depressive aller Arten,
2) Alkohol-, Medikamenten- und Drogenabhängige,
3) Alte und Vereinsamte,
4) Personen, die durch eine Suizidankündigung auffallen,
5) Personen, die einen Suizidversuch hinter sich haben.

Nur die Nummern 1 und 2 sind nosologische Gruppen, unter den Gruppen 3–5 befinden sich jedoch ebenfalls Depressive, evtl. auch Drogenabhängige. Daß die Depressionen an erster Stelle stehen, erstaunt sicher nicht, neigen Depressive doch am ehesten dazu, durch ihre verzerrte Optik („Schwarzsehen", Hoffnungslosigkeit) ihrem Leben ein Ende zu setzen.

ad 1: Depressive sind besonders dann suizidgefährdet, wenn die Depression ängstlich-agitiertes Gepräge aufweist. Gegenüber den apathisch-gehemmten Formen neigen solche Kranke eher dazu, aus ihrem Gefühl des Lebensüberdrusses, der Hoffnungslosigkeit und der Sinnlosigkeit einen Suizidimpuls in die Tat umzusetzen. Die psychomotorischen Hemmungen sind bei Beginn oder am Ende der Depression oft noch nicht oder nicht mehr besonders stark ausgeprägt, so daß dann auftretende Suizidimpulse zur Tat verleiten können. Die Suizidhandlung erfolgt auch deshalb beim Absinken in die Depression oder beim Auftauchen aus der Depression, weil die depressive Verzweiflung mehr verspürt wird als in der tiefsten Tiefe des depressiven Leidens [39]. Hat der Patient den Suizidplan bis in alle Einzelheiten durchdacht und festgelegt, auch die Zeit seines Ablebens bestimmt und die Art seines Todes beschlossen, kann er kurz zuvor ruhig und abgeklärt, sogar guter Stimmung erscheinen. Es ist die bereits erwähnte „Stille vor dem Sturm", welche die Umgebung meist irreführt. Klinisch äußert sich diese Ruhe z. B. durch eine vermeintliche Aufhellung der Depression, durch eine scheinbare Besserung des Befindens.

Eine Beurteilung der wahren Situation ist nur in einem meist längeren Gespräch mit dem Kranken möglich.

Bei der larvierten oder maskierten Depression besteht insofern Gefahr, als die Diagnostizierung der Krankheit oft Schwierigkeiten bereitet und eine Suizidalität übersehen werden kann [168]. Solche Patienten suchen den Arzt oft wegen funktioneller Beschwerden auf und schildern nur körperliche Symptome. Oft wird an ein psychisches Leiden gar nicht gedacht. Wenn kein eindeutig somatisches Leiden diagnostiziert werden kann oder wenn auf Grund der Lebensgeschichte oder des Verhaltens des Kranken der Verdacht besteht, daß er depressiv sein könnte, wird der erfahrene Arzt nach der Befindlichkeit, nach Empfindungen und Gefühlen des Patienten fragen. Auch empfiehlt es sich in solchen Fällen, den Hilfesuchenden direkt nach Suizidgedanken und entsprechenden Impulsen zu fragen. Meist ist der Patient froh, wenn er über dieses Thema, das in seiner Umgebung oft noch tabuiert ist, offen sprechen darf [173]. Das Risiko einer Suizidhandlung sinkt, wenn der Gefährdete mit jemandem über seine Gedanken sprechen kann [492].

Katamnestische Untersuchungen haben übereinstimmend ergeben, daß 12% der an einer manisch-depressiven Psychose Leidenden durch Suizid enden [69, S. 58]. Von 161 Patienten, die an einer endogenen Depression litten und während knapp 10 Jahren beobachtet wurden, haben sich 8 (5%) suizidiert, und 66 (41%) haben einen Suizidversuch unternommen [470]. Der Prozentsatz derjenigen, die nach einem Suizidversuch als depressiv beurteilt wurden, beträgt je nach Autor, 46% [338] bzw. 62% [362, 365] bzw. 78% [467]. Es ist wahrscheinlich, daß in Wirklichkeit die Zahl der Individuen, die zur Zeit der Suizidhandlung depressiv war, größer ist, da nach stattgefundener Autoaggression der Betreffende manchmal nicht mehr als depressiv erscheint. Zudem ist die Diagnostizierung eines depressiven Zustandes eine Momentaufnahme, aus der nur indirekt (anamnestische Angaben des Patienten oder von Angehörigen) auf einen depressiven Zustand vor der Suizidhandlung geschlossen werden kann [173].

Weig u. Böcker [493] fanden bei 83 ihrer 100 untersuchten Patienten, die an einer endogenen Depression litten, Suizidgedanken, 19 von diesen hatten bereits Suizidhandlungen unternommen. Nur 17 Patienten gaben an, noch nie an Suizid gedacht zu haben. Abgesehen von zwei Ausnahmen traten die Suizidtendenzen während der depressiven Phasen auf, also nicht während des freien Intervalls der Erkrankung. Verheiratete und Ledige unternahmen deutlich seltener Suizidhandlungen als verwitwete und geschiedene Patienten. Kranke mit familiären Problemen, insbesondere Patienten, die aus einer broken-home-Situation stammten, waren suizidgefährdeter als andere. Patienten, die keinerlei „Wertrelevanzen" anzugeben vermochten, waren stärker gefährdet in bezug auf Suizid. Dagegen unternahmen Patienten, die eine tragfähige religiöse Bindung aufwiesen, seltener Suizidhandlungen [493].

Angst u. Stassen [9] haben in einer prospektiven Verlaufsuntersuchung 173 unipolar Depressive und 215 bipolar manisch-depressiv Erkrankte, die in den Jahren 1959–1963 in Zürich hospitalisiert waren, untersucht. Bis 1985 sind von den Verstorbenen 15% der bipolaren und 20% der monopolar depressiven Patienten duch Suizid gestorben. Hoffnungslosigkeit und negative Erwartungen bezüglich der eigenen Zukunft wurden seit langem zu Recht als wesentliche Faktoren für einen Suizid bei Depressiven angesehen [196].

Die typischen Wahnthemen der Depressiven, Versündigungswahn, Verarmungswahn und Krankheitswahn führen besonders leicht zum Suizid [39]. Wer die wahnhafte Überzeugung hegt, nie mehr gutzumachende Schuld auf sich geladen zu haben, dem bedeutet der selbstgewählte Tod Befreiung und Erleichterung. Wer sich und seine Familie vor dem finanziellen Ruin wähnt, dem bedeutet der eigene Tod oft das kleinere Übel. Zudem erspart er sich Schmach und Spott der Umgebung, zumindest in seiner Vorstellung. Und wer der wahnhaften Überzeugung ist, nie mehr gesund werden zu können, sondern an einer Krankheit zu leiden, die unweigerlich zum vielleicht qualvollen Tod führt, dem bedeutet ein vorzeitiger Tod Erlösung [65]. Allerdings bedarf es für die Entstehung der Suizidalität keiner depressiver Wahnideen. Eine schwere depressive

Verstimmung allein kann Anlaß genug sein, den Betreffenden suizidal werden zu lassen: „Auch die depressive Verstimmung selbst ... ein Ausmaß an Hoffnungslosigkeit und Sinnverlust, wie es dem Gesunden vermutlich unvorstellbar ist, das Versiegen des Antriebs, die Unfähigkeit, Freude und Trauer zu empfinden, das Gefühl des innerlichen Abgestorbenseins, dies alles sind Möglichkeiten depressiver Befindensabwandlung, aus denen der Suizidgedanke als scheinbar einzige und letzte Erlösung entstehen kann" [65, S. 12–13]. Und doch ist vielleicht in dem tiefsten Tief der Depression sogar das Erleben derart behindert, daß sie dann nicht einmal mehr an Suizid denken können.

ad 2: Zum Thema Abhängigkeit, Sucht wird im Kapitel „Chronischer Suizid" (s. S. 62) Stellung genommen.

ad 3: Auf das Problem „Alter und Suizid" wird in einem separaten Kapitel eingegangen (s. S. 58).

ad 4: Mehr als die Hälfte der durch Suizid ums Leben Gekommenen hat zuvor auf irgendeine Weise, sei es durch direkte oder indirekte Andeutungen oder Ankündigungen ihren Suizid vorausgesagt. Dieses Faktum steht natürlich in absolutem Widerspruch zur noch häufig anzutreffenden Meinung, gemäß welcher, jemand, der von Suizid spreche, diesen sowieso nicht ausführen werde. Oft erfolgt eine solche „Ankündigung" versteckt oder andeutungsweise, ohne daß direkt mit der Beendigung des eigenen Lebens gedroht werden muß. So kommt es etwa vor, daß jemand sagt, daß er an einem bestimmten Termin, z. B. an einem Fest, nicht mehr teilnehmen könne. Dieses eine entscheidende Wörtchen „mehr" bildet den springenden Punkt der Aussage, wird aber von der Umgebung meistens überhört oder zumindest in seiner Bedeutung nicht erkannt.

ad 5: Nach einem erfolgten Suizidversuch darf die erneute Gefahr einer Suizidhandlung nicht unterschätzt werden. Zwar bedeutet der soeben erfolgte Suizidversuch eine gewisse Aggressionsabfuhr, doch ist der Anteil derer, die nachher eine Suizidhandlung wiederholen, relativ groß, er beträgt nach Pöldinger etwa 25% [366]. In den ersten Monaten nach dem Suizidversuch ist die Gefahr einer weiteren Suizidhandlung besonders groß [353, 373]. Im Kapitel „Suizidversuch" (s. S. 35) ist zu diesem Thema weiteres nachzulesen.

Auch wenn sehr viele Suizidhandlungen mit den 5 angegebenen Gruppen erfaßt werden können, muß betont werden, daß weitere, zahlenmäßig nicht zu unterschätzende Risikogruppen existieren, auf die im folgenden kurz eingegangen werden soll. Dabei wird nicht der Anspruch auf Vollständigkeit erhoben. Überschneidungen mit anderen Gruppen kommen vor, sind sogar, soweit es z. B. Depressionen betrifft, häufig.

6) Patienten mit einem schweren somatischen Leiden (wie z. B. chronisch Dialysierte),
7) gewisse Berufsgruppen (wie z. B. Ärzte und Ärztinnen),
8) Studenten und Studentinnen,
9) Geschiedene,
10) Schizophrene.

ad 6: Dialysepatienten leiden häufig an einer Depression. Von 17 Basler Heimdialysepatienten litten 15 zeitweise an depressiven Verstimmungen, d. h. 88% [10]. Andere

Autoren fanden bei sämtlichen 25 Patienten, die unmittelbar vor dem Beginn einer chronischen Dialysebehandlung standen, ein depressives Syndrom [386]. Auch wir haben bei Patienten an der chronischen Dialyse im Kantonsspital Basel häufig Depressionen beobachtet [187].

Suizide bei Patienten an der chronischen Dialyse sind nicht selten. Bei Schweizer Dialysepatienten wurde eine Suizidziffer berechnet, die etwa 10mal so hoch ist wie die in der Allgemeinbevölkerung. Zählt man die Todesfälle dazu, die auf Grund der Therapieverweigerung bzw. eines Therapieabbruchs zustande kommen, erhält man eine Suizidziffer von 600, welche 25mal der Suizidziffer von 24 im Jahre 1978 entspricht [186]. Abram [2] berichtet sogar von einer 100- bis 400mal so großen Suizidhäufigkeit in den USA bei Dialysepatienten gegenüber der Allgemeinbevölkerung. Ein Grund für die hohe Suizidziffer ist in der eingeschränkten Lebensqualität der Dialysepatienten zu suchen. Ein weiterer Grund ist wohl das Faktum, daß diesen Kranken Möglichkeiten offenstehen, welche körperlich Gesunde unter normalen Bedingungen nicht haben. 8 von 10 Dialysepatienten, die in der Schweiz Suizid begangen hatten, wählten einen solchen Weg: Sie beendeten ihr Leben durch exzessive Einnahme von Kalium oder Salz und Flüssigkeit oder indem sie sich durch Öffnen des Shunts verbluten ließen. Hyperkaliämie ist eine häufige Todesursache bei Dialysepatienten und leicht absichtlich zu bewerkstelligen. Ritz [403] berichtet von einer 31jährigen Patientin, die sich suizidierte, indem sie mehrere Bananen gegessen hatte. Wir werden an die Aussage von Bürger-Prinz erinnert, der geäußert haben soll, daß, wenn alle Menschen einen Schalter hätten, den sie von Leben auf Tod stellen könnten, nur noch wenige am Leben wären.

Selbstverständlich sind auch viele andere körperliche Krankheiten mit einem höheren Suizidrisiko verbunden, so z. B. Patienten, die an einer Epilepsie leiden [196, 511].

ad 7: Verschiedene ältere und neuere Arbeiten betonen immer wieder das im Vergleich zur Durchschnittsbevölkerung deutlich erhöhte Suizidrisiko bei Ärzten [11, 293, 354, 409]. Auch eine neuere Arbeit von Bämayr u. Feuerlein [25] bestätigt dies von neuem. Die Autoren untersuchten sämtliche Suizide von Ärztinnen, Ärzten, Zahnärzten und Zahnärztinnen in Oberbayern innerhalb von 16 Jahren (von 1963–1978). Mit einer standardisierten Suizidziffer von 158 Suiziden bei den Ärzten, 296 Suiziden bei den Ärztinnen und 292 Suiziden bei den Zahnärztinnen liegt dieses Suizidgeschehen signifikant, bei den Zahnärzten mit 125 Suiziden nicht signifikant über dem Suizidgeschehen der über 25jährigen männlichen und weiblichen Bevölkerung Oberbayerns. Die Untersuchung ergab ferner, daß ein intaktes Familienleben mit Ehepartner und/oder Eltern entweder nie bestanden hatte, oder kurz zuvor zerbrochen war oder zu zerfallen drohte (Tod, Scheidung oder Trennung). Zudem sind sie entweder kinderlos, oder die Kinder leben nicht mehr im gleichen Haushalt. Die Betreffenden sind kaum ärztlich tätig, oft im Ruhestand oder arbeitslos oder seit längerer Zeit krank. Viele von ihnen sind psychisch krank, besonders depressiv oder von einem Suchtmittel abhängig [25].

Warum Suizide bei Ärzten überdurchschnittlich häufig vorkommen, ist nicht einfach zu sagen. Sicher muß ein multifaktorielles Geschehen verantwortlich gemacht werden. Zu diskutieren wären z. B. zu geringe oder zu große Arbeitsbelastung, die eine Über- oder Unterforderung zur Folge haben kann. Beide Möglichkeiten begünstigen eine Abhängigkeit von einem Suchtmittel. Zu diskutieren wären aber auch Persönlichkeitsfaktoren, d. h. charakterliche Merkmale, die bereits Voraussetzung wären für das

Ergreifen des Medizinstudiums (z. B. narzißtische Persönlichkeitsstörungen). Ross [409] fand, daß in 28% der Todesfälle bei Ärzten unter 40 Jahren die Todesursache Suizid ist, im Vergleich zu 9% bei der weißen männlichen Durchschnittsbevölkerung in den USA. Die Suizidrate für Ärztinnen ist die höchste für alle Frauen: In den USA ist sie 4mal so hoch wie bei anderen Frauen, die über 25 Jahre alt sind. Pitts et al. [354] berichten von ähnlichen Ergebnissen: In der Zeit von 1967 bis 1972 verstarben 751 Ärztinnen in den USA. Davon endeten 49 (6,6%) durch Suizid. Die Suizidrate für Ärztinnen beträgt somit 40,7 pro 100000 Einwohner. Dies entspricht einer höheren Suizidrate als bei Ärzten und einer 4mal größeren Suizidhäufigkeit als für weiße Amerikanerinnen im entsprechenden Alter [354]. Noch neuere Untersuchungen bestätigen dieses Risiko bei Ärztinnen [14, 97].

Als weiteren Grund wird u. a. die leichte Zugänglichkeit zu Giften bzw. Pharmaka angeführt. Es wird auch erwähnt, daß die Ärzte an den Tod so gewöhnt sein sollen, daß er für sie weniger geheimnisvoll sei. Auf die verschiedenen medizinischen Spezialitäten verteilt, sollen Suizide am häufigsten unter Psychiatern vorkommen, am seltensten bei Pädiatern [11]. Nach einer Untersuchung von Arnetz et al. [14] kommt innerhalb der Ärzteschaft Suizid am häufigsten bei Allgemeinchirurgen, nicht bei Psychiatern vor.

Eine finnische Studie kommt zum Ergebnis, daß die Sterblichkeit von männlichen Ärzten in den Jahren 1971-1980 niedriger war als bei den übrigen berufsaktiven Männern. Allerdings ist das Suizidrisiko 2mal so hoch für die Ärzte wie für die anderen Berufsgruppen [393].

Neil et al. [333] fanden bei Anästhesisten ein etwa doppelt so hohes Suizidrisiko wie bei anderen Männern der vergleichbaren „Sozialklasse", doch unterschieden sie sich nicht signifikant von der gesamten Ärztegruppe.

ad 8: Laut Angaben der Weltgesundheitsorganisation (WHO) sind Suizidversuche und Suizide weltweit bei Studenten prozentual häufiger als in der altersentsprechenden Bevölkerungsgruppe [240]. Als mögliche Ursache muß die besondere Situation des Studenten berücksichtigt werden, der sich nach Ringel in einem Stadium der „verlängerten Adoleszenz" [398] befindet. Zumeist geht damit eine finanzielle Abhängigkeit einher, die den Studenten in seinem Selbstwerterleben beeinträchtigen kann. In einer Untersuchung von 52 Suiziden von Medizinstudenten wird berichtet, daß die jährliche Suizidrate von 1974-1981 in USA für männliche Studenten 15,6 pro 100000 betrug, die etwa vergleichbar ist mit der der entsprechenden Altersgruppe der Durchschnittsbevölkerung. Studentinnen dagegen haben laut dieser Studie 3- bis 4mal häufiger Suizid begangen als entsprechende Frauen der gleichen Altersgruppe in der Durchschnittsbevölkerung [343].

Bojanovsky u. Stubbe [69, S. 69] schreiben zu diesem Problem: „Ein besonderes Signal der gefährdeten psychischen Gesundheit der Studenten stellt ihre hohe Selbstmordrate dar, die deutlich über der Suizidmortalität der gleichaltrigen Durchschnittsbevölkerung liegt... Befragungen unter Studenten haben ergeben, daß Studenten im Durchschnitt sensibler und auch labiler sind als die Gesamtbevölkerung ...".

Diese Aussagen haben nicht nur für Mitteleuropa Gültigkeit. Eine neue Untersuchung in Japan ergab ähnliche Ergebnisse: Uno et al. [478] untersuchten die Suizide von Studenten an den Universitäten Tokyo und Kyoto von 1962-1981. Im Vergleich zur Gesamtpopulation (20- bis 24jährige), die eine Suizidrate von 20,9 aufwies, waren die Raten für Studentensuizide von Tokyo und Kyoto deutlich höher (25,6 bzw. 42,6)

[478]. Eine noch wesentlich höhere Suizidrate war unter den Studierenden der Universität Hiroshima zu verzeichnen: Hier betrug die Suizidrate 74,3, allerdings in den Jahren 1953–1958, so daß sie nicht mit den angegebenen Zahlen von Tokyo und Kyoto verglichen werden kann.

ad 9: In diversen Untersuchungen wird immer wieder darauf hingewiesen, daß Geschiedene ein erhöhtes Suizidrisiko aufweisen, besonders Männer. Dasselbe gilt in einem gewissen Ausmaß auch für verwitwete Personen. Bojanovsky [68] weist darauf hin, daß die Bereitschaft zum Suizid bei Männern und Frauen zeitlich unterschiedlich verläuft: Männer sind besonders im ersten halben Jahr nach der Scheidung gefährdet [68].

Gefährdet sind jedoch nicht nur Geschiedene, sondern überhaupt allein lebende Menschen, die sich zu isolieren drohen, ob sie geschieden, verwitwet oder ledig sind.

ad 10: Schizophrene weisen ebenfalls ein erhöhtes Suizidrisiko auf: Gemäß den Angaben von Scharfetter [422] sterben zwischen 1 und 10% der Schizophrenen an Suizid. Nach Weig u. Böcker [493] beträgt der Anteil der Suizide von Schizophrenen in der Literatur zwischen 13 und 25%. Die Selbsttötung kann während des ganzen Verlaufes der Krankheit durchgeführt werden. Besonders gefährdet sind behandlungsfeindliche Patienten sowie Männer im mittleren Lebensalter, die prämorbid eine deutlich gestörte Persönlichkeit aufweisen [422].

Wilkinson [505] fand bei einer Untersuchung von 39 Schizophrenen, die 10–15 Jahre später nachuntersucht wurden, daß drei von ihnen durch Suizid geendet hatten. Allebeck et al. [5] haben 1190 Schizophrene nach 10 Jahren nachuntersucht. 231 waren in dieser Zeit gestorben, davon 40 durch Suizid.

Eine Untersuchung von Suiziden und Suizidversuchen bei Schizophrenen [112] ergab, daß sich beide Gruppen voneinander unterscheiden: Jene, die durch Suizid verstorben waren, lebten viel häufiger allein als die, welche einen Suizidversuch unternahmen. Zudem waren die, welche ihr Leben beendet hatten, zuvor als deutlich depressiver und hoffnungsloser als die Suizidversucher einzustufen.

Marneros u. Preutkowski [285] berichten, daß von 1208 ersthospitalisierten Schizophrenen 180 (15%) suizidal waren. Von den 180 haben 135 Patienten unmittelbar vor oder während der ersten stationären Therapie eine Suizidhandlung durchgeführt. Leider lassen uns die Autoren im unklaren darüber, wieviele der Suizidhandlungen letal geendet haben.

Drake u. Cotton [111] weisen darauf hin, daß bei ihrer Untersuchung von 104 Schizophrenen nicht die Depression in bezug auf Suizid das Entscheidende war, sondern das Moment der Hoffnungslosigkeit.

Oft treten Suizidhandlungen bei Schizophrenen unvermittelt und intensiv auf. Es sei an den schizophrenen Raptus erinnert. Dabei können es auch vermeintliche Suizide sein, wenn z. B. ein Schizophrener zum Fenster hinausspringt und wähnt, das, Gott gleich, ohne weiteres tun zu können.

Noch weitere Risikogruppen sind zu erwähnen, auf die hier aber nicht im einzelnen eingegangen werden kann, so etwa Verfolgte aus religiösen, politischen oder rassischen Gründen, Flüchtlinge, Außenseiter der Gesellschaft, Ausgestoßene, Strafverfolgte und -gefangene, sexuell Deviante und AIDS-Kranke. Eine Untersuchung an AIDS-Kranken in New York ergab eine 36- bis 66fach höhere Suizidrate als für entsprechende Altersgruppen ohne AIDS bzw. als in der Durchschnittsbevölkerung [286].

Suizidhandlungen bei Betagten

Vollzogene Suizide kommen bei Betagten häufiger vor als bei jungen Menschen. Suizidversuche dagegen werden häufiger von Jüngeren unternommen und sind bei älteren Menschen seltener anzutreffen. Ein Suizidversuch, der im klassischen Fall ein Hilfeschrei, ein Appell an die Umwelt darstellt, wird eher von einem jüngeren Menschen erwartet als von einem älteren, weil jüngere noch eine Hoffnung, eine Zukunft vor sich haben und nicht in völlige Resignation und Hoffnungslosigkeit verfallen sind, wie dies leider oft bei Älteren anzutreffen ist. Untersuchungen in Großstädten haben gezeigt, daß 11% der über 65jährigen an einer Depression leiden [241]. Die relative Häufigkeit von Suiziden ist bei über 65jährigen Menschen am größten. Der Anteil der über 60jährigen am vollzogenen Suizid wird von Sonneck [450] mit 40% angegeben.

1977 betrug die Gesamtsuizidrate in Deutschland (BRD) 19,4 (auf 100000 Einwohner). Die entsprechende Rate für die über 65jährigen Einwohner betrug dagegen 37,5 [379]. Das Beispiel Deutschland steht stellvertretend für andere westliche Länder. Lange Zeit wurde die überdurchschnittlich hohe Suizidrate in Westberlin (43 pro 100000 Einwohner) mit der Überalterung der Bevölkerung erklärt. Obschon diese Beurteilung stimmen mag, muß auch berücksichtigt werden, daß Großstädte eine höhere Suizidrate aufweisen als kleinere Städte oder Dörfer [373, S. 76].

Über 65jährige Männer bringen sich 4mal so häufig um wie Frauen der entsprechenden Altersgruppe. Suizidversuche dagegen werden in dieser Altersklasse häufiger von Frauen durchgeführt [93]. Trotzdem existieren Untersuchungen, die allerdings kleinere Kollektive betreffen, die ausnahmsweise ein Überwiegen der Suizide älterer Frauen belegen. So wurde 1979 z. B. im Raum Düsseldorf ein Überwiegen der Suizidrate bei 65- bis 74jährigen Frauen festgestellt [473].

Neben den Geschlechtsunterschieden, welche statistisch ins Gewicht fallen, ist auch der Zivilstand von Bedeutung. Die höchste Suizidrate ist in absteigender Reihenfolge bei Geschiedenen, bei Verwitweten und bei Ledigen festzustellen [93]. Allerdings dürfte der Zivilstand in allerneuester Zeit weniger aussagen als früher, da Partnerbeziehungen sich auch in diesen Gruppen unabhängig vom Zivilstand eher verwirklichen lassen als zu früheren Zeiten. Zudem ist der Zivilstand nur ein sehr grober Maßstab, der über Vereinsamung und Isolierung nur bedingt etwas auszusagen vermag.

Als auslösende Motive bzw. Hintergründe von Suizidhandlungen bei Betagten sind verschiedene Gesichtspunkte zu berücksichtigen. Einerseits werden immer wieder chronisch unheilbare und sich häufende Krankheiten genannt, körperliche und geistige Veränderungen sowie Isolation und Vereinsamung [379]. Wesentlich ist wohl das Zusammenspiel mehrerer Faktoren, die z. B. dem somatischen, dem psychischen und dem sozialen Bereich zugehören. Eine besondere Gefährdung liegt vor, wenn zu einer Erkrankung ein Kontaktverlust hinzukommt, sei es, daß sich die Umwelt vom Kranken zurückzieht und ihm das Gefühl vermittelt, überflüssig zu sein, oder sei es durch Verlust einer nahen Bezugsperson, z. B. des Partners oder der Partnerin. Von manchen Autoren wird die Einsamkeit als Hauptbelastungsmoment alter suizidaler Menschen genannt. Ein Jahr nach der Verwitwung ist die Suizidrate 2,5mal so hoch wie 4 Jahre später [379]. Zudem zählt der Betagte in unserer leistungsorientierten Gesellschaft nur wenig, er fühlt sich oft zu Recht auf dem „Abstellgeleise", wähnt sich nichts mehr wert und überflüssig. Der Wandel von der Großfamilie zur Kleinfamilie hat diese Tendenzen gefördert. Der Mensch im höheren Lebensalter kann seine Funktion in der Großfamilie als Großvater oder Großmutter, deren Bedeutung nicht unterschätzt werden darf, nicht mehr ausführen. Er ist unnütz geworden, da ihm keine sinnvollen Funktionen mehr gewährt werden. Allerdings ist diese Entwicklung nicht bei allen Kulturen und Gesellschaften festzustellen. Sie gilt vor allem für Europa und die USA, nicht aber z. B. für gewisse afrikanische oder südpazifische Gesellschaftsformen, in welchen man den Alten auf Grund ihrer Lebensjahre noch Respekt entgegenbringt und diese ganz bestimmte soziale Aufgaben zu übernehmen haben, d. h. die Alten sind vollständig in die Gemeinschaft integriert [473, S. 257]. Dem gegenüber werden in den westlichen Kulturstaaten Altersheime gebaut, in welchen die Betagten, besonders wenn sie nicht von Angehörigen moralisch unterstützt werden, ein oft freudloses Dasein führen. Es erstaunt deshalb nicht, daß die meisten Menschen, welche in die Jahre kommen, sich vor diesen Institutionen fürchten bzw. sie ablehnen und nicht ihre alten Tage in einem entsprechenden Heim beenden wollen. Diese Erfahrung haben wir mit den verschiedensten Patienten, Angehörigen von Patienten und mit deren Freunden im Laufe der Jahre machen können: Kaum jemand hat sich positiv ausgesprochen im Hinblick auf einen bevorstehenden Altersheimeintritt. Oft wird in gewissen Heimen den Bedürfnissen der Betagten nicht genügend Rechnung getragen und ihre noch vorhandene Selbständigkeit zuwenig gefördert. Sie werden häufig im wahrsten Sinne des Wortes abgespeist, versorgt und „verwaltet". Das innere Ausmaß von Isolation und Einsamkeit läßt sich kaum ermessen: Auch regelmäßig stattfindende Pflichtbesuche von Kindern, die ihren Vater oder ihre Mutter im Altersheim besuchen, sagen über die Qualität der Beziehungen oder über das Isolationsgefühl des Besuchten nichts aus.

Zu Recht hat sich in neuester Zeit die Erkenntnis durchgesetzt, daß ein Altersheim ohne eine zugehörige Pflegeabteilung unbefriedigend ist und für sehr viele Betagte neue Probleme schafft: Wird ein Betagter längere Zeit bettlägerig oder ernstlich krank, kann er nicht in der ihm gewohnten Umgebung verbleiben, sondern er muß in ein Spital oder Pflegeheim außerhalb seines Horizontes und Wirkungskreises verbracht werden, so daß er zusätzlich mit einer Entwurzelungsproblematik konfrontiert wird.

Zwistigkeiten oder fehlende Übereinstimmung mit Kindern und Großkindern leisten dem Gefühl des Alleinseins Vorschub. Obschon der eigene Tod auch vom Betagten verdrängt werden kann, wird er häufiger an seine Endlichkeit gemahnt: Todesanzeigen von Gleichaltrigen und Begräbnisse ehemaliger Freunde erinnern an das eigene Ende. Eine „zunehmende Bezogenheit des Denkens auf sich selbst, damit eine Minderung der Chance, neue Kontakte zu knüpfen, also eine Verschärfung des Erlebens von Einsamkeit", [63] können eine Suizidhandlung begünstigen.

Auch chronische körperliche Beschwerden können Anlaß zur Suizidhandlung werden [63]. Braun [74] schreibt: „Der älterwerdende Mensch fühlt sich schließlich überflüssig und meint, anderen zur Last zu fallen, so daß depressive Verstimmung und suizidale Impulse fast zwangsläufig auftreten." Charatan [93] faßt die Problematik der Suizide bei Betagten in folgendem Satz zusammen: „Nur der Mensch setzt seinem Leben ein Ende, der gezwungen wurde, alle Hoffnung auf Liebe aufzugeben."

Der Suizid Stefan Zweigs

Die Selbsttötung Stefan Zweigs stellt für unser Kapitel insofern kein typisches Beispiel dar, als er nicht den Betagten zugerechnet werden kann. Allerdings stand Zweig an der Schwelle des Alters, er fürchtete sich vor dem Altwerden mit allen Konsequenzen für sein persönliches Leben.

Als Kind soll Zweig Anfälle von Eigenwillen gezeigt haben, die seine Umgebung oft erstaunen. Der unbändige Freiheitsdrang dürfte mit den zahlreichen Verboten in der Kindheit im Zusammenhang stehen. Stefans Mutter wird als eigenwillige und dominierende Frau geschildert, als lebhafte, vitale und beharrliche Natur, die ihren Willen durchzusetzen verstand. Stefans Vater soll eine ausgeglichene, würdevolle, gemessene Figur gewesen sein. Die Rolle des „Prinzgemahls" war ihm gemäßer. Zweig war ein pazifistisch eingestellter Humanist, der, zumindest in jungen Jahren, an den Fortschritt des Menschen, an die Überwindung von Kriegen glaubte. Er wurde 1881 in Wien geboren und entstammte einer jüdischen Kaufmannsfamilie, die sehr vermögend war. Er studierte Philosophie und begann schon früh Gedichte und Novellen zu schreiben. Sein umfangreiches Werk wurde in etwa 40 Sprachen übersetzt [167]. 1939 ließ er sich von seiner ersten Frau scheiden und heiratete seine Privatsekretärin, mit welcher er nach Brasilien emigrierte. 1942 schied er, zusammen mit seiner Frau, aus dem Leben.

Zumindest seit dem 1. Weltkrieg sind bei Zweig Depressionen bekannt, die periodisch wiederkehrten. Zweimal soll Stefan seine erste Frau Frederike aufgefordert haben, mit ihm zusammen in den Tod zu gehen. Sie habe ihm versichert, daß sie zwar bereit sei, mit ihm bis ans Ende der Welt zu gehen, dort aber ihre Gefolgschaft enden werde [460]. Schon im mittleren Lebensalter macht sich Zweig Sorgen um seine gesundheitliche Zukunft. Er hatte befürchtet, früh sterben zu müssen. Seinen 50. Geburtstag feierte Zweig mit seinem Freund Carl Zuckmayer, dem gegenüber er äußerte: „Eigentlich hätte man jetzt genug vom Leben. Was noch kommen kann, ist doch nichts als Abstieg" [519]. 1939 schreibt Stefan Zweig an Felix Braun: „Mich hat das Schicksal mit einem unbestechlichen Auge, einem harten Auge und einem weichen Herzen geschlagen – diese Mischung ist entsetzlich, lieber Freund" [522, S. 322].

Stern [460], der sich intensiv mit dem Suizid Zweigs befaßt hat, kommt zu dem Schluß, daß ... „im psychiatrischen Vokabular sozusagen ein Mischzustand von endogener und exogener Depression" vorlag. Daß sich Zweig in seinen letzten Jahren zeitweise für arm hielt, obschon in Wirklichkeit sehr begütert, darf wohl als depressive Wahnidee interpretiert werden.

Abschließend sei eines seiner letzten Gedichte erwähnt, das er kurz vor seinem Tod verfaßt hat: „Der 60jährige dankt". Dieses bemerkenswerte Gedicht bringt zwar weder Verzweiflung noch Hoffnungslosigkeit zum Ausdruck, es zeigt aber deutlich, daß Zweig das Leben, sein eigenes Leben, mit 60 Jahren für beendet hält. Die Abgeklärtheit, die hier zum Ausdruck kommt, wirkt fast unheimlich und erinnert an die „Stille vor dem Sturm", die bei Suizidalen vor ihrem letzten Akt angetroffen werden kann.

Der 60jährige dankt

Linder schwebt der Stunden Reigen
über schon ergrautem Haar,
denn erst an des Bechers Neige(n)
wird der Grund, der goldene, klar.

Vorgefühl des nahen Nachtens
es verstört nicht – es entschwert!
Reine Lust des Weltbetrachtens
kennt nur, wer nichts mehr begehrt,

nicht mehr fragt, was er erreichte,
nicht mehr klagt, was er gemißt
und dem Altern nur der leichte
Anfang seines Abschieds ist.

Niemals glänzt der Ausblick freier
als im Glast des Scheidelichts,
nie liebt man das Leben treuer
als im Schatten des Verzichts. [171]

Chronischer Suizid

Unter chronischem Suizid wird ein selbstschädigendes Verhalten verstanden, das sich meist über Jahre erstreckt und nicht unmittelbar zum Tod zu führen braucht. Verschiedene Krankheiten, die mit einer deutlich verkürzten Lebenserwartung einhergehen und/oder ein stark erhöhtes Suizidrisiko in sich bergen, können als „chronische Suizide" bezeichnet werden. Als Beispiel für den chronischen Suizid sollen

1) die Anorexia nervosa,
2) die Drogenabhängigkeit, unter besonderer Berücksichtigung des Alkoholismus,

herausgegriffen und besprochen werden.

Anorexia nervosa

Mit der Gefahr und den möglichen Folgen der Essensverweigerung sind wir schon als Kind in Berührung gekommen: Hoffman, der übrigens Psychiater war, hat uns in der Mitte des letzten Jahrhunderts in seinem „Struwwelpeter" den rundlichen, wohlgenährten Suppenkaspar vor Augen geführt, der seine tägliche Suppe, Symbol für die Nahrung schlechthin, von einem Tag auf den andern verweigert und nach kurzer Zeit so abmagert, daß er am 5. Tag zu Tode kommt. Von der Motivation des Suppenkaspars wird nichts berichtet. Auch wenn die Realität und die Psychodynamik bei Anorexiepatientinnen wesentlich komplizierter verlaufen, ähnelt das im „Struwwelpeter" bezeichnete Bild durchaus der zu betrachtenden Problematik, obschon der vorzeitige Tod glücklicherweise nicht so unabwendbar, so schnell und zwangsläufig eintritt, wie in diesem weltbekannten Bilderbuch.

Die Anorexia nervosa oder mentalis, die sog. Pubertätsmagersucht, wurde schon vor knapp 300 Jahren als eigenständiges Krankheitsbild von Morton beschrieben. Für die Diagnose charakteristisch ist eine extreme Gewichtsabnahme, eine sekundäre Amenorrhoe und meist eine leichte oder schwere Obstipation. Die Gewichtsabnahme kommt einerseits durch Nahrungsverweigerung bzw. Einschränkung der Kalorienzahl zustande, andererseits durch Erbrechen, welches oft heimlich erfolgt. Zusätzlich kann die Gewichtsabnahme durch Einnahme von Laxanzien oder Diuretika unterstützt werden. Die sekundäre Amenorrhoe kann schon in einem frühen Stadium einsetzen, nicht selten schon vor der eigentlichen Abmagerungsphase. Oft besteht eine hypochondrische Fixierung an die Darmentleerung [324]. Weitere Symptome, die häufig angetroffen werden, sind motorische Überaktivität, Pseudobetriebsamkeit und fehlendes oder mangelndes Krankheitsbewußtsein.

Nicht zu vergessen sind die depressiven Symptome, die in den meisten Fällen von Anorexia nervosa festzustellen sind [430]. Die Sexualität wird oft verdrängt; eine Kontrolle der gesamten Triebsphäre wird angestrebt, besonders im oralen Bereich.

Die Anorexia ist keine Krankheit, die schicksalsmäßig hereinbricht und ein Mädchen befällt, denn das Mädchen ist immer auch eine „aktive Teilnehmerin am Krankheitsprozeß" [75, S. 40]. Die Pubertätsmagersucht kann nicht als Neurose im herkömmlichen Sinne aufgefaßt werden, sondern sie ist eine psychosomatische Erkrankung par excellence. Sie wurde auch „monosymptomatische Psychose" genannt [280], wegen der im Vordergrund stehenden dominierenden Vorstellung, „der eigene Körper müsse durch Zurückweisung aller oraler Strebungen vernichtet werden" [280, S. 58]. Die Anorexia nervosa wurde auch als eine „chronische Form des Selbstmordes" bezeichnet [280, S. 58]. Vielleicht ist es die permanente Grenzsituation, die dazu führt, daß die betreffenden Mädchen zumeist keine direkte Suizidhandlung unternehmen oder sich gar suizidieren. Suizidhandlungen, welche zum Tod führen, sollen bei Anorektikerinnen selten vorkommen. Selvini Pallazoli [443, S. 101] konmt aufgrund ihrer Behandlungserfahrungen mit solchen Patientinnen zu dem Schluß, „daß keine von ihnen jemals den bewußten Wunsch nach Auslöschung durch Selbstmord hatte ... Magersüchtige beenden ihr Leben niemals absichtlich durch konkrete Maßnahmen." Sie nehmen zwar ihren möglichen Tod als Unfall in Kauf, jedoch nicht als etwas, das sie selbst verursacht haben [280, S. 103].

Anorektische Mädchen scheinen die Vorstellung von schlank, mager und unabhängig vom Essen, mit geistig oder ätherisch gleichzusetzen. Der Einwand, ihr Leiden könne zum Tod führen, beeindruckt sie meistens nicht. Die Askese, der „Triumph des Geistes über den eigenen Körper" kann als besonders „lustvoll gefärbte Autonomie der eigenen Persönlichkeit erlebt" werden [432]. Oft sind die Patientinnen überdurchschnittlich intelligent, ehrgeizig und leistungsbewußt. Differentialdiagnostisch sind endokrinologische Erkrankungen der Hypophyse, Nebennierenrinde und Schilddrüse auszuschließen sowie auch Hirntumoren. Bei der psychiatrischen Differentialdiagnose müssen Schizophrenie, Depressionen und schwere Neuroseformen berücksichtigt werden. Auch die Nahrungsverweigerung aus ideologischen Gründen oder auf Grund von psychotischen Ängsten muß ins Auge gefaßt werden.

Die epidemiologische Inzidenz beträgt 0,1-0,6 pro 100000 Einwohner [432]. Dies erscheint sehr wenig, berücksichtigt man aber die Risikopopulation für weibliche Jugendliche im Alter von 15-25 Jahren, so sind es 15-75 Erkrankungen pro 100000 Einwohner [324, 432]. Die Anorexia nervosa ist in allen zivilisierten Ländern bekannt und beschrieben worden. Die Erstmanifestation der Erkrankung erfolgt in den allermeisten Fällen zwischen dem 10. und 25. Lebensjahr, mit einem Häufigkeitsgipfel um das 13.-14. Lebensjahr [432]. So haben z. B. Willi u. Grossman [506] für den Kanton Zürich eine Zuwachsrate von 0,38 pro 100000 Einwohner (in den Jahren 1956-1958) auf 1,12 pro 100000 Einwohner (für die Jahre 1973-1975) festgestellt. Die Erkrankung ist bei männlichen Jugendlichen wesentlich seltener: es sind ca. 7% gegenüber 93% bei Frauen [264].

Mehrere Faktoren müssen für das Zustandekommen einer Anorexia nervosa verantwortlich gemacht werden, z. B. das Eßverhalten in der Familie, die Einstellung zur Nahrung in der Umgebung der Patientin, entsprechende Lernprozesse, Selbstbestrafungstendenzen, Vorbilder, Ablehnung der eigenen Geschlechtsrolle und emotionale Mangelerfahrungen, die zu einer ungenügenden Selbstidentität und zum Ausbruch des Krankheitsbildes führen können. Hilde Bruch hält übertriebene Unterwürfigkeit, abnorme Rücksichtnahme und Mangel an Selbstsicherheit bei Magersüchtigen als charakteristisch. „Da es ihnen an Bewußtsein für Autonomie fehlt, haben sie

Schwierigkeiten damit, sich eigene Urteile und Meinungen zu bilden" [75, S. 64]. Die Eltern erkennen meist nicht, welche rigide Kontrolle sie über ihr Kind ausgeübt haben bzw. ausüben und ihre Unfähigkeit, diese Kontrolle aufzugeben, gehört zum aufrechterhaltenden Interaktionsmuster der Krankheit [75, S. 56].

Die Anorexia nervosa ist nicht einfach eine Krankheit, die sich auf das Gewicht und den Appetit reduzieren läßt, sondern das wichtige Problem „besteht vielmehr in inneren Zweifeln und einem Mangel an Selbstvertrauen" [75, S. 115]. Trotzdem kann die Nahrungsverweigerung extreme Formen annehmen: Hilde Bruch [75, S. 22] berichtet von einer Patientin, die geäußert hat: „Ich würde nicht einmal eine Briefmarke ablecken, denn man weiß ja nie, wieviel Kalorien man dabei runterschluckt." Psychoanalytisch wird die Anorexia nervosa als „Abwehr in Form einer Regression sowie einer Verschiebung der pubertär-genital-sexuellen Triebimpulse mit einer Rückverlagerung in den oralen Bereich" verstanden [432]. Nach Schütze [432] handelt es sich bei der Anorexia nervosa „um den Ausdruck eines unlösbaren emanzipatorischen Konfliktes in der Adoleszenz, auf der Basis einer unzureichenden kindlichen Emanzipation infolge einer ungenügenden emanzipatorischen Reife der Eltern. Die Eltern – speziell die Mütter – benötigen das Kind zur Stabilisierung ihrer eigenen Rollendefinition als bestimmende Mutter über das noch bestimmbare und damit abhängige Kind. Reifere, partnerschaftlich gleichberechtigte Beziehungen zueinander gelingen in diesen Familien kaum."

Battegay [37] schildert diese Patientinnen als emotional hungrig [37, S. 21]: „Doch gewinnen offenbar die Anorexia-nervosa-Patientinnen, in einem Lernprozeß, einen Gefallen am Existieren in dieser gefahrvollen Situation, dieser Grenzsituation zwischen Leben und Tod, und sie können so kaum mehr aus ihrer Magersucht herauskommen. Unwiderstehlich und ‚unersättlich' wird ihr Bedürfnis, alles zu tun und sich mehr dafür einzusetzen, um auf der einen Seite, scheinbar omnipotent, unabhängig von der Nahrungszufuhr zu werden, auf der anderen Seite aber drastisch die Hungerkrankheit zu manifestieren ... Die Magersucht ist ein ‚Denkmal' des zur Sucht gewordenen Hungers." Die Omnipotenzgefühle, der mehr oder weniger unbewußte Wunsch, von der Körperhaftigkeit frei zu sein, unabhängig von der eigenen Leiblichkeit leben zu können, kann als ein Autonomiebestreben betrachtet werden, das eigene Leben anders als die andern zu meistern und in den Griff zu bekommen. Der sekundäre Krankheitsgewinn ist nicht zu unterschätzen, erwecken diese Kranken doch Mitleid, Bedauern und Zuwendung in ihrer Umgebung.

Der Anorexia nervosa haftet etwas Exhibitionistisches an, das zwar von den meisten Patientinnen nicht ohne weiteres zugegeben wird. Andererseits räumen viele Anorektikerinnen während der Therapie ein, daß das extreme Fasten eine Möglichkeit darstellt, Aufmerksamkeit auf sich zu lenken, die sie schmerzlich vermißt haben. Auch befürchten z. B. manche, wenn sie essen bzw. zunehmen würden, die Liebe der Mutter zu verlieren [75, S. 22].

Eine 35jährige Kranke, die seit 20 Jahren an einer therapieresistenten Anorexie litt und mit einem Herzstillstand nach Reanimation in ein Spital eingewiesen wurde, wog bei einer durchschnittlichen Größe 24 kg und mußte mit hochkalorischen Infusionen ernährt werden. Kurze Zeit später war sie wieder mobil und bewegte sich im ganzen Spital mit dem rollenden Infusionsständer, angetan mit einem schwarzen, bodenlangen Mantel, so daß sie jedermann auffallen mußte. Sie schien einerseits die Umgebung anzuklagen mit ihrem Erscheinen, andererseits schien sie ihr auch zeigen zu wollen, wie sehr sie zu leiden hatte [37]. Allen ärztlichen Prognosen zum Trotz fristet die Patientin heute ein bescheidenes, aber in ihrer Art eigenwilliges „autonomes" Dasein, mit einem Durchschnittsgewicht von 28–30 kg. Bar jeder beruflichen Verpflichtung bezieht sie längst eine Invalidenrente und lebt eine „vita minima".

Tiefenpsychologisch bedeutet das Essen, gefüttert werden durch die Mutter bzw. eine Abhängigkeit von der Mutter. Durch eine frühe Störung der Mutter-Kind-Beziehung kann das Essen die Bedeutung eines bösen Objektes (Mutter) bekommen, „dessen Inkorporation tiefe Zerstörungsängste auslöst und daher gemieden werden muß" [324]. Bei den Anorektikerinnen finden sich oft auch schwere Störungen im Körperschema. Der Streit, der täglich am Familientisch mit den Eltern ausgetragen wird, schützt vor der drohenden Isolation und scheint eine Kontaktarmut zu kompensieren [430]. Durch das Eßverhalten wird der Kernkonflikt, die Probleme der Identitätsfindung und Verselbständigung auf eine Auseinandersetzung mit den Eltern verlagert. Es geht nicht mehr um die innere Unabhängigkeit, sondern um das Körpergewicht [430].

Auslösende Ereignisse für die Krankheit sind nicht selten Neckereien oder Ausgelachtwerden bei prämorbid „fülligen Mädchen mit Pubertätsspeck" [324]. Nicht selten geht ein Erlebnis im erotisch-sexuellen Bereich voraus, wobei das Erlebnis sehr weit gefaßt werden muß, wobei es sich auch um entsprechende Phantasien, etwa anhand, eines Filmes, handeln kann. Prämorbid sind die Patientinnen oft überangepaßte Kinder, welche die ehrgeizigen Erziehungsideale ihrer Eltern zu verwirklichen suchen. Gepaart mit einer überdurchschnittlichen Intelligenz sind es nicht selten ausgesprochene Musterkinder.

Zur Prognose ist zu bemerken, daß die vitale Gefährdung das niedrige Körpergewicht darstellt bzw. Kachexie, Hypokaliämie, Kreislaufinsuffizienz und Infekte. Die Mortalität wird mit 5–10% bzw. 5–15% angegeben [324, 430]. Will man die Langzeitprognose in Zahlen erfassen, so dürften die folgenden Angaben am ehesten zutreffen: etwa 30% chronifizieren, 30% bessern sich unter Behandlung, 30% bessern sich spontan und etwa 10% sterben oder werden psychotisch [324].

Auf die Therapie kann in diesem Rahmen nicht näher eingegangen werden. Es sei lediglich erwähnt, daß das Gewicht meist darüber entscheidet, ob eine Patientin zu hospitalisieren sei oder nicht. Bei einem Gewicht von 40 kg, welches fallende Tendenz hat (bei einer durchschnittlichen Körpergröße), darf eine Hospitalisation als indiziert gelten. In diesem Fall ist eine psychiatrische Klinik einer somatischen vorzuziehen, da das Personal i. allg. besser geschult ist für diese Art Kranke. Diätetische Maßnahmen sind unumgänglich, doch wird, wenn immer möglich auf hochkalorische Infusionsbehandlungen und Magensondierung verzichtet. Besonders die Magensondierung ist bei den Patientinnen unbeliebt: sie dürfte in der Phantasie mit Vergewaltigung assoziiert werden. Da die Anorektikerinnen häufig sehr betriebsam, unruhig oder überaktiv sind, ist eine initiale Bettruhe erwünscht. Diese wird meist mit Neuroleptika bewerkstelligt. Antidepressiva sind bei der nicht seltenen depressiven Verstimmung indiziert [294]. Verschiedene Autoren berichten von der Anwendung von Lithiumpräparaten [28, 294, 453], von denen schon lange bekannt ist, daß sie eine Appetit- bzw. Gewichtssteigerung bewirken. Der Psychotherapie kommt große Bedeutung zu, nicht nur im Spital, sondern auch im ambulanten Bereich. Die verschiedensten Arten und Möglichkeiten der Psychotherapieformen im Zusammenhang mit Anorexia nervosa haben in der Literatur Eingang gefunden. Am wesentlichsten erscheinen die analytisch orientierte Gesprächstherapie, die Verhaltenstherapie und die Familientherapie. Bei letzterer werden die nächsten Angehörigen der Patientin, die im gleichen Haushalt lebenden Personen, in das therapeutische Geschehen einbezogen. Bestimmte Interaktionsmuster zwischen den beteiligten Familienmitgliedern haben sich zumeist seit Jahren eingespielt, sind festgefahren und bedürfen einer Auflockerung bzw. einer therapeutischen Intervention. Allerdings ist die Familientherapie besonders dann schwer oder nicht durchführbar, wenn Anorexiekranke nicht mehr bei ihren Eltern wohnen bzw. nur noch lockere Beziehungen zu ihnen unterhalten [100].

Drogenabhängigkeit

Psychoanalytische Erkenntnisse lehren uns seit Jahrzehnten, daß Süchtige jeglicher Art oral gestört, d. h. in diesem Bereich fixiert sind und eine orale Anspruchshaltung einnehmen. Solche Menschen sind durch mangelnde emotionale Zuwendung oder Entbehrung von Gefühlswärme oder seltener auch durch ein Übermaß an gefühlsmäßiger Stimulation in der Entwicklung ihres Selbst beeinträchtigt worden. Sie suchen daher später ein Objekt, das zur Verstärkung ihrer selbst beitragen könnte. Bei Süchtigen ist das Bedürfnis nach „Einverleibung von Objekten" unersättlich. Das süchtige Verhalten ist Ausdruck eines narzißtischen Selbstheilungsversuches [35]. Der unersättliche „Hunger" von Süchtigen ist Ausdruck innerer Leere des Zwiespaltes zwischen Wollen und Können, zwischen Illusion und Wirklichkeit, zwischen Schein und Sein, zwischen Lustprinzip und Realitätsprinzip [37].

Suchtkranke und Menschen, die eine Suizidhandlung unternehmen, weisen gemeinsame Züge auf: Häufig sind es Personen mit einer narzißtischen Fehlentwicklung und einer depressiven Persönlichkeitsstruktur [135]. Kohut [252] hat den Begriff des „grandiosen Selbst" eingeführt, mit welchem er eine narzißtische Variante des Selbst beschreibt. Durch eine Störung des Selbst kommt es zu einer erhöhten narzißtischen Verwundbarkeit. Der Betreffende fühlt sich zwischen entgegengesetzten Gefühlen hin- und hergerissen, zwischen dem Gefühl der Leere und Ohnmacht und dem Gefühl der narzißtischen Allmacht. Suizidale reagieren auf Kränkungen mit regressiven Mechanismen (Verleugnung, Idealisierung) und ziehen sich zurück auf ihr „grandioses Selbst" oder leiden an Minderwertigkeitsgefühlen. Diese narzißtische Störung ist deshalb von Bedeutung, weil solche Menschen, oft mit einem strengen Über-Ich ausgestattet, überhöhte Ideale haben, denen sie nachleben wollen, was ihnen aber nicht gelingt. Es kann zu schweren Schuldgefühlen kommen, die zu einer affektiven Einengung führen können. Auch werden aggressive Impulse unterdrückt, und in der Folge kann es zu einer Aggressionsumkehr kommen, wie es im präsuizidalen Syndrom beschrieben wird.

Menninger [295] erwähnte schon 1938, daß die Sucht, insbesondere der Alkoholismus, ein protrahierter Suizid sei. Süchtige und Suizidale lehnen ihre Existenz im Grunde genommen ab. Die Sucht ist ein selbstzerstörerischer Prozeß, der in Gang gesetzt wird, um – nach Menninger – eine bedeutsamere Art der Selbstzerstörung wie z. B. Suizid oder kriminelles Verhalten zu vermeiden. Sucht- und Suizidhandlungen sind „eng ineinander verschränkte Verhaltensweisen, die beide autodestruktiv verlaufen" [135]. Schmidtobreick [428] referiert, daß die Suizidhäufigkeit bei Suchtkranken 22mal höher liegt als bei der vergleichbaren Altersgruppe der Durchschnittsbevölkerung. Das „Schwergewicht der Altersverteilung" für den Suizidversuch ist zwischen dem 17. und 36. Lebensjahr anzusetzen.

Bevor der verzweifelte, hoffnungslose Mensch seinem Leben ein Ende bereitet, versucht er oft mit Hilfe von Drogen irgendwelcher Art, wenigstens subjektiv einen erträglicheren Weg zu finden [33]. Sowohl Sucht als auch Depression stellen das Leben zutiefst in Frage. Bei beiden Befindlichkeiten werden autodestruktive Tendenzen dominant. Der suizidale Mensch erhofft sich im Tod nicht immer ein Ende des Daseins, sondern ein „Sein im Tode": „Der Süchtige strebt nicht nach der Zerstörung seines Wesens, sondern er sehnt sich im Grunde genommen nach dem Koma, in dem er lebend tot sein kann" [61].

Während bei Alkoholkranken Suizide meist klar festgestellt werden können, verhält sich dies bei Drogenabhängigen, z. B. Heroinabhängigen, anders. Überdosierungen von Heroin mit Todesfolge können aus Unwissenheit, aus Unbedachtheit oder in suizidaler Absicht erfolgen. Weitere Gründe für den Todeseintritt können organische oder drogentoxische Vorschädigungen sowie Unfälle (z. B. Zimmerbrände) sein [265]. Die Gefahr der letalen Überdosierung ist im Umstand zu suchen, daß der Käufer meist über die genaue Konzentration und Zusammensetzung des angebotenen Heroins nicht orientiert ist. Die Zahl der wirklichen Suizide ist nicht auszumachen, da manche Fixer sich den „goldenen Schuß" setzen: Dies bedeutet, daß ein Drogenabhängiger gewollt oder ungewollt eine tödliche Überdosis spritzt [425, S. 323]. Eine weitere Gefahr einer Heroinüberdosierung besteht dann, wenn die Droge längere Zeit, z. B. wegen eines Klinik- oder Gefängnisaufenthaltes, nicht verabreicht werden konnte und danach der Süchtige sich seine früher gewohnte Dosis zuführt, für welche er unterdessen seine Toleranz verloren hat [73, 188].

Die zweithäufigste Risikogruppe in bezug auf Suizidhandlungen stellen die Süchtigen (Abhängigen) dar. (Die häufigste Risikogruppe stellen die Depressiven, s. Kapitel „Risikogruppen", S. 52). Der entsprechende Anteil der Süchtigen an Suizidhandlungen beträgt nach Pohlmeier etwa 25% [369]. Nach Feuerlein [135] wird jeder zweite Suizidversuch in der Altersgruppe der 15- bis 65jährigen von einem Drogenabhängigen (inkl. Alkohol) begangen. Die Zahl der Suizidversuche unter Alkoholabhängigen variiert zwischen 13 und 76%. Etwa 6–21% der Alkoholiker enden durch Suizid. Suizid ist bei Alkoholikern die zweithäufigste Todesursache (die häufigste ist die Leberzirrhose) [134, 135].

Während 13 Monaten untersuchten wir [166] insgesamt 142 nichtausgewählte Patienten, die wegen eines Suizidversuchs ins Kantonsspital Basel eingewiesen worden waren. Etwa die Hälfte wurde auf der Notfallstation, die andere Hälfte auf einer Intensivstation oder einer Krankenstation des Kantonsspitals untersucht. Von den 142 untersuchten Patienten waren 101 Frauen und 41 Männer. Mit Ausnahme von 8 Patienten unternahmen alle ihren Suizidversuch unter Einfluß von Medikamenten oder Drogen:

Sprung ins Wasser	3 (2 Frauen und 1 Mann)
Strangulationsversuch	2 (1 Mann und 1 Frau)
Schnitte in die Handgelenksregion	2 (2 Männer)
Suizidversuch mit Kaninchentöter	1 (1 Mann)

Von diesen 8 Patienten waren 5 drogen- bzw. alkoholabhängig. Die restlichen 134 Patienten begingen ihren Suizidversuch mit Medikamenten oder Drogen, wobei bei

3 Personen Einnahme eines Giftes (Naphthalin, Herbizide und Haarfestiger) vorlag. Am auffallendsten an dieser Untersuchung war der hohe Anteil der Drogenabhängigen. Von den 142 Patienten waren 44 drogenabhängig, d. h. 31%. Nicht gezählt sind hierbei 4 Kranke (3 Frauen und 1 Mann), bei denen sicher ein Alkoholabusus bzw. ein Verdacht auf Alkoholismus bestand. Der Anteil der Alkoholkranken betrug 17 (11 Männer und 6 Frauen), derjenige der Toxi- bzw. Polytoxikomanen 27 (8 Männer und 19 Frauen) [166]. Das Verhältnis der männlichen zu den weiblichen Alkoholkranken beträgt 1,8:1. Dieses Verhältnis bestätigt die in den letzten Jahren gemeldete Tendenz der Zunahme des Alkoholismus bei Frauen. Das entsprechende Verhältnis wurde früher je nach Untersuchungsjahr mit 7:1 bzw. 3:1 angegeben [34].

Das folgende Beispiel soll zeigen, wie schwierig sich eine ambulante Therapie gestalten kann, besonders wenn ein Alkoholismus vorliegt, der schon weit fortgeschritten ist:

Eine 35jährige Frau, deren Vater schon unter Aethylismus chronicus gelitten hatte, konsultierte uns in der Praxis wegen ihres Alkoholismus, der bereits einmal eine Ösophagusvarizenblutung zur Folge gehabt hatte. Schon in der ersten Minute des Gesprächs wurde deutlich, daß die Patientin außerordentlich leicht kränkbar ist, daß sie sich sofort verletzt fühlt und den erlittenen Kränkungen hilflos gegenüber steht. Nachdem sie bereits in verschiedenen psychiatrischen Kliniken ohne dauerhaften Erfolg behandelt wurde, lehnte sie einen längerdauernden Aufenthalt in einer Suchtklinik ab mit dem Hinweis auf ihre Familie, die sie nicht glaubte im Stich lassen zu können (die beiden Töchter waren bereits schulpflichtig). Die Patientin, die an starken Minderwertigkeitsgefühlen litt – wohl nicht zuletzt im Zusammenhang mit einer körperlichen Mißbildung, die zwar nicht entstellend, aber gut sichtbar war –, fühlte sich beim geringsten Anlaß zurückgestoßen. Dadurch wurde sie hilflos depressiv und litt an einer narzißtischen Leere, welche sie mit Wein und Bier zu kompensieren versuchte. Nach dem Alkoholgenuß verachtete sie sich selbst und war enttäuscht darüber, daß sie es wieder nicht fertigbrachte, vom Alkohol loszukommen. Nach zwei Besprechungen mußte der Patientin stationär sie notfallmäßig auf, nachdem sie sich im Alkoholrausch Schnitte in die linke Vorderarmregion beigebracht hatte. Dieser Suizidversuch stand auch im Zusammenhang mit einer bevorstehenden Klinikeinweisung, welche sie umgehen wollte. Der nachfolgende Klinikaufenthalt brachte wiederum keinen Erfolg. Die weiteren ambulanten Bemühungen in den folgenden 2 Jahren scheiterten nicht zuletzt an der Unmöglichkeit, eine regelmäßige Therapie durchzuführen, da die Patientin Termine unter irgendeinem Vorwand immer wieder kurzfristig absagt. Zudem hegt sie gegen die verschiedensten Verwandten und Bekannten Schuldgefühle, so auch gegen den Therapeuten, daß sie ihm z. B. seine Zeit „wegstiehlt".

An der psychiatrischen Universitätsklinik Basel (PUK) wurden 213 Alkoholiker (177 = 83,1% Männer, 36 = 16,9% Frauen) und 58 Toxikomane (15 = 25,9% Männer, 43 = 74,1% Frauen) untersucht, die in den Jahren 1963 bzw. 1959 in der PUK hospitalisiert waren [33]. Erfaßt wurden Suizidhandlungen bei den erwähnten Patienten in der Vorgeschichte und katamnestisch 2–5 Jahre nach dem Klinikaufenthalt. 44 (20,7%) der Alkoholkranken haben Suizidhandlungen ausgeführt. Der Anteil der Toxikomanen, die einen Suizidversuch oder einen Suizid begangen hatten, war bedeutend höher. 29 (50%) der 58 Patienten wiesen in der Vorgeschichte Suizidhandlungen auf. Toxikomane versuchen wesentlich häufiger als Alkoholiker, sich dem Leben durch Suizidhandlungen zu entziehen [243]. Dafür ist der Wunsch bei den Alkoholikern, aus der Welt zu scheiden, meist ernsthafter, der Anteil der begangenen Suizide ist bei ihnen wesentlich höher. Diese Aussage muß insofern relativiert werden, als der Anteil der männlichen Kranken unter den Alkoholikern wesentlich größer als bei den Medikamentenabhängigen ist [33].

Von den 203 (65 Männer und 138 Frauen) untersuchten Patienten, die 1983 wegen eines Suizidversuchs im Kantonsspital Basel untersucht wurden, waren 41 (20,2%)

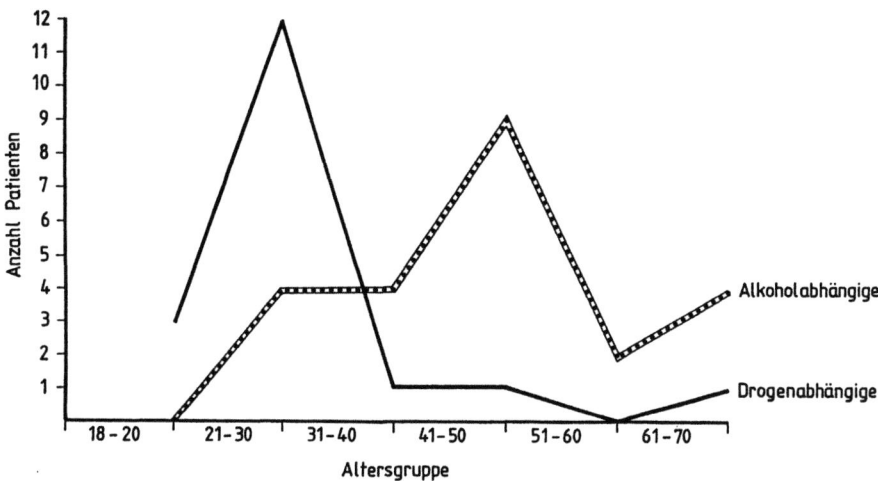

Abb. 5. Suizidversuche bei alkohol- und drogenabhängigen Patienten im Jahre 1983 (Psychiatrische Universitätspoliklinik, Kantonsspital Basel)

(20 Männer = 30,8% und 21 Frauen = 15,2%) drogenabhängig [42]. Die Diagnose Drogenabhängigkeit beinhaltet Alkoholismus sowie Drogenabhängigkeit im engeren Sinne, im speziellen Heroinabhängigkeit und Polytoxikomanie. Die Zahl der Toxikomanen, die einen oder mehrere Suizidversuche in der Anamnese aufwiesen, betrug 20 (von 41). Wir haben die Drogenabhängigen in 2 Gruppen eingeteilt: die eine Gruppe war alkoholabhängig, die andere setzte sich aus den Drogenabhängigen im engeren Sinne zusammen. Die Alkoholgruppe bestand aus 23 Patienten (12 Männer und 11 Frauen), die Drogengruppe bestand aus 18 Patienten (8 Männer und 10 Frauen). Von dieser zweiten Gruppe waren 12 heroinabhängig, 3 polytoxikoman, 1 haschischabhängig, 1 tranquilizerabhängig und 1 abhängig von anderen Drogen.

Das Alter, in dem der Suizidversuch durchgeführt wurde, unterscheidet sich in den beiden Gruppen erheblich (Abb. 5). Das Durchschnittsalter in der Alkoholikergruppe betrug 44,1 Jahre, in der Drogenabhängigengruppe dagegen 27,7 Jahre. Der Unterschied ist statistisch signifikant ($p < 0,05$). Die meisten alkoholabhängigen Patienten unternahmen ihren Suizidversuch in der dritten, vierten und fünften Dekade, während die Suizidversuche der anderen drogenabhängigen Patienten vor allem bis zum 30. Lebensjahr erfolgt sind. Nur ein heroinabhängiger Mann war über 30 Jahre alt (33jährig). Die drogenabhängige Frau in der Altersgruppe 41–50 Jahre litt an einer Polytoxikomanie, die eine in der Altersgruppe 61–70 Jahre war von einem Medikament abhängig [42].

Battegay [33] zeigte anhand der zuvor erwähnten Studie, welche in der Basler Psychiatrischen Universitätsklinik durchgeführt wurde und die 58 Drogenabhängige und 213 Alkoholabhängige umfaßte, daß das Maximum der Suizidversuche (größte Häufigkeit) in der Altersgruppe der 31- bis 40jährigen zu verzeichnen war, während in der Literatur z. T. die größte Häufigkeit in der Altersgruppe der 20- bis 30jährigen bei einem unausgewählten Kollektiv von Patienten zu verzeichnen ist [110]. Bei unseren Patienten von 1983 fanden wir ein Maximum von Suizidversuchen in der Altersgruppe der 21- bis 30jährigen in der Gruppe der Toxikomanen (hauptsächlich Heroinabhängige). In der Gruppe der alkoholabhängigen Patienten jedoch geschahen die meisten Suizidversuche wesentlich später, am häufigsten in der 5. Dekade. Es muß allerdings berücksichtigt werden, daß Heroinabhängige in den 60er Jahren selten waren und daß sich die Zusammensetzung der Toxikomanen in den letzten 20 Jahren wesentlich verändert hat [243].

Fokaler Suizid

Der Begriff des fokalen Suizids geht auf Menninger [296] zurück, der darunter eine selbstzerstörerische Aktivität verstand, welche auf den Körper – i. allg. auf einen begrenzten Teil des Körpers – konzentriert ist. Zu dieser lokalisierten Selbstzerstörung rechnete er z. B. die Selbstverstümmelungen, multiple Operationen (Polychirurgie u. a. Im folgenden werden wir uns mit analogen Problemen zu beschäftigen haben, die sich heute z. T. in einem etwas anderen Licht präsentieren und die teilweise anders benannt werden. Die ursprüngliche Fassung des Standardwerkes von Menninger „Man against himself" liegt bereits 50 Jahre zurück. So war z. B. das heute als Münchhausen-Syndrom bekannte Krankheitsbild damals noch nicht unter diesem Namen bekannt. Es überschneidet sich teilweise mit dem, was Menninger multiple Operationen bzw. Polychirurgie genannt hat. Auch die Selbstverstümmelungen kommen heute zwar noch vor, haben aber nicht mehr dieselbe Bedeutung wie z. B. in Kriegszeiten. Selbstverstümmelungen werden heute ab und zu bei psychotisch Kranken und bei Oligophrenen gesehen. Es ist z. B. bekannt, daß Knaben, die an einem Lesch-Nyhan-Syndrom leiden, sich Teile eines Fingers abbeißen. Ähnliches kommt auch beim X-chromosomal vererbten Schwachsinn vor (fragiles X-Syndrom) [78, 129].

Der Begriff des fokalen Suizides kann aber nicht nur auf Verstümmelungen im Sinne einer Amputation beschränkt bleiben, sondern ist auch anzuwenden auf Selbstschädigung durch Einnahme von z. B. Antikoagulanzien in nicht suizidaler Absicht [392]. Selbstschädigungen der Haut, die der Patient selbst vorgenommen hat und die er als spontan entstanden ausgibt, werden als Hautartefakte oder Dermatitis artefacta bezeichnet. Es sind schwere Formen der Selbstschädigungen gemeint, die i. allg. mit Narbenbildung ausheilen und nicht z. B. Nägelkauen oder Nägelbeißen, obschon auch diese Phänomene eine psychopathologische Bedeutung haben.

Die Haut als Ausdrucksorgan

Die Haut entsteht entwicklungsgeschichtlich ebenso wie das Zentralnervensystem aus dem Ektoderm. Die Wechselwirkungen zwischen Psyche, Zentralnervensystem und der Haut zeigen deutlich, daß die Beziehungen intensiv und oft nicht einfach durchschaubar sind [169]. Veränderungen, die spontan an oder auf der Haut entstehen oder die selbst vorgenommen werden, haben Ausdruckscharakter und eine Bedeutung. In diesem Sinne kann die Beschaffenheit der Haut als eine Art „Visitenkarte" aufgefaßt werden.

Nicht jede absichtliche Verletzung der Haut entspringt einer suizidalen Absicht.

Als Beispiel sei eine junge, differenzierte neurotische Patientin erwähnt, die, als der untersuchende Arzt kurze Zeit das Zimmer verlassen mußte, mit einer vom Schreibtisch genommenen Sicherheitsnadel hantierte und sich oberflächliche Stiche an einem Finger beibrachte. Als der Arzt wieder zurückkehrte, hantierte sie weiter mit der Nadel, so daß langsam aber regelmäßig Blut zu Boden tropfte.

Obschon keine direkte Suizidabsicht hinter diesem Verhalten festzustellen ist, kann das appellative Moment dieser Handlung nicht übersehen werden. Ein solches Verhalten zeigt einerseits den Wunsch nach Beachtetwerden, andererseits eine Tendenz zur Selbstschädigung, die möglicherweise ein Vorläufer einer echten Suizidhandlung sein kann. Schließlich stellt ein solches Verhalten auch eine Provokation dem Therapeuten gegenüber dar. Eine Mehrfachbedeutung kann auch dem Finger- und Nägelkauen innewohnen: Befriedigung und Bestrafung können damit zugleich zum Ausdruck gebracht werden [296, S. 266].

Manche Tätowierungen, Mensurnarben und auffälliges Schminken lassen den Appellcharakter erkennen: Sie haben oft den Zweck, daß dem Träger der „Artefakte" besondere Aufmerksamkeit zuteil werden soll. Diese Aufmerksamkeit wird nicht immer in bewunderndem, anerkennendem Sinne erwartet, oft auch in einem negativen Sinn: Die Mitmenschen sollen erschreckt, schockiert, manchmal sogar verängstigt werden.

Das Bemalen der Haut gehört in gewissen Gegenden zu Fastnachts-, Karnevals- oder Faschingsbräuchen, die ursprünglich ebenfalls den Sinn hatten, nicht nur biedere Bürger, sondern Dämonen, die es zu vertreiben galt, abzuschrecken.

Verletzungen der Haut können auch aus religiösen Gründen durchgeführt werden, ohne daß eine Suizidabsicht vorliegt. Ein Beispiel dafür finden wir im Alten Testament (1. Könige 18), wo die Baalspriester sich die Haut ritzten „bis daß ihr Blut herabfloß", um ihren Gott Baal zu erweichen, der angesichts des Blutvergießens Erbarmen haben, die Bitten seiner Priester erhören und Feuer vom Himmel herabsenden sollte. Dieses Beispiel zeigt auch, daß Artefakte in einer Gruppe durchgeführt werden können. In neuester Zeit haben Ross [410] und Walsh et al. [487] solche Gruppenphänomene beschrieben.

Dermatitis artefacta

Hautartefakte stellen eine psychosomatische Krankheit dar. Psychische Vorgänge werden dabei in sichtbare, somatische Erscheinungen umgesetzt. Die Haut kann auf verschiedene Weise lädiert werden: das Zuheilen von Hautwunden kann verhindert, die Haut kann verbrannt, verbrüht oder verätzt werden. Nicht selten kommen massive Kratzeffekte vor, die nur mit Narben abheilen.

Die seit 1956 in der Dermatologischen Universitätsklinik und Poliklinik Basel wegen Artefakten behandelten Patienten wurden 1980–1982 von einem Dermatologen, einem Psychiater und einem Psychologen nachuntersucht bzw. neu in die Studie aufgenommen. Nach einem etwa halbstündigen Gespräch, das anhand eines Fragebogens mit 26 Fragen geführt wurde, folgte eine testpsychologische Untersuchung, die den Farbpyramiden-Test und den Rosenzweig-Picture-Frustration Test einschloß. Die Untersuchung führten wir gemeinsam mit den Professoren Schuppli, Rauchfleisch und Battegay durch [190, 191, 385]. Das Ziel unserer Untersuchung war, herauszufinden, welche psychischen Störungen bei Patienten mit Artefakten vorliegen. Es interessierte uns auch die Frage, ob sich für die ganze Gruppe Gemeinsames aussagen läßt bzw. ob

Tabelle 8. Artefaktpatienten der Dermatologischen Universitätsklinik Basel: 1956–1982

	Männer	Frauen
1. Untersuchte Patienten	3	39 = Gruppe I
2. Patienten, die nicht zur Nachuntersuchung erschienen	2	16 = Gruppe II
3. Gestorbene Patienten	3	1
4. Patienten, die aus medizinischen Gründen nicht zur Nachuntersuchung eingeladen wurden	3	2
5. Patienten, von denen nichts in Erfahrung gebracht werden konnte	1	1
Gesamtzahl	12 ♂	59 ♀

solche Patienten typische pathognomonische Merkmale aufweisen. Um eventuelle Zusammenhänge zu erkennen, wurden folgende Problemkreise untersucht: Kindheitsbelastungen, Suizidversuche in der Anamnese, Häufigkeit von durchgemachten Operationen und Unfällen, Drogenabhängigkeit, Heredität sowie die Häufigkeit von psychiatrischen Behandlungen, insbesondere von Depressionen.

Tabelle 8 gibt eine Übersicht über die 71 Patienten (59 Frauen und 12 Männer). Da die Männer zahlenmäßig kaum ins Gewicht fallen, beschränkten wir unsere Untersuchung auf die Frauen der Gruppe I und II. Bei der Gruppe II waren wir auf Auskünfte angewiesen, die sich auf Telefongespräche, Briefe und etwaige Krankengeschichten stützten.

Bei den untersuchten Patientinnen konnten die verschiedensten Formen der Selbstbeschädigung der Haut angetroffen werden: relativ oberflächliche Kratzeffekte, tiefere Exkoriationen mit bleibender Narbenbildung, große oberflächliche erodierte Reibeffekte, Blasenbildungen, Ulzera, Hämatome sowie gemischte Bilder. Bei vielen Frauen waren Narben sichtbar. Die Kratz- und Reibespuren wurden meist mit Juckreiz erklärt. Bei den tieferen und ausgedehnteren Effekten jedoch versicherten viele Patientinnen mehr oder weniger glaubhaft, sich an die Entstehung des Artefakts nicht mehr erinnern zu können. In manchen Fällen konnte die Art, wie der Artefakt beigebracht wurde, nicht genau eruiert werden. Es dürften da Reiben mit einer Bürste, das Ausdrücken einer Zigarette, Verbrühung mit heißem Wasser, Kneten, Schlagen und Kneifen zu Hämatomen, Blasen oder einem Ulkus geführt haben. Bei etwa einem Viertel der Patientinnen war der Artefakt eine einmalige Episode, d. h. er wurde während einer besonderen Belastungssituation oder in einem Zeitabschnitt, der nicht länger als ein halbes Jahr dauerte, erzeugt.

Tabelle 9 gibt Auskunft über die Belastungssituation während der Kindheit in Gruppe I. Unter den Geburtskomplikationen haben wir auch Frühgeburten miteingeschlossen. Bei den frühneurotischen Symptomen wurde nach Pavor nocturnus, Enuresis und Nägelkauen gefragt.

Tabelle 10 zeigt, daß von den 55 Frauen (Gruppe I und II) 25% einen Suizidversuch in der Anamnese aufweisen. Der Suizidversuch ließ sich deutlich vom Hautartefakt abgrenzen und hatte oft nichts mit einer Hautläsion zu tun.

Tabelle 9. Belastungen in der Kindheit bei 39 Frauen (Gruppe I)

1. Geburtskomplikationen	8 Frauen (20,5%)
2. Frühneurotische Symptome inkl. Einsamkeitsgefühle und Todeswünsche	20 Frauen (51,3%)
3. Broken-home-Situationen: Tod oder gestörte Beziehung zu mindestens einem Elternteil	17 Frauen (43,6%)
Patientinnen, die entweder an 1, 2 oder 3 gelitten haben	25 Frauen (64%)

Tabelle 10. Suizidversuche in der Anamnese

Gruppe I (39 Frauen):	10 Suizidversuche (25,6%)
Gruppe II (16 Frauen):	4 Suizidversuche (25,0%)
Gruppe I und II (55 Frauen):	14 Suizidversuche (25,4%)

Betrachtet man das Alter der Frauen, in welchem sie sich erstmals einen Artefakt beigebracht haben, fällt auf, daß die meisten Patientinnen ausgesprochen jung waren: Die größte Häufigkeit ist im Alter von 15–20 Jahren zu verzeichnen (17 Frauen). Ein zweiter, weniger hoher Gipfel ist zur Zeit des Klimakteriums zwischen 45 und 55 Jahren zu erkennen (10 Frauen). Das Alter, in dem die Betreffenden erstmals einen Suizidversuch unternommen haben, ergibt eine fast parallel verlaufende Kurve. Die größte Zahl der Suizidhandlungen ist ebenfalls im Alter zwischen 15 und 20 Jahren (4 Frauen) zu verzeichnen, ein zweiter Häufigkeitsgipfel findet sich im Alter von 40–45 Jahren (2 Frauen) (Abb. 6).

Von den 39 Patientinnen waren 21 ein oder mehrere Male aus irgendeinem Grunde operiert worden. 22 Frauen wiesen einen Unfall in der Anamnese auf (ausgenommen Bagatellunfälle). Operiert und verunfallt waren 13 Frauen (33,3%). Insgesamt wiesen 31 der 39 Frauen (79,5%) eine positive Anamnese bezüglich Operation und/oder Unfall auf. Von den 24 über 30jährigen Frauen waren 11 hysterektomiert, also 45,8%. Kein einziges Mal wurde eine bösartige Erkrankung als Grund für die Hysterektomie genannt, sondern meistens ein Myom und/oder Blutungen. In einer entsprechenden Kontrollgruppe (21 Patientinnen der Dermatologischen Universitätsklinik Basel ohne Artefakte und gleichen Alters) waren nur 14,3% hysterektomiert. Betrachtet man die durchgemachten Operationen und Unfälle der Artefakt-Patientinnen als Ausdruck einer autoaggressiven Tendenz, so liegt es nahe, die betreffenden Frauen mit jenen, die einen Suizidversuch in der Anamnese aufweisen, zu vergleichen. Von 14 Frauen (Gruppe I und II) mit Suizidversuchen hatten 13 Frauen (92,9%) eine positive Anamnese bezüglich Operation und/oder Unfall. Von den 10 Frauen mit Suizidversuchen in Gruppe I hatten 6 Frauen (60%) eine positive Anamnese bezüglich Operation *und* Unfall.

7 Frauen (17,9%) der Gruppe I waren drogenabhängig (vor allem medikamenten- und alkoholabhängig) oder durchlebten eine Zeit, während der sie einen eindeutigen Drogenabusus durchgemacht haben. Rechnet man die starken Raucherinnen mit

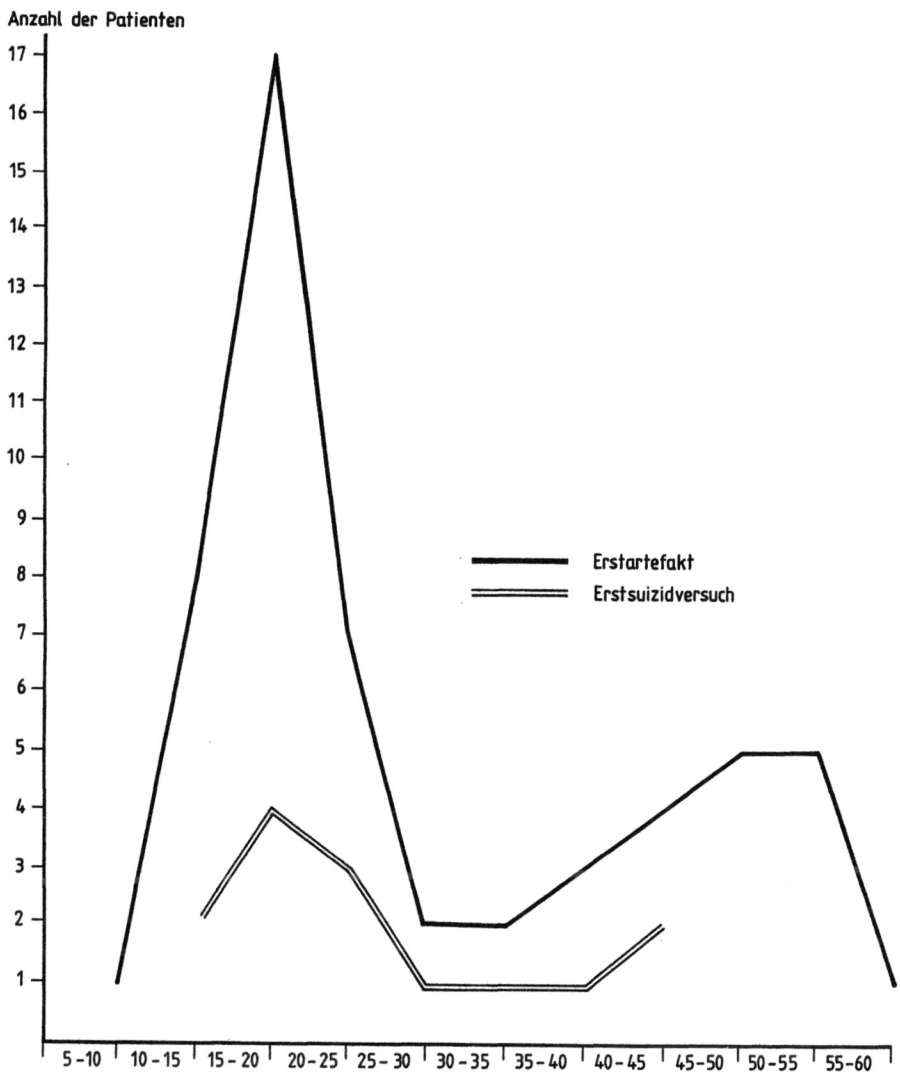

Abb. 6. Alter, in welchem Erstartefakte und Erstsuizidversuche durchgeführt wurden

mindestens 20 Zigaretten täglich dazu, so kommen 7 weitere Frauen der Gruppe I dazu (35,9%). Tabelle 11 gibt einen Überblick über den Drogenabusus bzw. die Drogenabhängigkeit. Die starken Raucherinnen sind hier nicht eingeschlossen.

Knapp ein Viertel (23,6%) der 55 Frauen waren drogenabhängig oder haben eine Zeitlang einen Drogenabusus betrieben.

Tabelle 12 gibt eine Übersicht über die psychiatrische Behandlung in der Anamnese oder zur Zeit der Untersuchung. 59% haben Depressionen durchgemacht oder waren zur Zeit der Untersuchung depressiv.

Tabelle 11. Drogenabusus oder Drogenabhängigkeit

Gruppe I (39 ♀):	7 ♀ drogenabhängig oder Abusus betrieben (17,9%)
Gruppe II (16 ♀):	6 ♀ drogenabhängig oder Abusus betrieben (37,5%)
Gruppe I und II (55 ♀):	13 ♀ drogenabhängig oder Abusus betrieben (23,6%)

Tabelle 12. Psychiatrische Behandlung

Gruppe I (39 Frauen)

In psychiatrischer Therapie (anamnestisch oder zur Zeit der Untersuchung)	19 ♀ (48,7%)
Depressionen (anamnestisch oder zur Zeit der Untersuchung)	23 ♀ (59,0%)

Gruppe II (16 Frauen)

In psychiatrischer Therapie (anamnestisch oder zur Zeit der Untersuchung)	11 ♀ (68,7%)

Gruppe I und II

Von 55 Frauen waren in psychiatrischer Therapie (anamnestisch oder zur Zeit der Untersuchung)	30 ♀ (54,5%)

Die testpsychologische Abklärung erfolgte mit Hilfe des Farbpyramiden-Tests und des Rosenzweig-Picture-Frustration-Tests. In beiden Tests boten die Patientinnen ein auffallend einheitliches Bild. Aus dem Farbpyramiden-Test wurde ersichtlich, daß sie unter massiven intrapsychischen Spannungen aggressiver Art stehen, an depressiven Verstimmungen leiden und zu Impulsdurchbrüchen neigen. Der Rosenzweig Picture-Frustration-Test ließ erkennen, daß die untersuchten Frauen in Konfliktsituationen über eine nur geringe Durchsetzungsfähigkeit verfügen. Die aggressiven Impulse sind weitgehend blockiert und äußern sich in Form von Autoaggressivität, die z. T. extreme Ausmaße annimmt. Die Frauen verfügen über eine nur geringe Frustrationstoleranz und erwarten, daß unangenehme Situationen so schnell als möglich einer Lösung zugeführt werden. Auf Grund der testpsychologischen Untersuchung muß gesagt werden, daß die untersuchten Patientinnen sich in einem erheblichen depressiv-aggressiven Spannungszustand befinden und daß sie keine Möglichkeit haben, ihre Affekte und Impulse in einer angemessenen Form zu verarbeiten und abzuführen [190, 385].

Kasuistik

Eine 48jährige Frau zupfte sich regelmäßig vor einem Vergrößerungsspiegel die unerwünschten Haare am Kinn aus. Obschon diese vom Dermatologen fachgerecht entfernt wurden, sah die Patientin zu Hause bei ihren Kontrollen vor dem Vergrößerungsspiegel immer wieder neue nachwachsen, die sie in zwangshafter Weise auszupfen mußte. Das Kinn war geschwollen, induriert und rot-violett verfärbt von den regelmäßigen Manipulationen.

In den Gesprächen mit der Patientin fiel auf, daß sie mit lauter, schriller und durchdringender Stimme sprach und daß sie an ungeheuren Aggressionen litt, welche gegen ihre Umgebung gerichtet waren, besonders gegen den Ehemann und einen Adoptivsohn. Die Patientin wuchs als Einzelkind nach einer besonders schwierigen Geburt auf und war als Kind Bettnässerin. Sie habe von ihren Eltern keine Liebe empfangen. Mit 12 Jahren machte sie die Menarche unaufgeklärt durch, die sie angstvoll erlebt hatte. Mit 23 und mit 24 Jahren wurde sie gravid. Beide Male erfolgte eine illegale Schwangerschaftsunterbrechung. Wenig später verheiratete sich die Patientin und wünschte sich Kinder, wurde jedoch nicht mehr gravid. Nach dem Tod des kranken Vaters litt sie an Schuldgefühlen, da sie sich in Verkennung seines Zustandes von zu Hause entfernt hatte, kurz bevor er starb, und so bei seinem Ableben nicht anwesend sein konnte. Beim Gespräch über den Vater bekommt die Patientin wäßrige Augen und zeigt Ansätze eines depressiven Erlebens, das aber sogleich wieder von ihrer üblichen aggressiven Art abgelöst wird. Mit 42 Jahren befreundete sie sich mit einem Mann, der sie über Jahre nur ausgenutzt habe, danach habe sie die Freundschaft beendet. Im Gespräch erwähnt sie, daß sie sich „die Haare vom Grind reißen" könnte, weil sie nicht früher gemerkt habe, daß sie von diesem Freund nur ausgenützt wurde.

Was bewog die Frau, sich so zu verunstalten, daß sie „freiwillig" mit einem roten, geschwollenen und verunstalteten Kinn umherging? Das Auszupfen der Haare am Kinn darf nicht unterschätzt werden. Es stellt eine Selbstschädigung dar, einen Artefakt, wie ihn sich Menschen in einer enormen Belastungssituation beibringen; es sind Frauen, die sich in einer subjektiv ausweglosen Situation befinden. Das Auszupfen der Haare hatte für unsere Patientin Ventilfunktion: Während der Manipulation empfand sie eine Art lustvoller Entspannung und sie fühlte sich danach wohler, entspannter, sogar erleichtert. Die von Schuldgefühlen geplagte, sexuell unbefriedigte, in ihrem Selbstwerterleben gestörte Frau vermochte mit ihren Aggressionen nicht adäquat umzugehen, sondern sie war gezwungen, diese gegen sich selbst zu wenden, gegen ihren eigenen Körper. Auf diese Weise erfolgte zugleich eine Bestrafung und eine lustvolle Entspannung, die an eine sexuelle Handlung erinnert. Die Bestrafung bestand in der Verunstaltung eines Teiles ihres Gesichtes. Der Grund für die Bestrafung hängt wohl mit den Schuldgefühlen der Patientin zusammen, die zwei illegale Interruptionen hinter sich hatte und die den Vater im entscheidenden Moment, bei seinem Ableben, „im Stich gelassen" hatte. Auch die narzißtische Komponente wird deutlich, indem sich die Patientin in einem Vergrößerungsspiegel intensiv und lange betrachtet. Im Gegensatz zum „Schneewittchen" lautete die Frage an den Spiegel nicht „Wer ist die Schönste im ganzen Land?" sondern „Wo sind meine noch zu eliminierenden Haare, ich häßliche und böse Frau!"

Häßlich und böse sind ebenso Kombinationspaare wie hübsch und lieb. Wir werden an den „Halo-Effekt" erinnert: Unter diesem wird ein psychologischer Beurteilungsfehler verstanden, der darin besteht, daß der zuerst auftretende Eindruck auf alle anderen Züge übertragen wird und deren Beurteilung verfälscht [194]. Musaph [330] erwähnt in diesem Zusammenhang, daß beim Anblick einer schönen jungen Frau dieser aufgrund des äußeren Aspektes auch gute Charaktereigenschaften zugeschrieben werden. Stellen wir uns die bildliche Darstellung einer Hexe vor: Als Inbegriff des Häßlichen erscheint sie mit verunstaltetem, abstoßendem Gesicht, das meist mit behaartem Kinn gezeichnet wird!

Gieler [150] referierte über eine 22jährige Frau, die ihre Problematik in zeichnerisch eindrücklicher Weise festgehalten hat. Sie brachte sich massive Artefakte auf der Streckseite der Vorderarme bei. Sie wuchs als Tochter eines Alkoholikers und einer dominierenden Mutter auf. Der Vater kam oft be-

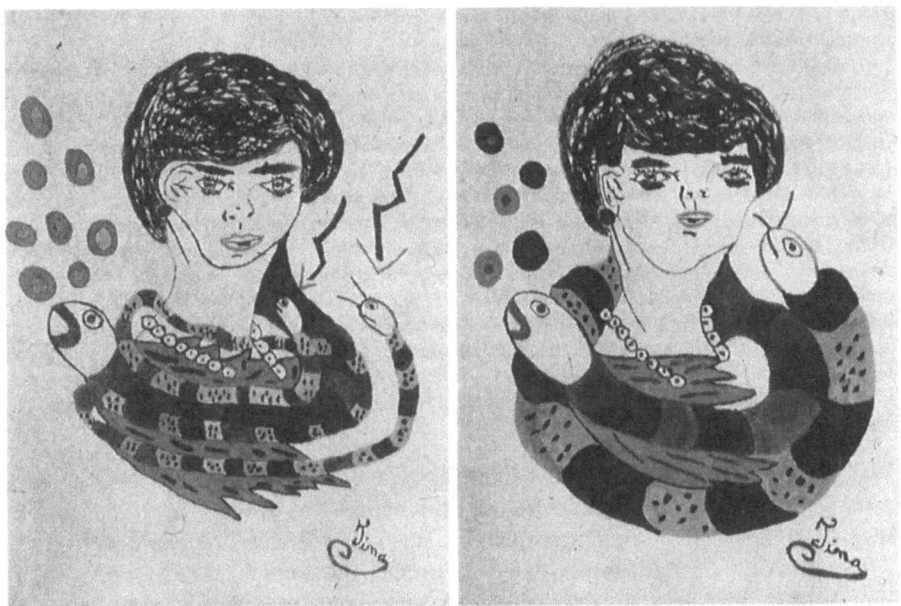

Abb. 7. Selbstdarstellung einer Patientin (Borderline-Persönlichkeit mit hysterischen Charakterzügen)

trunken nach Hause und schlug sowohl Ehefrau wie Kind. Die Ehe wurde geschieden, als die Patientin 9 Jahre alt war. Als sie 16 war, starb der Vater an einer Ösophagusvarizenblutung. Auch als Erwachsene schlief die Patientin zeitweise im gleichen Bett wie ihre Mutter. Die Artefakte begannen, als die Mutter sich mit einem ebenfalls alkoholabhängigen Mann befreundete. Dieser Freund wurde von der Patientin abgelehnt, u. a. deshalb, weil er sie sexuell zu belästigen versuchte. (Als Diagnose wurde eine Borderline-Persönlichkeit mit hysterischen Charakterzügen gestellt.) In den therapeutischen Gesprächen konnte die Patientin über Tätlichkeiten des Freundes der Mutter völlig emotionslos erzählen, ohne Anzeichen von Trauer zu zeigen.

Als die Patientin aufgefordert wurde, sich selbst zu zeichnen, brachte sie eine eindrückliche Darstellung zu Papier (Abb. 7), auf der sie ihre oberen Extremitäten als Schlangen abgebildet hat. Diese Tatsache zeigt einerseits die „symbolische Schutzfunktion" der Hände, andererseits kommt auch die Angst zum Ausdruck, Angst vor der eigenen Aggression, die sie gegen sich selbst richtet (Artefakt); aber auch gegen andere. Letzteres kann mit dem Faktum belegt werden, daß die Patientin einmal mit einer Pistole auf den angetrunkenen Freund der Mutter geschossen hat, als er ihr nachstellte. Danach machte sich die Patientin Vorwürfe, sie litt an Schuldgefühlen und begann wieder in vermehrtem Maße ihre Vorderarme zu verunstalten. Daß sie in jener Zeit mit Suizidgedanken spielte, rundet das Bild lediglich ab und gibt Zeugnis vom Aggressions- und Zerstörungspotential dieser Frau.

Diagnostische und psychodynamische Betrachtungen

Das Verhältnis Frauen zu Männer beträgt bei den Artefakten in unserer Untersuchung etwa 5:1 (Tabelle 8). Das zahlenmäßig starke Überwiegen der Frauen gegenüber Männern wird von praktisch allen Autoren bestätigt [48, 88, 119, 120, 127, 142, 151, 162, 205, 227, 275, 283, 446, 479, 498, 503, 514]. Unsere Untersuchungen zeigen, daß Artefakte besonders von jugendlichen Frauen vorgenommen werden und daß sie

Ausdruck einer mehr oder minder schweren Störung des psychischen Gleichgewichts darstellen. Hautartefakte sind Ausdruck autoaggressiver Impulse und werden oft von depressiven Frauen ausgeführt.

Wie Suizidhandlungen haben Artefakthandlungen Appellcharakter. Sie sollen – für die Betroffenen oft unbewußt – die Umgebung auf einen inneren, unlösbar erscheinenden Konflikt aufmerksam machen. Dermatologische Selbstschädigungen können als larvierte Suizidhandlungen angesehen werden. Der Anteil der Frauen mit einem Suizidversuch – in unserer Studie 25,4% – ist um ein Vielfaches höher als in der Durchschnittsbevölkerung. Die Tatsache, daß manche Patientinnen glaubhaft versichern, nicht zu wissen, wie der Artefakt entstanden sei, findet eine Parallele zum unbewußten Suizidversuch [201]. Viele Patientinnen wehren den Tathergang insofern ab, als sie eine „Projektion ins Körperliche" vornehmen. Sie glauben, der Körper mache es von selbst irgendwie, wobei eine Eigenbeteiligung verleugnet wird [356]. Falls eine Eigenbeteiligung zugestanden werden kann, wird sie bagatellisiert (es sei halt „irgendwie passiert") [356]. Eine unserer Patientinnen berichtete, daß sie sich jeweils im Schlaf blutig gekratzt habe. Auch Musaph erwähnt [331], daß manche Patienten, ohne zu wissen warum, während des Schlafes ihre Haut beschädigen.

Wilhelm u. Hertel [503] bezeichnen den Suizid als Extremvariante des Artefaktes. Waisman [486] nennt den Artefakt einen „partial suicide". Auch Törne u. Schwab [471] sprechen vom „partiellen Suizid". Trotzdem kann nicht gesagt werden, daß durch das Beifügen eines Artefaktes im Sinne der „pars pro toto" ein Suizid immer verhindert werde. Oft dürfte der Suizid vorläufig verhindert oder nur hinausgeschoben werden: Von den 3 verstorbenen Männern in unserer Untersuchung hatten 2 durch Suizid geendet. Die Aussage von Fabisch [128] und Waisman [486], daß der vollzogene Suizid bei Artefaktpatienten eine Seltenheit sei, ist u. E. als fragwürdig zu bezeichnen. Sowohl Depressive und Patienten nach Suizidversuchen als auch Drogenabhängige, die alle in unserem Krankengut im Vergleich zur Normalbevölkerung übervertreten sind, gehören zu den Risikogruppen in bezug auf Suizidhandlungen [359]. Bei den von Sachsse [418] untersuchten Patienten mit Hautartefakten hatten sämtliche mindestens einen Suizidversuch hinter sich. Alle wurden als mit einer Selbstwertstörung behaftet beurteilt und zeigten heftigen Selbsthaß und Selbstabwertung. Die Hälfte der Patienten wies eine klinisch relevante Suchtproblematik auf [418]. die große Zahl von Frauen mit durchgemachten Unfällen, Operationen und Suizidversuchen in unserer Untersuchung weist auf ein sehr hohes autoaggressives Potential hin, welches durch die testpsychologischen Untersuchungen bestätigt werden konnte (Farbpyramiden-Test und Rosenzweig-Picture-Frustration-Test).

Mehrere Autoren [156, 204, 222] berichten, daß bei paramedizinischem Personal Artefakte besonders häufig vorkommen. In unserer Untersuchung gehörten nur 7 von 55 Frauen (12,7%) einem medizinischen oder paramedizinischen Beruf an oder waren einmal in einem solchen tätig. 64% der von uns untersuchten Frauen haben in der Kindheit eine Belastungssituation erlebt. Dieser Prozentsatz ist hoch, wenn berücksichtigt wird, daß nur nach groben Parametern gefragt werden konnte und nach solchen, an die sich die Patientinnen noch „erinnerten". Green [157] konnte klar zeigen, daß selbstzerstörerische Tendenzen („self-destructive behavior") bei mißhandelten Kindern („abused children") signifikant größer waren als bei gesunden Kindern. Plassmann et al. [356] erwähnen dazu folgendes: „Wir erkennen in den Lebensgeschichten der Artefaktpatienten eine auffällige Häufung legaler und illegaler Eingriffe in den menschlichen Körper, die legalen in Gestalt von Krankenbehandlung, die illegalen in Gestalt von Kindesmißhandlung. Beides perpetuieren die Patienten in ihrem späteren Verhalten, indem sie medizinische Berufe ergreifen und dabei den menschlichen Körper legalerweise beeinflussen und indem sie zu Selbstmißhandlern werden und ihren eigenen menschlichen Körper illegal schädigen." Die gleichen Autoren berichten auch von Müttern, welche ihre Kinder mißhandeln, sie sogleich ins Spital bringen und dort sich überfürsorglich an der Behandlung ihrer Kinder beteiligen. Die erwähnten Autoren beobachteten bei einigen Patienten, daß sie sich fast genau dieselben Körpermißhandlungen antaten, die sie als Kind erlitten haben, ohne daß sie einen Zusammenhang zwischen diesen beiden Sachverhalten gesehen hätten. Diese Patienten wurden als Kind z. B. körperlich mißhandelt, sexuell mißbraucht oder stammten aus Familien, in denen Inzest getrieben wurde und nahmen z. B. bewußt teil an „tabuierten Familiensünden". Auch Sachsse [418] berichtet von seinen 17 Patientinnen, daß mehr als 2/3 in der Pubertät Inzest, inzestnahen Verhältnissen oder Vergewaltigung ausgesetzt waren [418].

In einer anderen Arbeit faßt Plassman [355] diese Problematik wie folgt zusammen: „Das artefizielle Hervorrufen von Krankheitszuständen stellt sich bei psychoanalytischer Betrachtung als ein Versuch heraus, die eigene, vergessene, von Mißhandlung gekennzeichnete Vergangenheit und deren Wiederholung in der Gegenwart zu bewältigen, wozu der Patient die Symptome und die Ärzte als Mitspieler benötigt. Man kann dieses Verhalten als Mimikry bezeichnen, weil die Kranken zum Selbsterhalt eine Täuschung von Arzt und Familie benötigen und mit Raffinesse aufrecht erhalten ...".

Paar u. Eckhardt [341] nehmen zur Frage der Psychodynamik wie folgt Stellung: Es bestehen genügend Hinweise, „daß dem selbstschädigenden Verhalten eines Erwachsenen in seiner Kindheit Deprivation und Mißhandlungen durch seine Elternobjekte vorausgingen ... Sich selbst aktiv schädigende Patienten sind in ihrer Kindheit kumulativen realen Traumata ausgesetzt gewesen. Vernachlässigung, körperliche Mißhandlungen und auch manipulative Eingriffe der Eltern an ihnen sowie frühe Objektverluste führen zu einer unsicheren Identität, zu einem gestörten Körper-Selbst, zu einer mangelhaften Affektregulierung und zu gestörten Objektbeziehungen" [341].

Aus der neuesten deutschen Literatur ist Elfriede Jelineks Roman [230] „Die Klavierspielerin" zu erwähnen. Die Pianistin Erika Kohut, in einem völligen Abhängigkeitsverhältnis zu ihrer Mutter lebend, wird von dieser „verwaltet" und gequält. Mutters Devise lautet: Vertrauen ist gut, Kontrolle ist besser. Erika bringt sich mehrmals Verletzungen bei, sie schneidet sich, sie versucht, sich Schmerzen zu bereiten, um sich zu spüren, ist aber empfindungslos. Auch sexuell kann sie nicht annähernd wie andere Frauen empfinden, sondern glaubt Zuflucht zu masochistischen Praktiken nehmen zu müssen.

In der ersten Gruppe unserer Untersuchung waren 48,7% in psychiatrischer Behandlung gewesen oder standen noch immer in Therapie. Bei der zweiten Gruppe wurde bekannt, daß 68,7% eine stationäre psychiatrische Behandlung hinter sich hatten. Diese Zahlen sind höchstwahrscheinlich noch zu klein, da uns manche Frauen eine psychiatrische Therapie verschwiegen haben dürften, oder weil wir, von der zweiten Gruppe, nur mehr oder weniger zufällig davon erfahren haben. Möglicherweise ist der hohe Prozentsatz der psychiatrisch Behandelten in der zweiten Gruppe einer der Gründe, warum die Frauen zur Nachuntersuchung nicht erscheinen wollten. Von unseren untersuchten Patientinnen hatten 59% eine Depression durchgemacht oder waren zur Zeit der Untersuchung depressiv. In der Literatur sind Angaben bezüglich

Depressionen bei Artefaktpatientinnen selten und meistens ohne genaue Zahlenangaben.

Von den insgesamt 55 Frauen konnte bei 6 (10,9%) eine Psychose in der Anamnese oder zur Zeit der Untersuchung eruiert werden. Die anderen Patientinnen litten entweder an schweren narzißtischen Neurosen oder wurden als Borderline-Persönlichkeiten diagnostiziert. Die Depressiven wurden als separate Gruppe aufgeführt, da sowohl psychotische als auch Patienten, die an einer narzißtischen Neurose oder einer Borderline-Struktur leiden, ein depressives Zustandsbild aufweisen können. Schaffer et al. [419] berichten, daß die Diagnose „Borderline" bei Artefaktpatientinnen häufig sei. Koblenzer [250] berichtet ähnliche Resultate und erwähnt, daß viele der Artefaktpatienten eine Borderline-Struktur aufweisen. Auch Stone [462] und Schaffer et al. [419] weisen darauf hin, daß die Diagnose Borderline-Persönlichkeit gehäuft vorkommt bei Artefaktpatienten.

Das Anführen sämtlicher Differentialdiagnosen im Hinblick auf Dermatitis artefacta würde dem Rahmen dieses Kapitels nicht mehr gerecht. Eng verwandt, teilweise den Artefakten zugehörend, sind z.B. die Trichotillomanie (zwanghaftes Ausreißen der eigenen Haare) und die Acne excoriée. Im folgenden soll lediglich eine besondere Gruppe, die von psychiatrischer Relevanz ist, gesondert besprochen werden: Hierbei handelt es sich um das erstmals 1951 von Asher [21] beschriebene Münchhausen-Syndrom. Nach dem Erstbeschreiber ist das Syndrom gekennzeichnet durch Laparotomophilie, artifizielle Blutungen aus verschiedenen Körperöffnungen und vorgetäuschte neurologische Ausfallserscheinungen. Hautartefakte gehören typischerweise nicht zum ursprünglich beschriebenen Syndrom. Unter dem Symptomkomplex wird verstanden, daß ein psychisch gestörtes Individuum mehrmals Krankenhäuser aufsucht, ernsthafte Krankheitssymptome vorgibt und sich aufwendigen Untersuchungsprozeduren unterzieht, oft aber das Spital unvermittelt verläßt. Den Untersuchungen unterzieht sich das Individuum meistens auffallend gerne, mit Ausnahme des psychiatrischen Konsiliums. Spätere Arbeiten, z.B. von Doepfmer et al. [107] schließen im Münchhausen-Syndrom Hautartefakte ein. Das Münchenhausen-Syndrom ist auch unter zahlreichen anderen Begriffen bekannt, die teils synonym gebraucht werden. So wird etwa auch von chronisch artefizieller Erkrankung, Operationssucht, iatrogenen Selbstverstümmelungen, Scalpellophilia gesprochen, um nur einige wenige Ausdrücke zu nennen [115]. Die Phantasie der Autoren scheint keine Grenzen zu kennen. Zu Recht kommentiert A. Eckhardt [115]: „In dem Versuch, diese Erkrankung durch immer neue, phantastischere, eher ‚pseudowissenschaftliche' Begriffe ... ‚benennbar' zu machen, drückt sich aber auch die Ratlosigkeit der somatischen Medizin gegenüber dieser sonderbaren Erkrankung aus" [115, S. 7]. Dasselbe gilt übrigens auch für die dermatologischen Artefakte, auf deren zahlreiche synonyme Begriffe Paar u. Nagler [342] hinweisen. Auf die symbolische Bedeutung des Münchhausen-Syndroms hat in neuester Zeit Cremona-Barbaro [98] aufmerksam gemacht.

Da es sich bei Patienten mit Münchhausen-Syndrom meist um stationär Aufgenommene handelt, werden „einfache" Hautartefakte meistens in Arztpraxen oder in Polikliniken, besonders in einer dermatologischen Poliklinik, gesehen und diagnostiziert. Patienten mit Münchhausen-Syndrom haben immer eine ausgedehnte Anamnese von Klinikaufenthalten, multiplen Untersuchungen und Operationen, besonders im Abdominalbereich, hinter sich. Solche auffälligen Anamnesen fehlen oft bei Artefaktpatienten. Immerhin erinnern wir in diesem Zusammenhang an die relativ große Zahl unserer Patientinnen, die eine Hysterektomie hinter sich hatten und an die, welche sich bereits einer oder mehreren Operationen unterzogen hatten. Lüscher et al. [282] schreiben folgendes: „Patienten mit Münchhausen-Syndrom weisen eine Reihe von Charakteristika auf, welche beim behandelnden Arzt den Verdacht wecken sollten. Meist handelt es sich um jüngere Frauen aus medizinischen Berufen, häufig Krankenschwestern oder Patienten, welche durch ihre Erkrankung – z. B. Diabetes mellitus – über ein großes medizinisches Wissen verfügen. Männer sind seltener betroffen und weisen in der Regel anamnestisch ein asoziales Verhalten auf und sind nicht selten bereits mit dem Gesetz in Konflikt gekommen."

Beiden Gruppen gemeinsam, den Artefakt- und Münchhausenpatienten, ist eine schwere psychische Störung, wobei höchstwahrscheinlich die größte Gruppe die Borderline-Persönlichkeiten stellen. Patienten mit Borderline-Störungen werden von Battegay [38] beschrieben als „Individuen, die in Folge ihrer schweren Ich-Pathologie und ihrer erheblichen Störung im Selbsterleben kaum oder nicht mehr in der Lage sind, ihre Gefühle, ihren Körper, überhaupt ihre eigene Identität zu erleben. Bei aller Sehnsucht nach Kontakt haben sie auch keine oder wenig Vorstellungen von den Mitmenschen – psychoanalytisch ausgedrückt nur eine vage oder keine Objektrepräsentanz –, so daß sie sich veranlaßt fühlen, auf allen erdenklichen Wegen, z. B. durch künstliches Setzen von Verletzungen, mit den Mitmenschen und vor allem mit Ärzten, von denen sie berufshalber Zuwendung erwarten, in Kommunikation zu treten." Kennzeichen der Borderline-Persönlichkeiten sind ferner mangelnde Impulskontrolle, mangelnde Angsttoleranz, Externalisierung der Konflikte ohne die Möglichkeit, differenzierte Abwehrmechanismen zur Bewältigung der Konflikte einzusetzen [190].

Die an einem Münchhausen-Syndrom erkrankten Patienten leiden auch, sofern es sich nicht um Borderline-Persönlichkeiten handelt, an hysterischen Neurosen (Konversionshysterien) oder an anderen „schweren Charakterabartigkeiten" oder Neurosen [38].

Therapeutische Aspekte

Wenn Hautartefakte für den Nichtdermatologen oft schwierig zu diagnostizieren sind, so sind die therapeutischen Maßnahmen noch um einiges problematischer. Die meisten Patienten bzw. Patientinnen geben ihren Artefakt als spontan entstanden an. Werden sie vom Arzt „überführt" oder zu einem „Geständnis" gezwungen, bleiben sie zumeist einer weiteren Behandlung fern oder sie suchen einen anderen Arzt auf. Jede Art von direkter Konfrontation des Kranken mit der Verursachung seines Hautleidens kann das Fernbleiben des Kranken zur Folge haben. Die Betreffenden möchten keineswegs den Arzt „hinters Licht führen", sondern sind subjektiv in einer so ausweglosen Situation, daß sie sich nicht anders zu helfen wissen als durch eine Selbstschädigung [190, 191]. Die alte Auffassung, nach welcher Artefaktpatienten in „Simulanten und Hysteriker" aufzuteilen sind und erstere „streng angefaßt werden" sollten [289], muß als falsch bezeichnet werden. Musaph [329] sagt zu Recht, daß alle diese Patienten seelisch gestört seien und psychiatrischer Hilfe bedürfen [329]. Scharfetter [421] schreibt über diese Kranken: „Angst, Lebensangst, Einsamkeit, Liebes- und Zuwendungsbedürfnis finden keinen adäquaten Ausdruck als eben in pathologischem

‚attention seeking behavior' (Aufmerksamkeitsheischen)." Sinngemäß gilt das Gesagte auch für Münchhausen-Syndrom-Patienten.

Als erstes müssen mit den Kranken Gespräche geführt werden, aus denen verständlich wird, aus welcher subjektiven Problematik heraus der Artefakt gesetzt wurde. Oft wird dann deutlich, daß ein Konflikt von einer Depression begleitet wird, die einer Behandlung bedarf. In jedem Falle sind Gespräche indiziert, die nötigenfalls durch Antidepressiva unterstützt werden müssen. Das persönliche Engagement des Therapeuten und die empathische Zuwendung gegenüber dem Kranken sind von wesentlicher Bedeutung. Da oft nur wenige Patienten für eine Therapie, die durch den Psychiater vorgenommen wird, motiviert werden können, ist es wichtig, daß auch der praktizierende Arzt bzw. der Dermatologe eine solche Therapie durchführen kann. Die Schwelle des Gangs zum Psychiater wird von vielen nicht überschritten. Zudem bedeutet eine Überweisung an den Psychiater für den Patienten subjektiv oft ein Abschieben, ein Verlassenwerden, das für den Kranken eine Wiederholung dessen darstellen kann, was er in seiner Kindheit erfahren haben mag. Andererseits ist der praktische Arzt mit dieser Problematik oft überfordert: die Arzt-Patient-Beziehung ist meist von starken Übertragungs-Gegenübertragungs-Reaktionen geprägt. Die Idealisierung des Arztes kann auf einer gewissen Stufe mit totaler Entwertung von seiten des Patienten abwechseln [115]. Die Prognose darf bei jüngeren Patienten als besser betrachtet werden als bei älteren Individuen [128]. Sachsse [418] meint dazu: „Die Behandlung von sich selbstschädigenden Patienten ist langwierig, mühevoll, voller Rückschläge und in den Ergebnissen unsicher."

Hintergründe von Suizidhandlungen:
Motive und Theorien

Die Frage nach den Motiven von Suizidhandlungen wurde bis zur Jahrhundertwende weitgehend von Theologen und Philosophen beantwortet. In der Regel wurden einfache und bewußte Motivationen angenommen bzw. vorausgesetzt [203].

Vor bald 100 Jahren hat ein Soziologe, Durkheim [113], die Freiheit des Suizides angezweifelt und relativiert. Im Abschnitt „Soziologische Theorie" (s. S. 90) wird darauf eingegangen werden. Wenig später wies der Psychiater Gaupp [147] auf „Persönlichkeitsfaktoren abnormer Art" bei Suizidhandlungen hin und unterschied krankhafte Ursachen von situationsgebundenen Motiven.

Um die Jahrhundertwende fand der Begriff Narzißmus Eingang in die offizielle Psychiatrie, und 1914 wurde er von Sigmund Freud in die Psychoanalyse eingeführt. In den nachfolgenden Dekaden wurde der Begriff unterschiedlich gehandhabt und erst in den 60er und 70er Jahren kristallisierte sich heraus, daß unter Narzißmus die verschiedenen Zustände des Selbstwertgefühls, der affektiven Einstellung des Menschen zu sich selbst, verstanden werden [183]. Der realitätsgerechte Narzißmus wird als gesunder Narzißmus bezeichnet. Bei einem übertriebenen Selbstgefühl oder einem Minderwertigkeitsgefühl wird von narzißtischer Störung gesprochen [202, S. 73].

Die psychoanalytische Narzißmustheorie nimmt an, daß der früheste psychophysiologische Zustand des Kindes nach dem Modell der intrauterinen Einheit von Mutter und Kind vorzustellen sei. Dieser Ur- oder Primärzustand zeichnet sich aus durch Harmonie, Spannungsfreiheit, Geborgenheit und Behaglichkeit. Der harmonische Primärzustand wird zwar nicht erinnert, kann aber indirekt erschlossen werden, z. B. aus dem Verhalten des Säuglings, aus regressiven Zuständen, wie sie aus der Psychopathologie bekannt sind und aus der in jedem Menschen angelegten Sehnsucht nach einem goldenen Zeitalter, nach dem Paradies. Im extrauterinen Leben wird der harmonische Primärzustand erschüttert und zunehmend in Frage gestellt. Das Kleinkind „merkt", daß es außer ihm noch Dinge gibt, die mit ihm nicht identisch sind (Entstehung der Selbst- und Objektrepräsentanzen). Eine weitere Folge ist eine Verunsicherung und Enttäuschung, die mit Angst und Ärger einhergehen können. Im Gegensatz zum harmonischen Primärzustand wird nun eine Phase der Unsicherheit, der Urverunsicherung durchlebt, die als katastrophal erlebt wird. Um dieser Erschütterung des Selbstgefühls zu entgehen, bestehen viele Kompensationsmöglichkeiten, die verschiedenen Entwicklungsstufen angehören, aber auch im späteren Leben noch eine Rolle spielen, so z. B. die Regression auf den Primärzustand oder Verleugnung und Idealisierung [202, S. 74–76]. Mit Regression auf den harmonischen Primärzustand sind Phantasien gemeint, die Ruhe, Erlösung, Verschmelzung, Wärme, Geborgenheit usw. beinhalten. Dies stellt eine Möglichkeit dar, der narzißtischen Katastrophe, dem völligen Zusammenbruch des narzißtischen Gleichgewichts, zu entgehen. Die narzißtische Katastrophe würde ein totales Verlassen- und Ausgeliefertsein bedeuten [202, S. 84].

Narzißmus und Suizidalität

Bei depressiven Zuständen – einer häufigen Voraussetzung für Suizidhandlungen – haben die entsprechenden Individuen zuwenig narzißtische Libido zur Verfügung. Das Ich wird als fremd erlebt: Sowohl das Ich als auch die Objekte können nicht mehr „narzißtisch besetzt" werden. Wenn das Objekt nicht in den eigenen Narzißmus eingeschlossen werden kann, ist eine differenzierte Beziehung zum Objekt nicht möglich. Sowohl das Ich, wie auch die Objekte werden daher als fremd erlebt. Bei allen Zuständen, wo es an Narzißmus gebricht, kommt es zu einer Beeinträchtigung in der Phantasie durch eine Fusion mit dem Objekt. Die Fusion kann als Kompensationsversuch aufgefaßt werden. Diese Tendenz kann dazu führen, daß die Betreffenden völlig abhängig vom Objekt werden und das Objekt sich vom Depressiven „aufgefressen" fühlt. In dieser Konstellation können nicht nur Suizidhandlungen vorkommen sondern auch erweiterte Suizide, da der Depressive in seinen Fusionsphantasien und seinem kompensatorischen Größenselbst über den Tod naher Objekte zu verfügen können glaubt [40]. Bei Suizidalen ist nicht unbedingt der Wunsch nach dem Tod das primäre, sondern sie werden zum Suizid getrieben, da es ihnen an der Möglichkeit mangelt, ihr Ich und die Umwelt narzißtisch zu „besetzen" [39, S. 73]. Narzißtische Kompensationsversuche liegen bei Depressiven auch dann vor, wenn sich z. B. jemand in einer schweren Depression als „größter Sünder" bezeichnet oder als das „verworfenste" Individuum. Diese Formulierungen zeugen von einer ins Negative verzerrten Größenvorstellung [39, S. 75]. Bei vielen depressiven Patienten fließen die Entwertungs-, Minderwertigkeits-, Insuffizienz- und die Schuldgefühle ineinander und können nicht getrennt bzw. gesondert zum Ausdruck gebracht werden [218].

Der Wunsch vieler Suizidaler, mit idealisierten Objekten eine Fusion einzugehen, bringt sie oft in Konflikte mit der äußeren Realität. Diese Kranken schwanken oft zwischen einem Hochgefühl und einem „depressiven Loch", das im Grunde als „narzißtisches Loch" bezeichnet werden müßte [35, S. 79, 80]. Suizidale leiden häufig an einer Störung des Selbstwerterlebens. Viele Menschen kennen angesichts der zunehmenden Normierung des Lebens ihren wirklichen Weg nicht mehr. Die in ihrer Selbstidentität Gestörten werden auf immer größere Schwierigkeiten stoßen bei der von ihnen verlangten Anpassung. Sie neigen dazu, Hand an sich zu legen [36]. Ob Kernbergs Postulat, die narzißtische Störung habe nichts mit dem normalen Narzißmus zu tun, oder Kohuts Hypothese, daß sich der pathologische Narzißmus aus dem normalen herleiten läßt, zutreffend sind, ist für die Suizidalität der betreffenden Menschen nicht von Bedeutung [41, 236, 253].

Viele Suizidale haben eine beeinträchtigte Kindheitsentwicklung hinter sich. Nach Thilges u. Battegay [467] stammt etwa die Hälfte der in der Notfallstation des Kantonsspitals Basel untersuchten Patienten mit Suizidversuchen aus einer sog. Broken-home-Situation. Während unter einer äußeren Broken-home-Situation schicksalsmäßige Ereignisse für das Kind, wie z. B. Scheidung der Eltern, Tod eines der beiden Elternteile oder beider, verstanden wird, ist unter einer inneren Broken-home-Situation das Faktum zu verstehen, daß sich das Selbst der jungen Menschen wegen einer behindernden, einengenden und lieblosen Erziehung nur ungenügend entwickeln konnte. Die Familie ist äußerlich gesehen durchaus intakt, aber die Eltern sind z. B. für die Kinder nicht verfügbar, sie haben keine Zeit – kurz, ihre Söhne und Töchter sind „Waisenkinder mit Vater und Mutter" [399]. Trotzdem ist ein „broken home" nicht spezifisch für suizidales Verhalten. Die Broken-home-Situation stellt nur einen von mehreren Faktoren dar, der dazu beitragen kann, inadäquate Bewältigungsstrategien zu entwickeln [420]. Kinder aus einem „broken home" entbehrten in ihrer Kindheit jene bergende und tragende Wärme, die für das gesunde Leben erforderlich ist. Infolge dieser mangelhaften oder fehlenden Erfahrung einer intakten Familie, die sie umsorgt, hat sich das Selbst dieser Menschen nicht genügend entwickeln können. In der Regel neigen narzißtisch Gestörte zu typischen narzißtischen Kompensationen. Oft hegen sie Größenvorstellungen, die einer Belastung nicht standzuhalten vermögen. Dadurch werden die Betroffenen depressiv-verzweifelt und finden keinen Ausweg mehr. Erfolgt eine solche Traumatisierung ihres Größenselbst, können sie vollends verzweifeln und Hand an sich legen. Häufig sind diese Menschen sehr ambivalent und schwanken zwischen Suizidtendenzen und Lebenszuwendung. Aber selbst bei schwersten Suizidversuchen, die eigentlich als mißlungene Suizide einzustufen sind, können sie sich oft keine Vorstellung davon machen, nach dem Suizid nicht mehr weiter zu existieren. Irgendwie erwarten sie ein anderes Teilhaben bzw. ein Dasein, nicht im religiösen Sinne, sondern in diesseitigen Bezügen. Dabei kommt es z. B. vor, daß sie Gewissensqualen ihrer Umgebung, ihrer nächsten Angehörigen noch miterleben wollen. Die narzißtische Libido kann – in der Phantasie – auf die Zeit nach dem Suizid ausgerichtet bleiben. Die Vorstellung mancher Suizidaler, nach dem Akt noch irgendwie am Leben teilzuhaben, wenn auch in diesseitigen Bezügen, entspricht der Persönlichkeit dieser Patienten: Sowohl Größenideen als auch die Idealisierung von Objekten sind für narzißtisch Gestörte typisch. Die Suizidhandlung kommt den Größenideen insofern entgegen, als sich die Betreffenden als Herr über Leben und Tod wähnen und sie sich in scheinbarer Freiheit für den Tod entscheiden können [41]. Diese realitätsfremde Hoffnung wurde von Heinrich Heine im Gedicht „Die Grenadiere" meisterhaft dargestellt: Ein Grenadier möchte sich, über die politischen Ereignisse schwer enttäuscht, umbringen. Er möchte im Grab warten, bis sein Kaiser darüber hinwegreitet, um dann in voller Ausrüstung, bewaffnet, aus dem Grab heraufzusteigen und seinen idealisierten Kaiser zu schützen. Robert Schumann, der selbst versucht hatte, seinem Leben ein Ende zu setzen, hat dieses Gedicht vertont.

Folgendes Beispiel gibt Aufschluß über die Suizidalität einer narzißtisch gestörten Frau:

Eine 26jährige Krankenschwester litt als Kleinkind an Pavor nocturnus und bis zum 15. Lebensjahr an Enuresis nocturna. Als die Mutter sie im Alter von 4 Jahren einmal zu Bett brachte und sich danach zum Einkaufen entfernte, empfand die Patientin fürchterliche Angst. Sie schrie so laut, daß die Mutter nach Verlassen der Wohnung nochmals zurückkehrte und ihr Kleinkind schlug. Die Mutter habe sich daraufhin wieder entfernt. Die Patientin hatte damals und später das Gefühl, von den Eltern nicht verstanden und nicht geliebt zu werden. Als Kind habe sie viel geweint. Zu den zwei älteren Geschwistern habe sie keinen näheren Kontakt gefunden. Gefühle seien in der Familie nie ausgesprochen worden. Mit 11 Jahren, noch vor der Menarche und sexuell unaufgeklärt, habe sie sich mit ihrem Bruder intim eingelassen. Diesen Akt habe sie als Spiel aufgefaßt. Zwei Jahre später begann sie, an einem Globusgefühl im Hals zu leiden. Mit 20 Jahren begann sie eine Lehre als Krankenschwester, die sie nach 3 Jahren mit Erfolg abschloß. In die Lehrzeit fallen auch Erfahrungen mit harten Drogen und – als Folge – eine durchgemachte Serumhepatitis. Wegen Angstzuständen, Schluckbeschwerden, Versagensängsten und Insuffizienzgefühlen wurde die Patientin mit 28 Jahren in eine psychiatrische Klinik eingewiesen. Nachdem dort mehrere geplante Suizidversuche verhindert werden konnten, unternahm die Patientin unmittelbar nach einem Wochenendausgang ein Tentamen suicidii mit einer größeren Menge eines potenten Hypnotikums. Auch nach dieser Suizidhandlung war die Patientin längere Zeit depressiv. Sie träumte in jener Zeit, daß sie von einem Haus heruntersprang und auf einer Wiese mit Blumen landete. Sie habe dabei ein „irrsinnig schönes Gefühl" empfunden. Den Traum habe sie als ausgesprochen angenehm erlebt.

Im zitierten Traum scheint es, daß die Patientin auf der einen Seite die Realität nicht so anzunehmen weiß, wie sie ist, und dementsprechend vom Hause abspringt. Auf der anderen Seite verrät das Geträumte ein Allmachtsgefühl, denn sie verletzte sich bei ihrem Sprung vom Hause nicht, sondern landete auf einer blumigen Wiese mit einem Hochgefühl. Der Suizidversuch der narzißtisch gestörten Patientin stellt bis zu einem gewissen Grad schon einen Absprung aus dieser Welt dar, doch dazu auch einen Versuch, sich den Gesetzen der Wirklichkeit zu entziehen und damit jene Freiheit zu erlangen, die sie ohne diese Handlung nicht gehabt hätte. Daß sie dann depressiv daraus hervorging, ist verständlich, da ihr danach wohl das Irreale ihrer Erwartungen aufging [41].

Zu Recht betont Ringel [399], daß die richtige Elternliebe heute seltener als je zuvor sei. Häufig werde ein Erziehungsstil praktiziert, der den Eigennutz der Eltern widerspiegele, d. h. sie benützen das Kind für ihre Zwecke und können es dadurch zerstören. Alice Miller [300] hat Wesentliches zur Eltern-Kind-Beziehung publiziert, in eindrücklicher, pointierter, teilweise in provokativer Form. Im Gegensatz zu früheren Generationen sind heutige Eltern oft verunsichert in bezug auf die Vermittlung von Wertsystemen, da ihre eigenen oft längst in die Brüche gegangen sind. Während in früheren Jahren unantastbare Werte Kindern oft geradezu aufgedrängt wurden, geschieht heute in dieser Hinsicht oft zuwenig, so daß die Kinder in eine „Wertverdünnung" geraten und damit verunsichert werden [399]. Sie finden den Sinn des Lebens nicht, was ihnen aus ihrer Sicht Überdruß und Langeweile beschert, beides Vorstufen einer Tendenz zu Suizidhandlungen.

Ambivalenz, bewußte und unbewußte Motive

Die oft bis zuletzt bestehende Ambivalenz derjenigen, die Hand an sich legen, wird von Schriftstellern klassisch zum Ausdruck gebracht. Immer wieder zeigt sich, daß Dichter und Schriftsteller psychologische Sachverhalte meisterhaft dargestellt haben, z. T. lange bevor die entsprechenden Erkenntnisse der Psychologie und Psychiatrie vorlagen. So beschreibt Anton Wildgans in seinem Drama „Dies irae" einen jungen Maturanden, der unmittelbar nach seinem Examen Suizid begeht: Er setzt die Pistole an seine Schläfe, drückt ab und schreit, im gleichen Augenblick, wo der Schuß fällt: „Ich will nicht sterben!"

Leo Tolstoi beschreibt in „Anna Karenina" die letzten Gefühle der jungen Frau, als sie sich vor einen Zug wirft. Sie fühlt, daß sie vielleicht doch einen Fehler macht: Sie versucht vergebens, sich aufzurappeln, bevor sie der Zug überrollt.

Solche ambivalenten und wechselhaften Gefühle werden von der neuen Suizidforschung bestätigt. Hendin [199] schreibt, daß, wenn jemand, der sich von einem hohen Gebäude in die Tiefe stürzt, während des Sturzes befragt werden könnte, seine Einstellung zum Sterben eine andere wäre als einige Sekunden zuvor.

Das bewußte Motiv bzw. der aktuelle Anlaß für eine Suizidhandlung sagt über die Ätiologie dieser Handlung wenig oder nichts aus. So sind die bewußten Motive abhängig von der jeweiligen Zeitepoche, von Alter und Geschlecht [202, S. 32-33].

Der jeweilige Anlaß, der bekannte „Tropfen, der das Faß zum Überlaufen bringt", muß stets im Rahmen einer Entwicklung gesehen werden, die dazu führte, daß „das Faß voll wurde". Alle Statistiken stimmen jedoch überein, daß im Rahmen der bewußten Suizidmotive Konflikte im zwischenmenschlichen Bereich zahlenmäßig an erster Stelle stehen. Zu diesen gehören Liebes-, Partner-, Familienkonflikte, sowie solche, welche durch Trennung, Scheidung oder Tod entstanden sind. Auch die bei Männern nicht seltenen Konfliktsituationen im Beruf gehören zu einem großen Teil zu zwischenmenschlichen Konflikten, da sie häufig durch Spannungen mit Vorgesetzten, mit Kollegen und Untergebenen bedingt sind [202, S. 33]. Suizidhandlungen, deren Motive nicht dem zwischenmenschlichen Bereich zugehören, sind wesentlich seltener (z. B. unheilbare Krankheit, das Gefühl dem eigenen Ideal nicht entsprechen zu können und andere). Biener [57] erwähnt, daß bei 1% der Suizide organische Leiden zu Grunde lägen wie etwa postmeningitische Schädigungen, zerebrale Arteriosklerose und andere.

Verschiedene psychoanalytisch orientierte Autoren haben auf Grund von Äußerungen von Suizidanden auf deren unbewußte Phantasien geschlossen. Diese Phantasien bzw. Motive stellen bereits das Produkt eines psychodynamischen Prozesses dar. Henseler [203] nennt u. a. folgende Motive bzw. Phantasien:

- Tötung eines internalisierten Objektes,
- Autoaggression,
- Sühne, Selbstbestrafung,
- Rache, Vergeltung,
- aktives Zuvorkommen einer passiv gefürchteten Gefahr,
- Wiedervereinigung mit einer toten Bezugsperson,
- Symbiosewünsche, Ekstase, Hingabe,
- Resignation, Flucht,
- Neubeginn, Wiedergeburt, neues Leben.

Zur Frage der Motive schreibt Henseler [203] zu Recht: „Es ist empirisch gut belegt, daß es den einfachen, klaren Selbsttötungsimpuls ebenso wie den rein demonstrativen Selbstmordversuch nur als seltene Extremvarianten gibt. Zwischen diesen Extremen liegt das Gros der Suizidgefährdeten mit allen denkbaren Mischungsverhältnissen zwischen destruktiven und konstruktiven Motiven."

Holyst [220] nennt folgende Motive bei Suizidhandlungen:

- Selbstbestrafung für den anderen zugefügten Schaden oder Unannehmlichkeiten,
- Ausdruck der Auflehnung gegen die Welt, die Form eines Protests gegen die bestehenden Werte ...,
- die Lust, anderen Leiden und Unannehmlichkeiten zuzufügen, die Rache (Entgeltung) gegenüber der sozialen Umgebung, die Lust, in dieser Umgebung Schuldgefühle wachzurufen,
- die Lust, die Nächsten von seinem Wert zu überzeugen, indem man ihnen diesen Wert für immer entreißt,
- „Ruf nach Hilfe" bei unerträglichen Bedingungen, in Situationen, die über die menschlichen Kräfte gehen [220, S. 220].

Suizidtheorien

Verschiedene Theorien wurden zur Erklärung von Suizidhandlungen herangezogen. Diese Theorien sind mit Modellen zu vergleichen, die sich gegenseitig nicht auszuschließen brauchen. Sie sind von unterschiedlicher Bedeutung und Wichtigkeit, doch können alle dazu beitragen, das Verständnis für Suizidhandlungen zu fördern. Die folgenden Theorien erheben keinen Anspruch auf Vollständigkeit. Auch werden sie z. T. etwas vereinfacht – in zusammenfassendem Sinne – dargestellt. Dem biochemischen „Modell" ist ein gesondertes Kapitel gewidmet (s. S. 121).

Medizinische Theorie

Diese darf wohl als die bedeutsamste bezeichnet werden, da sie für die meisten Fälle zu Recht herangezogen wird und als Erklärungsmodell dient. Diese Theorie besagt, daß die Suizidhandlung als Krankheit oder Symptom einer Krankheit zu betrachten sei. Aus den übrigen Kapiteln geht hervor, daß wir unsere Ausführungen im wesentlichen auf diese Theorie gründen.

Obschon die Auffassung, daß Suizidanden krank seien, sehr alt ist, hat sich in neuerer Zeit besonders Erwin Ringel um dieses Modell verdient gemacht. 1953 erschien seine bedeutsame Arbeit „Der Selbstmord, Abschluß einer krankhaften psychischen Entwicklung" [395].

Aus anderen Kapiteln geht hervor, daß unter Suizidanden besonders häufig Depressive und Süchtige (Abhängige aller Arten) anzutreffen sind: Suizide kommen aber auch überdurchschnittlich häufig bei schweren Neurosen und Psychosen vor, sowie bei Borderline-Patienten. Alle diese Gruppen gelten als im medizinischen Sinne krank. In dem erwähnten Buch von Ringel beschreibt er das präsuizidale Syndrom, das ebenfalls Krankheitswert hat – schon der Begriff Syndrom ist ein ausgesprochen medizinischer. Zudem können diverse Medikamente Depressionen auslösen und damit auch Suizidhandlungen begünstigen oder ihnen Vorschub leisten, z. B. Rauwolfia-Alkaloide (Reserpin) und Kortikosteroide [377].

Aggressionstheorie

Diese Theorie ist ein psychoanalytisches Modell und geht auf Sigmund Freud und Karl Abraham zurück [373]. Die Suizidhandlung wird als Aggressionsumkehr, als Wendung der Aggression gegen sich selbst aufgefaßt. Im Ambivalenzkonflikt zwischen Liebe und Haß richtet sich letzterer gegen eine nahe Bezugsperson und wendet sich dann gegen sich selbst, nachdem das Objekt via Identifikation introjiziert (einverleibt) wurde. Dies bedeutet im Grunde, daß der Suizidand nicht nur sich selbst, sondern auch den anderen in sich umbringt [1, 141]. Mit dem suizidalen Akt kommt der Suizidand auch seinem Strafbedürfnis nach, da er sich wegen des Hasses schuldig fühlt. Der eigene gewaltsame Tod ist dann nichts anderes als ein Akt der Gerechtigkeit. Der Aggressionsstau bzw. die Aggressionsumkehr ist übrigens zu einem wichtigen Baustein im präsuizidalen Syndrom geworden.

Freud leitete den Suizid aus der Psychologie der Depression ab, in deren Mittelpunkt ein Verlusterlebnis steht, aus dem sich ein Ambivalenzkonflikt zwischen Liebe und Haß entwickelt [373, S. 59]. Während die Wendung der Aggression gegen sich selbst in späteren Jahrzehnten mehrfach bestätigt werden konnte, vermochte sich der von Freud postulierte Todestrieb nicht durchzusetzen. Pohlmeier [373, S. 59] schreibt dazu: „Das hypothetische Konstrukt des Todestriebes hat zur Erklärung der Selbstmordhandlung wenig beigetragen und hat auch bei den Fachleuten nur geteiltes Interesse gefunden ..."

Zu erwähnen ist auch, daß bei Depressiven nicht nur der Selbsthaß, der in Wirklichkeit dem introjizierten Objekt gilt, vorkommt, sondern auch tatsächlicher Selbsthaß.

Die Aggressionstheorie spielt in der Praxis eine nicht unbedeutende Rolle, da im Gespräch mit Suizidanden der Umgang mit der Aggression, ihre richtige Kanalisierung, von wesentlicher Bedeutng ist.

Narzißmustheorie

Auch diese Theorie geht zurück auf die Psychoanalyse. In neuerer Zeit hat vor allem Henseler [202] zu zeigen vermocht, daß die Suizidhandlung als narzißtische Krise zu interpretieren ist. Er brachte damit zum Ausdruck, daß ein narzißtisches Gleichgewicht zwischen einer Idealvorstellung und zwischen der Realität gestört wird. Das Gleichgewicht zwischen einer idealen Welt und der real erfahrenen Welt kann unerträglich und damit lebensgefährlich werden. Solche Störungen des Gleichgewichts können z. B. bei konflikthaften Partnerbeziehungen oder entsprechenden Erfahrungen im Berufsleben auftreten. Das Selbstwertgefühl kann durch Zurücksetzung derart gekränkt werden, daß der Betreffende aus dieser Gleichgewichtsstörung keinen anderen Ausweg mehr sieht, als den Suizid [377, S. 326].

Henseler [202] konnte 1974 belegen, daß Patienten, die einen Suizidversuch unternommen haben, schon in ihrer Vorgeschichte eine narzißtische Problematik (im ersten Teil dieses Kapitels beschrieben, s. S. 85) aufweisen. Narzißtische Konflikte spielen für die Suizidhandlung eine maßgebliche Rolle. „Suizidhandlungen sind fast immer als Reaktionen selbstunsicherer Menschen auf Kränkung zu verstehen, die durch Verleugnung und Idealisierung nicht mehr zu kompensieren waren." [203].

Soziologische Theorie

Diese Theorie geht auf Emil Durkheim zurück, der in seinem Werk über den Selbstmord (1897) diesen als Ausdruck gesellschaftlicher Verhältnisse auffaßte [113]. Eine wesentliche Überlegung in diesem von einem Soziologen geschriebenen Werk ist die, daß Suizidhandlungen eines einzelnen Individuums vom Ausmaß seiner sozialen Integration abhängig seien. Sowohl eine zu starke als auch eine zu geringe Bindung an eine Gruppe wirke suizidfördernd.

In Zeiten von wirtschaftlichen und politischen Veränderungen kommen die regulierenden Kräfte der bisher gültigen Gesetze abhanden, so daß der einzelne seinen Gefühlen ausgeliefert wird. Für diesen Zustand prägt Durkheim den Begriff der

Anomie. Die Voraussetzung für dieses Anomiekonzept ist, daß die Gesellschaft durch ihre Normen eine soziale Kontrolle auszuüben vermag [370].

Beispiele, welche im Sinne dieses Anomiekonzepts ausgelegt werden können, sind etwa die Weltwirtschaftskrise von 1929, in deren Gefolge die Suizidrate in den besonders betroffenen Ländern erheblich angestiegen ist. Auch Suizidhandlungen nach den beiden Weltkriegen, als Werte und Normen zugrunde gegangen sind, können mit diesem Konzept eine Erklärung finden [377, S. 327].

Die Soziologie untersucht nicht nur den Einfluß von Gesellschaft, Kultur und Religion auf Suizidraten, da diese Strukturen oft zu komplex und unübersichtlich sind. Heute liegt das Schwergewicht der soziologisch orientierten Forschung mehr auf kleineren Einheiten wie etwa Städten, Stadtvierteln, Wohngebieten, kleinen Gruppen wie z. B. Familien, die übersichtlicher sind und klarere bzw. eindeutigere Aussagen ermöglichen. Eine therapeutische Konsequenz kann in den verschiedenen Formen der Gruppentherapie gesehen werden. Zweierbeziehungen, Familien, Berufs- sowie Patientengruppen mit ähnlichen Krankheiten oder gemeinsamen Problemen werden heute gruppentherapeutisch betreut.

Lerntheorie

Anhänger der Lerntheorie interessiert weniger die Suizidhandlung selbst als das suizidale Verhalten. Die Theorie geht davon aus, daß Suizidhandlungen erlernte Verhaltensweisen darstellen. Es entspricht der klinischen Erfahrung, daß nicht selten Suizidanden auf diesem Gebiet schon Erfahrungen hinter sich haben, daß sie bestimmte Suizidmethoden aus ihrem Bekannten- oder Verwandtenkreis erlebt bzw. zur Kenntnis genommen haben. Die lerntheoretisch orientierte Psychologie befaßt sich mit der Frage, auf welche Weise das Verhalten erlernt wird. Für die Beantwortung dieser Frage eignen sich depressive Zustandsbilder besonders gut. Die Depression selbst ist von Seligman [442] als „erlernte Hilflosigkeit" interpretiert worden. Auch aus dieser Theorie ergeben sich Konsequenzen: Wenn ein bestimmtes Verhalten gelernt ist, ist das Lernen prinzipiell auch reversibel. Die kognitiv orientierte Verhaltenstherapie basiert auf dem lerntheoretischen Konzept [377, S. 327 und 329]. Depression und Tendenz zum Suizid werden nicht als Krankheit oder Symptom einer Krankheit aufgefaßt, sondern als gelerntes Verhalten, das korrigiert werden muß. Bei diesem Modell der erlernten Hilflosigkeit wird die Kehrseite der bekannten Medaille der Depression aufgezeigt: Negatives Denken und andere Symptome, die bei einer vorliegenden Depression anzutreffen sind, sind quasi nicht die Folge der Krankheit sondern ihre Voraussetzung. Der zu Depressionen neigende Mensch nimmt seine Umwelt selektiv wahr und konstelliert depressive Situationen. Die Einstellung des Individuums geht auf biographische Ereignisse wie z. B. Verlusterlebnisse zurück. A. T. Beck hat sich besonders einen Namen gemacht auf dem Gebiet der kognitiven Therapie der Depression [47].

Kommunikationstheorie

Einen interessanten Beitrag zur suizidologischen Forschung hat Bernhard Mitterauer geleistet. Seine Untersuchungen an der Psychiatrischen Krankenhausabteilung der Landesnervenklinik Salzburg haben zu folgender Hypothese geführt: „Im Selbstmordversuch manipuliert der Patient nicht bewußt oder (und) bewußt seine mitmenschliche Umgebung in ein Zuwendungsverhalten, beim Selbstmord hingegen in ein Abwendungsverhalten." [303]. Anhand von zahlreichen Einzelfallanalysen von Suizidhandlungen wird die Hypothese bestätigt, daß ein Suizidand bei ausreichender Information stets eine typische Verhaltensveränderung unmittelbar vor der Selbsttötung an den Tag legt: Entweder ist er im positiven Sinn verändert, so daß niemand auf die Idee kommt, es mit einem Menschen zu tun zu haben, der sich in Kürze das Leben nimmt, oder – dies kommt seltener vor – der Suizidand hat seit längerer Zeit durch ständige Suiziddrohungen und forderndes Verhalten seine mitmenschliche Umgebung derart zermürbt, daß selbst der Hilfreichste nicht mehr reagiert, wenn er sich suizidiert [306, 307]. Die suizidale Einengung erreicht bei dem, der sich selbst tötet, einen Punkt, an dem die zwischenmenschlichen Beziehungen schlagartig abbrechen – kommunikativer Abbruch – die Suizidalität als suizidaler Handlungsvollzug läuft aber bis zur Selbsttötung weiter [309]. Der typische Suizidand wendet sich also kurz vor der Tat ab und beansprucht keine Hilfe mehr. Ferner liegt es im Wesen des Abwendungsverhaltens, daß sich der Suizidale in diesem Endstadium so verhält, daß er selbst den Besorgtesten und Fachkundigsten vom Ernst der Lage ablenkt. Der typische Suizidversucher hält dagegen bestimmte Beziehungen zu seinen Mitmenschen ganz entschieden bis hin zum Selbstdestruktionsversuch aufrecht. Durch ihre Tat rufen diese Patienten um Hilfe, sie appellieren an ihre Umgebung. Das Zuwendungsverhalten des Suizidversuchers kann kommunikationstheoretisch mit Aggression bzw. Autoaggression erklärt werden [307].

Das suizidale Achsensyndrom, das von Mitterauer ausgearbeitet wurde, stellt sowohl einen Beitrag zur Beurteilung der Suizidalität dar, als auch einen Fortschritt zur Frage der Genetik von Suizidhandlungen. An anderer Stelle wird ausführlicher darauf eingegangen werden (s. S. 130) [301, 302].

Alle diese Theorien können für sich nicht beanspruchen, absolut gültig und in jedem Fall „wahr" zu sein. Sie sind vielmehr Ausdruck dafür, daß Suizidhandlungen komplexe Geschehnisse sind, die nicht nur rein medizinisch betrachtet und interpretiert werden können. Auch andere Disziplinen vermögen wesentliche Erkenntnisse zu diesem noch immer als Rätsel zu bezeichnenden Phänomen beizutragen.

Zur Frage der Autonomie bei Suizidhandlungen

Die Frage, ob ein Mensch, der Hand an sich legt, „autonom" handelt, gab immer wieder zu Diskussionen Anlaß. Dem Bilanzsuizid, der autonomem Handeln entspricht, ist ein gesondertes Kapitel gewidmet (s. S. 101).

Eine aufgehobene Autonomie eines Menschen, der eine Suizidhandlung begeht, entspricht auch einer aufgehobenen Urteilsfähigkeit und dürfte etwa dem entsprechen, was im Volksmund „geistige Umnachtung" genannt wird. Das Paradebeispiel einer aufgehobenen bzw. fehlenden Autonomie liegt bei suizidalen Akten vor, die in einem Raptus unternommen werden. Dieser wird nach Peters definiert als „plötzlich, aus einem Zustand der Ruhe heraus auftretende gewaltsame Handlung bei psychischen Störungen" [345]. Am bekanntesten ist der schizophrene Raptus: Aus einem Zustand scheinbarer Ruhe heraus kann plötzlich ein schwerer autoaggressiver Akt unternommen werden, der häufig tödlich endet. Die Tat kann unvermittelt ausgeführt werden, z. B. während einer normalen Tätigkeit, wie z. B. während des Essens.

Eine 30jährige, aus religiösem Milieu stammende Frau, die hereditär mit Schizophrenie belastet war und selbst an einer depressiven Katatonie litt, stürzte sich am gleichen Tag, als sie aus einer psychiatrischen Klinik entlassen wurde, unter einen vorbeifahrenden Zug. Wenige Tage zuvor hatte sich ihr Bruder auf diese Art suizidiert. Einen ersten Suizidversuch hatte die Patientin schon im Alter von 17 Jahren durch Einnahme von Medikamenten unternommen. Die junge Frau überlebte das Überrollen durch den Zug, sie trug jedoch Rippen-, Wirbel- und Beckenringfrakturen davon und verlor einen Vorderarm. Nach einem Aufenthalt in einer chirurgischen Abteilung wurde sie erneut in eine psychiatrische Klinik eingewiesen. Drei Monate später entfernte sie sich aus dem Klinikareal und sprang von einem hohen Gebäude zu Tode.

Das Überfahrenlassen von einem Zug kann nicht als Suizidversuch gewertet werden, sondern bedeutet einen mißlungenen Suizid. Das Springen vor einen Zug hatte sie später als eine Impulshandlung beschrieben. Das Überfahrenlassen kann als eine Handlung im Raptus betrachtet werden, während das In-die-Tiefe-Springen von einem Gebäude nicht unbedingt raptusartig erfolgt sein muß. Es ist eher anzunehmen, daß die Patientin ihren Suizid in depressiver Stimmung geplant und dieses Ziel konsequent verfolgt hat und sich deshalb auch unerlaubterweise vom Klinikareal entfernt hat. Um dieses Ziel zu erreichen, brauchte sie eine gewisse Zeit und mußte zudem einen passenden Moment abwarten.

Es erhebt sich die Frage, inwieweit Psychopharmaka die Urteilsfähigkeit bzw. Autonomie beim Entscheid einer Suizidhandlung beeinflussen. Eine altbekannte empirische Tatsache besagt, daß am Beginn und am Ende einer Depression das Suizidrisiko am größten ist. Es ist deshalb am größten, weil die psychomotorischen Hemmungen noch nicht oder nicht mehr stark ausgeprägt sind, so daß dann auftretende Suizidimpulse zur Tat verleiten können [179]. Durch Verabreichen von antriebssteigernden Antidepressiva oder anderen antriebssteigernden Medikamenten in dieser Phase kann die Suizidgefahr zusätzlich vergrößert werden, weil die Antriebssteigerung eine Voraussetzung für die Suizidhandlung bedeutet. Erfolgt ein suizidaler Akt während einer solchen Fehlbehandlung (Kunstfehler!), muß von einer stark eingeschränkten Autonomie bezüglich des „freien Willensentscheides" des Suizidanden gesprochen werden. Der oder die Betreffende hätte vielleicht nie eine Suizidhandlung unternommen, wenn die Behandlung fachgerecht erfolgt wäre, mit sedierenden statt antriebssteigernden Antidepressiva, u. U. unter Zuhilfenahme von Neuroleptika oder Tranquilizern, sowie einer individuellen Gesprächstherapie, die bei keiner medikamentösen Behandlung fehlen darf.

Gewisse Tranquilizer, welche der Gruppe der Benzodiazepine zugehören, können für eine kurze Zeitperiode eine Amnesie bewirken. Es kommt z. B. vor, daß Patienten nach Einnahme eines Tranquilizers über ein bestimmtes Thema gesprochen haben oder etwas ausgeführt haben, an das sie sich am darauffolgenden Tag nicht mehr zu erinnern vermögen [278]. Meistens sind diese Amnesien harmlos und bleiben ohne schwere Folgen. Allerdings gewinnen diese Erinnerungslücken einen völlig anderen Stellenwert, wenn während dieser Zeit eine Suizidhandlung unternommen oder ein Delikt erfolgen würde, welche später die Frage der Urteilsfähigkeit bzw. Zurechnungsfähigkeit im Gefolge hätten.

Als Beispiel für einen durch eine Depression getrübten Willensentscheid bezüglich einer Suizidhandlung sei eine 48jährige Frau erwähnt, die aus einer Broken-home-Situation entstammte. Mit 24 Jahren ehelichte sie einen in der Baubranche tätigen Mann. Auf beiderseitigen Wunsch blieb die Ehe kinderlos. Die Patientin, empfindsam und kontaktscheu, neigte dazu, sich zu isolieren und abzukapseln. Sie wurde bald alkoholabhängig ,und mit 36 Jahren erlitt sie einen ersten epileptischen Anfall (Grand mal). Eine depressive Entwicklung bahnte sich in den folgenden Jahren an. Infolge einer chronischen Glomerulonephritis wurde die Frau mit 48 Jahren terminal niereninsuffizient, so daß sich die Frage der chronischen Dialyse stellte. Sowohl sie als auch ihr Ehemann sprachen sich deutlich für eine Dauerdialyse aus. Die Patientin versprach, fortan auf den Alkohol zu verzichten. Ihr Alkoholismus hatte zuvor mehrere psychiatrische Hospitalisationen erforderlich gemacht. In den folgenden Jahren der Dialysebehandlung gelang es der Patientin tatsächlich, auf den Alkohol zu verzichten. Zwar litt sie häufig an depressiven Verstimmungen, doch vermochte sie sich in besseren Zeiten am Leben zu freuen, den Haushalt zu besorgen und ihre kranke Mutter auszuführen [167]. Mehrmals unternahm sie einen Suizidversuch mit Medikamenten, der stets völlig untauglich war und als parasuizidale Geste zu interpretieren war. Nachdem sie 3 Jahre dialysiert worden war, wurde sie zunehmend depressiv, sie suchte uns eines Tages in einem solchen Zustand auf und teilte uns mit, sie wolle in Zukunft keine Dialysen mehr. Über die Bedeutung ihres Entschlusses war sie sich völlig im klaren. Dieser wäre ein „passiver Suizid" gewesen, wie etwa beim Diabetiker, der sich bewußt kein Insulin mehr spritzt oder spritzen läßt. Wir gingen auf den Wunsch der Patientin insofern ein, als wir ihr folgenden Vorschlag unterbreitet haben: Ihre Depression werde in den folgenden 10–14 Tagen mit Infusionen stationär behandelt (in einer somatischen Klinik). Wenn sie nach Ablauf dieser Zeit ihre Meinung nicht geändert haben würde, werde ihr Entscheid gebilligt und sofort auf weitere Dialysen verzichtet werden. Sie akzeptierte den Vorschlag und nach 4–5 Tagen äußerte sie spontan, daß sie sich nicht nur besser fühle, sondern ihr Leben wieder in einem völlig anderen Licht sehe und daß sie weiter dialysiert werden möchte. Die von ihrer Depression geheilte Patientin lebte noch etwa ein halbes Jahr ohne Depressionen und verstarb dann plötzlich an einer somatischen Komplikation.

Fragen in Zusammenhang mit der Autonomie bei Suizidhandlungen wären unvollständig, wenn lediglich von verminderter oder aufgehobener Autonomie die Rede wäre. Vielmehr bedarf auch die Frage von vermehrter Autonomie einer Berücksichtigung. Anders ausgedrückt: Wirkt sich eine Zunahme von Autonomie auf vollzogene Suizide positiv oder negativ aus? Autonomie ist zu verstehen im Sinne von „Eigengesetzlichkeit, Selbständigkeit, Unabhängigkeit" [194]. Ein Zuwachs an Autonomie kann in den letzten Jahrzehnten vor allem bei Frauen festgestellt werden.

Im folgenden sei eine Untersuchung aus Portugal zitiert (Castro u. Martins [89], deren Resultate mutatis mutandis wohl auch für manche andere Länder Geltung haben: Nach Salazars Tod in den 70er Jahren machte Portugal eine industrielle und technische Entwicklung durch, die für neue Arbeitsplätze sorgte, die häufig von Frauen besetzt wurden. Nach der Revolution von 1974 gewährten die Gesetze den Frauen mehr Partizipation im politischen und sozialen Leben. Zudem wurde der Einfluß der Massenmedien in Portugal größer, die ebenfalls auf die Unabhängigkeit der Frauen einwirkten [89]. Verglichen mit früheren Jahren haben die Suizide bei Frauen nach 1977 in Portugal signifikant zugenommen. Nach Altersgruppen aufgeschlüsselt ist festzuhalten, daß die Suizidrate bei älteren Frauen kaum angestiegen ist, während sie bei den 15- bis 19jährigen bzw. 20- bis 49jährigen Frauen signifikant angestiegen ist – im Gegensatz zu den Männern. Die Autoren [89] bringen diesen Sachverhalt in Verbindung mit der Zunahme der Autonomie bei Frauen in Portugal Ende der 70er und anfangs der 80er Jahre im Vergleich zu früheren Jahrzehnten. Allerdings muß der Begriff Autonomie in diesem Zusammenhang kritisch beleuchtet werden: Zwar können vermehrte Rechte und Pflichten bei Frauen als Autonomiezuwachs betrachtet werden, andererseits darf nicht übersehen werden, daß berufstätige Frauen durch Haushalt und Beruf einer Doppelbelastung ausgesetzt sind.

Unbewußte Suizidhandlungen

Zur Frage, welche Rolle das Unbewußte bei Suizidhandlungen spielt, hat Henseler [201] einen interessanten Beitrag geleistet. Er publizierte 1971 eine Arbeit über den unbewußten Selbstmordversuch. Unter 220 Suizidversuchen fand er 4, also etwa 2%, die er als „unbewußt" charakterisierte. Von den 4 Patientinnen hatten 3, nachdem sie zuvor Alkohol getrunken hatten, eine Überdosis von Psychopharmaka eingenommen. Diese Einnahme erfolgte im Rahmen einer Konfliktsituation, ohne daß weder vorher noch nachher eine Suizidabsicht bestanden hätte. „Als unbewußten Selbstmordversuch werden hier Verhaltensweisen bezeichnet, die nur als Selbstmordversuch verstanden werden können, bei denen die handelnden Personen eine Selbstmordabsicht verneinen ... Bei allen 4 Frauen war eine ungewöhnliche Realitätsverleugnung auffällig, die sich nicht nur auf die Suizidgedanken bezog, sondern weite Bereiche des Lebens prägte. Qualitativ war die Verleugnung bestimmt durch eine starre Idealbildung, die als Reaktionsbildung gegen eine narzißtische Problematik verstanden werden kann" [201].

Ein Abwehrsystem, das täglich von der Realität in Frage gestellt wird, kann durch Alkohol oder Medikamente geschwächt werden, so daß die bis anhin verleugnete Depression und damit auch Suizidimpulse durchbrechen können. Es ist leicht verständlich, daß diesen Suizidhandlungen keine autonomen Entscheidungen zu Grunde lagen. Die Urteilsfähigkeit war deutlich beeinträchtigt, da das Unbewußte das Bewußte sozusagen überlistet hat. Bei einem freien, autonomen Willensentscheid muß dagegen postuliert werden, daß das Bewußte sich der Handlung bewußt ist! [185].

Unbewußte Suizidhandlungen kommen auch im Straßenverkehr vor. Die direkt intendierten Suizide bei „Selbstunfällen" auf der Straße sollen hier nicht zur Sprache kommen, sie werden an anderer Stelle abgehandelt. Hier sind Verhaltensweisen gemeint, die durchaus der Definition von Henseler beim unbewußten Selbstmordversuch entsprechen: Die betreffenden Verkehrsteilnehmer würden eine entsprechende

Frage nach ihrer Suizidabsicht entrüstet verneinen und haben auf der bewußten Ebene auch tatsächlich keinerlei entsprechende Tendenzen. Allerdings sieht die Realität anders aus: Von dieser tragischen Realität lesen wir nicht selten in der Tagespresse, welche entsprechende Verhaltensweisen oft mit unzulänglichen Begriffen wie „Risikofreudigkeit", „jugendlicher Leichtsinn" und ähnlichem umschreibt.

Manche dieser Verhaltensweisen im Straßenverkehr müssen oft als eine unbewußte Suizidtendenz interpretiert werden: So etwa das Fahren in dichtem Nebel mit hohen Geschwindigkeiten, das Fahren mit Zweiradfahrzeugen in der Nacht bei Glatteis ohne Licht und ohne Helm. Die Statistiken vermögen zu belegen, daß Unfälle nicht einfach „geschehen", sondern verursacht werden. Die Annahme von sog. „Pechvögeln", die immer wieder in Unfälle verwickelt werden, ist nur eine vordergründige. Allerdings ist es nur eine kleine Minorität, die überdurchschnittlich häufig in Unfälle verwickelt wird (sog. „Unfalltypen"). Eine unbewußte Suizidtendenz muß sicher für manche aus dieser Kategorie angenommen werden [221].

Solche „Pechvögel" sind natürlich nicht nur im Straßenverkehr zu finden, sondern gelangen auch in die Statistiken von Arbeitsunfällen, Unfällen beim Sport und zu Hause. Durch ihr Verhalten zeigen diese Menschen unbewußte Suizidtendenzen und Verhaltensweisen, in denen der Tod zumindest in Kauf genommen wird. Solche Situationen können provoziert oder verstärkt werden, z. B. durch Personen, die im gleichen Auto mitfahren, oder durch das Fahrzeug selbst, welches – psychoanalytisch gesehen – als Phallussymbol gesehen werden kann und das in einem Imponiergehabe gezeigt und demonstriert werden muß. Der Inhaber dieses Symbols, der Lenker des Fahrzeugs, steht unter dem Leistungsdruck, sich möglichst „potent" zu zeigen und sich ja keine „Blößen" zu geben. Häufig werden junge Männer am Steuer dann zu einem halsbrecherischen Fahrstil angeregt, wenn eine Frau den Beifahrersitz eingenommen hat. Die Kombination einer bildlichen Darstellung von Frau und Auto in der Werbung ist kein Zufall. Aggressionen können beim Motorrad- und Autofahren ausgelebt und demonstriert werden. Viele Überholmanöver zeugen von diesem Sachverhalt. Es ist auch bekannt, daß sich die Fahrweise eines Automobilisten schlagartig ändern kann, wenn er mit Mitfahrern unliebsame Diskussionen pflegt oder sogar gewisse Streitigkeiten ausficht.

Ein 50jähriger Mann berichtete mir, daß er auf einer Autoreise mit seiner ihn begleitenden Frau in Streit geriet und sie im Zorn aufforderte, den Wagen zu verlassen und per Eisenbahn nach Hause zu reisen. Er fuhr sie zum nächstgelegenen Bahnhof und beide stiegen aus. Die verbalen Auseinandersetzungen wurden fortgeführt, doch beharrte die Ehefrau auf ihrer Forderung, zusammen mit ihrem Mann im Auto nach Hause zu fahren. Gegen den Willen des Patienten bestieg die Ehefrau das Fahrzeug und in der Folge fügte sich der Mann dieser Forderung, bestrafte die Frau jedoch damit, daß er überdurchschnittlich schnell und waghalsig fuhr, so daß die Frau ihn immer wieder gebeten habe, langsamer zu fahren und sie auch Angst bekundete.

Ein 46jähriger Intellektueller, der latent suizidal war, erwähnte, daß er in seinem Sportwagen gerne mit hoher Geschwindigkeit fahre. Er habe in seiner depressiven Gespanntheit schon waghalsige Überholmanöver durchgeführt. Durch seine angespannte Konzentration auf den Straßenverkehr könne er seine Sorgen eine Zeitlang vergessen. Auf Deutschlands Autobahnen fahre er bis zu 250 km/h: Die anderen Verkehrsteilnehmer hinter sich zu lassen, vermittle ihm ein Gefühl von Freiheit, von Genugtuung.

Middendorff [299] berichtet von Todesspielen in Autos, die sich prinzipiell vom „russischen Roulette" nicht unterscheiden: „In den USA wurden verschiedene Autospiele Jugendlicher bekannt; eines nannte sich ‚chicken' und bestand darin, daß man einen Wagen auf hohe Geschwindigkeit brachte, das Lenkrad losließ und den Wagen ohne Führung weiterfahren ließ, während die Insassen der Dinge harrten, die da kommen würden. Ein anderes Spiel nannte sich ‚sport' und bestand darin, daß die Jugendlichen auf dem Boden des Fahrzeugs kauerten und jeder unabhängig vom anderen Kupplung, Bremse oder Gas bediente. Bei dem ‚Dip-thrill-Spiel' wurde ein Wagen mit Höchstgeschwindigkeit über besonders schlechte Straßenstücke gejagt. Auch in Australien gibt es ähnliche Spiele; bei dem dort üblichen ‚Chicken-Spiel', das es auch in den USA gibt, rasen zwei Fahrer aufeinander los, und derjenige, der zuerst Platz macht, ist der Feigling, das ‚chicken'. In Norwegen wurden kürzlich ähnliche Spiele Jugendlicher bekannt ..." [299, S. 188].

Neuerdings sind auf Spaniens Autobahnen „Kamikaze-Fahrer" anzutreffen. Durch diesen gefährlichen „Wettkampf" sollen sich schon mehrere tödlich ausgehende Unfälle ereignet haben. Gewinner ist der, welcher auf der Gegenfahrbahn einer Autobahn 10 km fahren kann, ohne einem entgegenkommenden Fahrzeug auszuweichen. Es wird jeweils um hohe Beträge gewettet [466].

Zum risikoreichen Fahren gehört auch die quantitative Überschätzung der eigenen Fahrleistung. Nicht selten werden zu lange Zeiten am Steuer eines Fahrzeugs in übermüdetem Zustand verbracht. Angestrengte Konzentration bringt in einem solchen Fall nichts, da ein angespanntes Sich-Konzentrieren auf die vor einem liegende Fahrbahn – besonders wenn es sich um gerade, „langweilige" Strecken handelt – die Ermüdung noch erhöht. Es wirken dann ähnliche Mechanismen wie bei der Einleitung einer Hypnose. Auch in langen Tunnels treten solche Ermüdungserscheinungen oft auf. Die Folge solcher Zustände ist ein kurzdauerndes „Einnicken", welches sofort oder nach wiederholten Malen fatale Folgen zeitigen kann, falls nicht die richtigen Folgerungen gezogen werden und eine Ruhepause eingeschaltet wird, in der Bewegungen an frischer Luft miteingeschlossen sind. Auch hinter solchen waghalsigen Fahrmanövern kann eine unbewußte Suizidtendenz stehen.

Autonomie und Institution

Wenn wir versuchen, uns ein Bild über die Art und Häufigkeit von Suizidhandlungen in psychiatrischen Kliniken zu verschaffen, fällt auf, daß sich das Bild in neuerer Zeit gegenüber früher stark gewandelt hat. Eine Aufnahme in eine psychiatrische Klinik hatte noch um die letzte Jahrhundertwende einen ganz anderen Charakter als heute: Die neu aufzunehmenden Patienten wurden einem Bade unterzogen, das aus hygienischen Gründen meist dringend indiziert war. Das Bad hatte aber nicht nur hygienische Bedeutung: Mit diesem wurde ein Wendepunkt im Leben des Patienten markiert, der die für ihn unangenehme Zäsur (Eintritt in eine Klinik) betonte und unterstrich. Nach erfolgtem Bade wurde die Neueinkleidung vorgenommen, der wiederum eine Doppelbedeutung zukam, eine hygienische einerseits und eine sozialpsychologische andererseits [170, 185]. Neueinkleidung bedeutete auch einen Eingriff in die Privatsphäre des Kranken, der seine persönlichen Dinge abgeben mußte. Obschon alle diese Maßnahmen vom Patienten als schikanös empfunden werden konnten, geschah dies nicht zuletzt aus Sicherheitsgründen, damit ja kein spitzer Gegenstand, kein Messer, kein Strick usw. übersehen wurde, der als Suizidmittel oder zumindest im Sinne eines selbstschädigenden Verhaltens hätte mißbraucht werden können. Damit aber nicht genug. Der Patient wurde nach der Aufnahme z. B. in einem Wachsaal überwacht. Diese Überwachung hatte u. a. zum Ziel, eine Suizidhandlung zu verhüten. Die Folgen dieses fürsorglichen Verhaltens von seiten des Pflegepersonals und der Klinikleitung bedeuteten für den Kranken bis zu einem gewissen Grade ein Aufgeben der eigenen Persönlichkeit, eine Entautonomisierung, da eine Selbstverfügung in der Institution von damals nur sehr beschränkt möglich war. Der Patient wurde seiner Verantwortung weitgehend enthoben.

Was waren die Folgen dieser sog. Anstaltspsychiatrie, die etwa 100 Jahre zurückliegt? Es ist keineswegs so, daß Erfolge immer ausblieben, es wurden in der damaligen Anstalt viele Suizide tatsächlich verhütet, obschon eine 100%ig erfolgreiche Suizidverhütung selbst in strengstem Rahmen und bei rigidester Überwachung nicht möglich ist. Doch wurden – sofern eine solche Entautonomisierung während Jahren andauerte – Anstaltsartefakte herangebildet, d. h. die Patienten wurden zu Menschen, die sich im täglichen Leben nicht mehr zurechtfinden konnten und schließlich zu Dauerinsassen der betreffenden Institution.

Kam trotz strengster Überwachung ein Suizid in der Anstalt von damals vor, so bedeutete er nicht nur einen beklagenswerten Unfall, sondern stets mehr oder weniger auch ein Versagen des zuständigen Pflegers bzw. der Schwester – oder in der früheren Sprache: des Wärters oder der Wärterin. Daß solche nichtverhinderten Suizide in der Anstalt etwas Außergewöhnliches und Seltenes waren, geht schon daraus hervor, daß sie z. B. in den Basler Jahresberichten namentlich erwähnt und kommentiert wurden. Ludwig Wille, der erste Direktor der Psychiatrischen Universitätsklinik Friedmatt, schreibt 1894, bezugnehmend auf einen Patienten, der sich durch eine Überdosis Chloralhydrat suizidiert hat: „Gleich wahrscheinlich ist, daß er (der Patient) den übrigen Teil durch einen Wärter aus der Stadt sich zu verschaffen gewußt hatte, was für ihn als Arzt keine Schwierigkeiten hatte, wobei ihm zustatten kam, daß der Wärter ein durchtrieben gewissenloser Mensch war, der einige Tage vor der Katastrophe wegen anderer entdeckter ehrloser Handlungen aus dem Dienste entlassen worden war" [170, S. 115–116].

Nur wenige Jahre früher, 1889, schreibt Wille – ebenfalls im Jahresbericht – folgende Zeilen: „Außerdem hatten wir im Verlaufe des Jahres (am 28. Mai) einen Selbstmord zu beklagen, indem bei einem Spaziergang ein melancholischer Kranker dem begleitenden Wärter fortlief, um sich unter einen vorüberfahrenden Schnellzug zu stürzen, von dem er in Stücke zerrissen wurde. Wer solche Situationen objektiv und erfahrungsgemäß beurteilen kann, wird einem solchen Wärter, wenn er sonst als pflichtgetreu und zuverlässig sich bewährt hat, keine allzu große Schuld an dem Unglück zuteilen, selbst wenn nach der Tat der Gedanke sich aufdrängt, daß sie unter Berücksichtigung aller Umstände höchstwahrscheinlich hätte verhindert werden können." [170, S. 115].

Ein „Verschulden" des Kranken bzw. eine Eigenverantwortung des Patienten wurde gar nicht in Erwägung gezogen und gar nicht diskutiert. Die Verantwortung für Suizide in der Anstalt war damals weitgehend ein pflegerisches Problem.

Im Gegensatz zu früheren Jahrzehnten wird heute der Eigenverantwortung des hospitalisierten Patienten wesentlich mehr Gewicht zugemessen. Die Ära der Psychopharmaka hat es ermöglicht, die Kranken freiheitlicher zu behandeln und sie nach einer kürzeren Aufenthaltsdauer als früher aus der Klinik zu entlassen. Obschon in früheren Jahrzehnten einzelne Arbeiten zum Thema Suizid in psychiatrischen Kliniken veröffentlicht wurden, war es vor allem in den 70er und 80er Jahren unseres Jahrhunderts, während welchen die in psychiatrischen Kliniken ausgeführten Suizide systematisch untersucht und entsprechende Arbeiten publiziert wurden. Mehrere neue Arbeiten [84, 153, 235, 251, 284, 344, 390, 499] belegen klar und deutlich, daß mit der freiheitlicheren Behandlung die Suizide in psychiatrischen Kliniken zugenommen haben. Ein noch wenig beachtetes Phänomen stellt das Faktum dar, daß kurz nach einer stationären Therapie das Suizidrisiko wesentlich höher ist als während der Hospitalisationszeit [123, 136]. Als besonders risikoreich bezeichnet Armbruster [13] Krankheitsstadien mit dem Leitsymptom depressive Verstimmung sowie Leistungseinbußen, die vom Patienten registriert werden.

Für das Zunehmen der Suizide in psychiatrischen Kliniken in den letzten Jahrzehnten wurden verschiedene Faktoren verantwortlich gemacht, die aber, wenn einzeln angeführt, höchstens einen kleinen Mosaikstein für die Erklärung eines so komplexen Geschehens darstellen können, für das im Grunde vielfache Faktoren anzuführen wären, die sich untereinander wieder beeinflussen. So äußert Hessó [206] die Ansicht, daß im Vergleich zu früher mehr Suizidale in Kliniken eingewiesen werden. Er vertritt auch die Ansicht, daß der soziale Druck auf den einzelnen Patienten größer sei als in früheren Jahren. Zudem erwähnt er als wichtige Faktoren die freiheitlichere Behandlung sowie den rehabilitativen Druck, der auf Kranke ausgeübt werde.

Auch Armbruster [13] weist auf die erhöhte Selbständigkeit und Eigenverantwortlichkeit des hospitalisierten Patienten hin, die ihn in einem gewissen Stadium seiner Erkrankung überfordern können und möglicherweise zu einem Insuffizienzgefühl führen. Nicht ohne weiteres zu erwarten war das Untersuchungsergebnis von Modestin [312], der in zwei voneinander unabhängigen psychiatrischen Kliniken mit vergleichbarem Krankengut einen gleichen Anstieg der Suizide in der zuletzt untersuchten 5-Jahresperiode gefunden hat, obschon in dieser Zeit nur in einer der beiden psychiatrischen Institutionen wesentliche Veränderungen des klinischen Milieus vorgenommen worden sind.

Die freiheitlichere Behandlung von psychisch Kranken erhöht offenbar das Suizidrisiko. Die kürzere Behandlungsdauer, die häufigeren und freizügigeren Ausgänge der Patienten schließen eine lückenlose Überwachung aus und lassen ihnen mehr Autonomie, mehr eigene Entscheidung und mehr eigenen Handlungsspielraum. Heute kommt den Ärzten insofern größere Verantwortung zu als in früheren Jahren, als sie bei Entlassungen und Ausgangsbewilligungen i. allg. ein wesentliches Wort mitzusprechen haben. Zudem ist heute die antidepressive Behandlung von essentieller Wichtigkeit. Modestin [313] konnte anhand von 61 Kliniksuiziden nachweisen, daß die vor ihrer Selbsttötung depressiv Gewesenen in einem großen Prozentsatz eine ungenügende antidepressive Therapie erfahren haben. Kaum die Hälfte von ihnen erhielt Antidepressiva und nur eine kleine Minderheit erhielt eine optimale antidepressive Therapie. Diese Arbeit ist insofern besonders erwähnenswert, als sie in Verbindung mit Suizidalen therapeutische Kunstfehler bzw. Unterlassungen – zumindest im psychopharmakologischen Bereich – mit erstaunlicher Offenheit darlegt.

Anhand dieser Ausführungen ist das Janusgesicht der modernen klinischen Psychiatrie deutlich zu erkennen: Einerseits wird der Patient nicht mehr so bevormundet wie früher, er erhält meist auch nach kurzer Zeit Ausgang, kann sich in einer offenen Abteilung frei bewegen, und die Gesamthospitalisationszeit wurde wesentlich verkürzt.

Der klinisch-psychiatrisch Hospitalisierte ist somit autonomer geworden und kann selbständiger entscheiden. Auf der anderen Seite aber bedingt dieser Autonomiezuwachs ein vermehrtes Suizidrisiko, das in wesentlich häufigeren Kliniksuiziden zu Buche schlägt. Trotzdem möchte heute niemand auf diese freiheitliche Behandlung verzichten und niemand dürfte ernsthaft der früheren Anstaltspsychiatrie das Wort reden. Unsere Gesellschaft akzeptiert i. allg. diesen Sachverhalt – sofern er überhaupt bekannt ist – und bejaht ihn prinzipiell, zumindest so lange, als nicht ein eigener Angehöriger in der Klinik Suizid begeht. Dann allerdings werden Vorwürfe an die Klinikleitung laut, warum man nicht besser aufgepaßt hätte! Umgekehrt jedoch beklagen sich viele über die geschlossenen Abteilungen und über zu geringe Freiheit. In weiten Bevölkerungskreisen gilt heute eine geschlossene Abteilung einer Klinik als konservativ-antiquiriert, die offenen dagegen als „fortschrittlich". Heute ist bekannt, daß beide extreme Positionen falsch sind. Der Schreiber dieser Zeilen hatte Gelegenheit, in den 70er Jahren eine Depressionsabteilung im National-Institute of Mental Health in Bethesda, Maryland (USA) zu besuchen, in der keine Suizide vorgekommen sein sollen. Allerdings muß angemerkt werden, daß alle Patienten dieser Abteilung sorgfältig ausgesucht wurden (es bestand kein Aufnahmezwang), daß das Verhältnis Pflegepersonal zu Patient etwa 1:1 betrug und daß die Abteilung erst noch geschlossen geführt werden konnte! Trotzdem darf das Offen- oder Geschlossensein einer Abteilung nicht überschätzt werden: Wesentlich wichtiger für den Patienten ist der Verlust der Beziehungen, die Vereinsamung, das Abgeschlossensein von der Umwelt und von anderen, oder positiv ausgedrückt: das Gefühl der Geborgenheit, das Entstehen neuer Beziehungen und das Sich-integriert-fühlen in einem bestimmten Milieu [510].

Der Bilanzsuizid

Seit den 70er und 80er Jahren mehrten sich die Stimmen, welche einen suizidalen Akt als eine Tat der Freiwilligkeit, als einen Akt einer autonomen Persönlichkeit betrachteten. So plädiert z. B. Jean Améry in seinem Buch „Hand an sich legen, Diskurs über den Freitod" [7] für die Möglichkeit eines „freiwilligen" Todes, den er dann selbst vollzogen hat. Während im Mittelalter für die Einteilung der Suizide die religiöse Moral maßgebend war (die Polarität gut/böse), so steht heute der Krankheitsbegriff (Polarität gesund/krank) zur Debatte. Es interessiert uns also die Frage, ob ein seelisch völlig gesunder Mensch seinem Leben ein Ende bereiten kann oder: Ist jemand, der Hand an sich legt, zwangsläufig in irgendeiner Weise seelisch beeinträchtigt bzw. krank?

Definitionsversuche und Kommentare

Der Begriff Bilanzsuizid geht auf Hoche [212] zurück. Er schreibt: „Verhältnismäßig selten, wenn auch nicht so selten, wie man gewöhnlich annimmt, ist diejenige Selbsttötung, die man als Bilanzselbstmord bezeichnen könnte, d. h. ein solcher, bei dem in kühler und klarer Besonnenheit alle dafür und dagegen sprechenden Gründe abgewogen werden, etwa wie in den Fällen von Kassierern und Bankiers, die jahrelang von fremden Geldern ein gutes Leben führen und dabei die ganze Zeit über schon das Gift bei sich führen, mit dem sie im Augenblicke der Verhaftung ihrem Leben ein Ziel setzen."

Hoche postuliert für den Bilanzsuizid lediglich, daß er „in kühler und klarer Besonnenheit" gefaßt bzw. durchgeführt wird. Dies sagt zwar wohl etwas über die momentane Verfassung bzw. über die Urteilsfähigkeit aus, in der ein bestimmter Entschluß gefaßt wird, jedoch wird dabei nichts über die psychische Gesundheit ausgesagt. Ein in kühler und klarer Besonnenheit Handelnder muß nicht zwangsläufig eine psychisch gesunde Persönlichkeit sein.

Im Psychologischen Wörterbuch von Dorsch [109] wird der Begriff Bilanzsuizid zwar kurz erwähnt, aber ohne ausreichende Definition. Im Lexikon der Psychiatrie (Herausgeber: C. Müller) figuriert er nicht [322]. Im Wörterbuch von Haring u. Leickert [194] wird er wie folgt definiert: „Selbsttötung von psychisch sonst nicht auffälligen Personen, die sich einer unerträglichen oder vermeintlich aussichtslosen Lebenslage entziehen wollen."

Eine der klarsten Definitionen stammt von Peters [345], der den Bilanzsuizid definiert als „überlegte Selbsttötung psychisch gesunder Personen als freie Willenshandlung. Die Bilanz des bisherigen Lebens und der gegenwärtigen Situation wird aufgerechnet, als negativ befunden und als Konsequenz die Selbstvernichtung ausgeführt, z. B. wenn ein an unheilbarer Krankheit leidender alter Mensch ohne Angehörige

Suizid begeht. Die rationale und affektive Freiheit auch eines solchen Entschlusses wird jedoch von vielen bestritten".

Ein Bilanzsuizid bedeutet also, daß die Selbsttötung als freier Willensentscheid und von einer psychisch gesunden Person vorgenommen wird. Psychopathologische Symptome bzw. ein psychisches Leiden müssen fehlen, da sonst nicht von einer Bilanzhandlung gesprochen werden kann. Der Begriff der „unheilbaren Krankheit" ist allerdings komplexer: Peters [345] hat wohl ein Leiden im Auge, das in einer gewissen Zeitspanne zum Tode führt, z. B. eine bestimmte Art einer karzinomatösen Erkrankung. Diese wird allerdings dem Begriff der unheilbaren Krankheit nur teilweise gerecht, da auch z. B. der Diabetes mellitus mit all den drohenden Spätschäden und Komplikationen oder eine chronische Niereninsuffizienz unheilbare Krankheiten sind, die jedoch nicht zum baldigen Ableben führen müssen. Menschen, die im fortgeschrittenen Alter an einer unheilbaren Krankheit leiden und ohne Angehörige sind, gibt es relativ häufig. Die allerwenigsten von ihnen begehen einen suizidalen Akt. Diejenigen, die eine Selbsttötung vornehmen, sind zuvor in der Regel depressiv oder weisen andere psychopathologische Symptome, wie z. B. hirnorganische Veränderungen, auf. Jene Betagten, deren Krankheit so weit fortgeschritten ist, daß ihr Leiden ein Siechtum darstellt, wünschen sich oft nur noch den Tod, und sie verlangen diesen u. U. aktiv von ihrem Arzt. Gerade bei solchen Patienten zeigt sich jedoch, daß sie nur in den seltensten Fällen einen Suizid begehen. Diese Kranken – sie brauchen noch nicht moribund zu sein – bringen meist die innere Dynamik nicht mehr auf, die für eine Suizidhandlung eine „conditio sine qua non" darstellt.

Ein Bilanzsuizid ist schwer faßbar und in den seltensten Fällen glaubhaft zu belegen und zu beweisen. Zudem entzieht er sich meistens der psychiatrischen Untersuchungsmöglichkeit. Eine gesunde Persönlichkeit ist vor ihrer Selbsttötung in der Regel nie in psychiatrischer Behandlung und nimmt die Selbsttötung wohl so vor, daß sie gelingt. Ein bilanzierter Suizidversuch – wohl immer ein mißlungener Suizid – ist zwar der psychiatrischen Exploration zugänglich, doch zeigt die Erfahrung, daß psychisch Gesunde in den allermeisten Fällen keinen Suizidversuch unternehmen. Auch hier stoßen wir wieder an die Grenze bzw. an die Problematik der Grenzziehung zwischen gesund und krank.

Mehrere Suizidforscher äußern sich zum Bilanzsuizid in recht kritischer Weise. Ringel schreibt zum Beispiel: „Wenn der Bilanzselbstmord so rational wäre, wie manche Psychiater glauben, wäre von der menschlichen Spezies nur wenig übrig geblieben" [396, S. 47]. Von Henseler [202] stammt die Aussage: „Die Existenz eines Bilanzsuizids, der ohnehin eine fragwürdige Interpretation darstellt, muß zunehmend bezweifelt werden." Stengel [455] meint zum Problem des Bilanzsuizids: „Es ist erstaunlich, daß die Frage, was mit der Bilanz geschieht, wenn der Selbstmord mißglückt, niemals aufgeworfen wurde. Kommt es dann vielleicht zur Bilanzfälschung oder wird eine neue Bilanz aufgestellt? Die Tatsache, daß dieser Begriff nur in bezug auf ‚geglückte' Selbstmorde benützt wird, das heißt, wenn die ‚Bilanz' abgeschlossen ist, spricht dafür, daß er nicht so sehr einem Bedürfnis des Selbstmörders als dem des Untersuchers entspricht." Kielholz [239] äußert sich ebenfalls kritisch zu diesem Thema: „Wegen der Suizidideen hat ein bekannter Schweizer Psychiater, Prof. Wyrsch aus der Innerschweiz, gesagt: ‚Ein Mensch, der nicht von Zeit zu Zeit sich den Wert und Unwert seines Daseins überlegt, ist kein Mensch.' Daß ein differenzierter Mensch sich immer wieder in Frage stellt, ist begreiflich, daß er aber eine Suizidhandlung begeht, das ist ein weiterer Schritt, da muß etwas Endgültiges zerbrochen sein. Denn, wenn es nur eine konsequente Bilanz wäre, und das tönt jetzt etwas zynisch, dann müßten sich nach Wyrsch viel mehr Menschen suizidieren" [239]. Diese Aussage erinnert an die von Bürger-Prinz, gemäß welcher wir alle längst tot wären, wenn wir an unserem Körper einen Schalter besäßen, den wir auf „Aus" stellen könnten. Reimer [389] schreibt: „Der sog. Bilanzsuizid wird auch auf Schizophrene und endogen Depressive ausgedehnt (wobei der Referent geneigt ist, auch bei chronisch Kranken, sog. Defektschizophrenen, einem Bilanzsuizid Verständnis entgegenzubringen)". Gemäß der eingangs zitierten Definition von Peters kann der Begriff Bilanzsuizid nicht auf Schizophrene und endogen Depressive ausgedehnt werden. Zwar können z. B. Defektschizophrene, die unter ihrer Krankheit leiden und die um ihre Unheilbarkeit wissen, eine Lebensbilanz ziehen und sich suizidieren. Allerdings ist das Kriterium der seelischen Gesundheit nicht erfüllt und somit kann nicht von einem Bilanzsuizid gesprochen werden.

Nach Im Obersteg [223] kommen Bilanzsuizide zwar vor, sein diesbezüglicher Kommentar („wobei dahingestellt sei, ob die Bilanz jemals richtig gezogen wird") relativiert die Definition von Peters aber stark. Scharfetter [422] hält die „Allopathologisierung der Suizidhandlungen"' für eine zu enge Sicht. Bilanzsuizide würden in unserem Kulturkreis am ehesten von Alten und körperlich Kranken, die sich ein längeres Siechtum ersparen wollen, durchgeführt.

Motto [320] diskutiert den Bilanzsuizid anhand von Patienten, die ihren Plan mit dem Therapeuten besprechen. Inwieweit echte Bilanzsuizide in diesem Fall vorliegen, erscheint fraglich, da psychisch gesunde Menschen in der Regel nicht in psychiatrischer Behandlung stehen.

Kasuistik

Im folgenden sollen 4 Beispiele erwähnt werden, die in Richtung eines Bilanzsuizides interpretiert werden könnten, d. h. wo der „Bilanz-Anteil" als relativ hoch erachtet werden muß.

Deissler [103] berichtet von 2 jungen, differenzierten Männern, die in ihrem 4. Lebensjahrzehnt gewahr wurden, daß sie an AIDS litten. Der eine entwickelte eine AIDS-Demenz, die ihn „gefügig" machte bis zu seinem Tod. Der andere äußerte, er habe sein Leben voll gelebt, er wolle das Siechtum der AIDS-Erkrankung nicht auf sich nehmen. Zudem stamme er aus einer prominenten exponierten Familie, der er den Skandal eines AIDS-Todesfalles nicht zumuten wolle. Seine Selbsttötung werde der Dank für deren Loyalität sein. Er verabschiedete sich von seinem ärztlichen Berater und versprach, ihm eine Todesnachricht zukommen zu lassen. Da der Patient seiner Familie auch den Makel einer Suizidhandlung ersparen wollte, wählte er einen „Unfalltod" in einem fremden Land, der keinerlei Verdacht aufkommen ließ.

Der von Deissler verfaßten Schilderung kann entnommen werden, daß der betreffende Patient aus nüchternen und sachlichen Erwägungen zu diesem Ergebnis gelangte. Psychopathologische Symptome, wie z. B. ein depressives Syndrom, scheinen nicht vorgelegen zu haben. Trotzdem fehlt die wichtige Information, in welcher seelischen Verfassung sich der Betreffende unmittelbar vor seinem „Unfalltod" befunden hatte. Zudem muß im Auge behalten werden, daß ein großer Teil der AIDS-Kranken sich aus Randgruppen rekrutiert, z. B. aus Homosexuellen und/oder Drogenabhängigen.

Zumindest für den Fall der Drogenabhängigen kann in den meisten Fällen eine gesunde psychische Verfassung, meist auch in bezug auf die prämorbide Persönlichkeit, ausgeschlossen werden.

Eine 45jährige Frau suchte mich in der Praxis wegen einer Eheproblematik auf. Sie kam anfänglich allein zu den Besprechungen, später zusammen mit ihrem Mann. Die Patientin wuchs in geordneten Verhältnissen bei ihren Eltern, zusammen mit 3 Geschwistern, auf. Ihre Kindheit hatte sie in guter Erinnerung, an frühneurotischen Symptomen schien sie nicht gelitten zu haben. Nachdem sie einen kaufmännischen Angestellten geheiratet hatte, gebar sie in den folgenden Jahren einen Sohn und eine Tochter, die von Geburt an an einer Imbezilität litten und motorisch behindert waren. Beide Partner beschlossen, ihre Kinder nicht in ein Heim zu geben, sondern sie in gemeinsamer Anstrengung bei sich zu Hause großzuziehen. Nachdem die Kinder 17 und 20 Jahre alt geworden waren, begann sich langsam eine Ehekrise anzubahnen: Der Ehemann befreundete sich mit einer jungen Sekretärin, und die Ehefrau fühlte sich in der Folge immer mehr allein und im Stich gelassen mit den beiden Kindern, die voll pflegebedürftig waren und großen pflegerischen Aufwand benötigten. Trotzdem beabsichtigte der Mann nicht, seine Frau zu verlassen, er war jedoch häufig unterwegs und gestattete sich Freiheiten, welchen er schon in früheren Jahren zuneigte. Im Laufe der Therapie kamen die möglichen Folgen und die Zukunft der Patientin zur Sprache. Sie äußerte unumwunden, daß, falls sie vom Mann endgültig verlassen würde und er sich für eine andere Frau entscheiden würde, sie ihre Kinder in ein Heim geben oder umbringen werde und selbst Bilanz zu ziehen gedenke. Ein Weiterleben käme für sie unter solchen Umständen nicht mehr in Frage.

In diesem Beispiel wird ein sog. Bilanzsuizid in Aussicht gestellt, falls gewisse Bedingungen nicht erfüllt werden. Allerdings wurden die Bedingungen nicht im Sinne einer Erpressung des Partners eingesetzt, sondern lediglich unter 4 Augen gegenüber dem Therapeuten erwähnt. Es bleibt aber die Frage offen, ob, im Falle einer endgültigen Trennung vom Ehemann, die Patientin in nüchtern abwägender Weise einen Suizid durchführen würde, bei welchem der Entschluß ungetrübt von irgendwelchen Depressionen oder anderen psychopathologischen Erscheinungen zustande käme. Die Tatsache, daß die Ehefrau während der Behandlung während einiger Wochen eine ausgesprochen depressive Phase durchmachte, macht es wahrscheinlich, daß ein Suizid in depressiver Stimmung geplant und evtl. auch durchgeführt würde.

Pohlmeier [373, S. 31] erwähnt im Zusammenhang mit dem Bilanzsuizid einen 40jährigen Mann, der zu ihm in psychotherapeutische Behandlung kam, mit dem ausdrücklichen Vorbehalt, ... „er werde sich im Laufe der Psychotherapie das Leben nehmen und sich auf diese Weise einen langgehegten Wunsch erfüllen. Ich dürfe mich also nicht wundern, wenn er eines Tages nicht zur verabredeten Zeit erscheinen würde und ich am nächsten Tag in der Zeitung seinen Selbstmord erfahren würde. Er wisse auch schon genau, auf welche Weise er es durchführen würde, aber er sei eben noch nicht soweit. Für mich waren die Auskunft des Patienten und seine Vorbedingung für die Psychotherapie kein Hinderungsgrund, ihm die gewünschte Hilfe anzubieten. Einmal spürte ich eine ganz deutliche Hilfesuche, zum anderen war ich offen für einen anderen Ausgang, daß der Patient nämlich doch noch einen Weg zum Leben finden könnte. Es geschah aber tatsächlich so wie angekündigt. Als ich in der Zeitung vom Selbstmord meines Patienten erfuhr, war ich natürlich betroffen, konnte aber meine psychotherapeutischen Bemühungen nicht mit dem Prädikat ‚erfolglos' versehen. Ich hatte das Gefühl, diesem Mann zu sich selbst verholfen zu haben, zu seiner Verantwortung."

Von einer Bilanz kann m. E. in diesem Zusammenhang nicht gesprochen werden: Die Tatsache, daß der Mann einen Psychotherapeuten aufsuchte und seinen Suizid ankündigte und zur Bedingung machte, sprechen gegen einen ungetrübten Bilanzsuizid. Höchstwahrscheinlich hegte der Mann den vielleicht nur unbewußten Wunsch, in der Therapie eine Heilung von seinen Todeswünschen zu erfahren, die er ja keineswegs hätte äußern müssen, schon gar nicht vor Beginn der Therapie.

Als nächstes Beispiel sei das Ende des Dichters und Kulturhistorikers Egon Friedell erwähnt: Schneider (zitiert nach Ringel [398, S. 116/117]) schreibt folgendes:

Als am Abend der Ankunft des neuen Heilands in Wien der Schwiegersohn seiner Haushälterin auch die Fenster seines Arbeitszimmers illuminierte, verengte sich sein Lebensraum noch mehr. Er war in seinen vier Wänden nicht mehr zu Hause. Und als dann eines späten Abends um die zehnte Stunde, nachdem die letzten Freunde das Haus verlassen hatten und er sich anschickte, schlafen zu gehen, jene jungen Männer mit den Armbinden kamen, die er erwartet hatte, weil es damals üblich war, Menschen, denen die Existenzberechtigung abgesprochen wurde, zu entwürdigenden Verrichtungen abzuholen, öffnete er das Fenster seines Schlafzimmers, um aus dieser Welt, die nicht mehr die seine war, endgültig herauszutreten... Daß das Leben zu Ende war, diese Tatsache nahm er ohne Trauer hin. Er fiel bis zum letzten Augenblick nicht aus der Rolle, er wurde nicht einmal ungeduldig und nervös. Das wurde er nur, wenn jemand auf seinem Schreibtisch seine Bleistifte in Unordnung brachte. Ein Hausbewohner, der zur kritischen Stunde auf dem Heimweg die Straße unter seinem Fenster überquerte, hat berichtet, Egon Friedell habe ihn kurz vor dem Sprung vom 4. Stock aus durch einen Zuruf aufgefordert, auszuweichen. Nach dem ärztlichen Befund war er während des Falls einem Herzschlag erlegen... Er stand hoch über dem dunklen Zeitereignis, dessen Opfer er wurde. Sein Selbstmord war eine letzte zwingende Schlußfolgerung seiner Intelligenz und die Geste einer die Distanz vorziehenden Resignation. Es war tatsächlich ein freiwilliger Tod."

War es tatsächlich ein freiwilliger Tod, ein frei gefaßter Entschluß? Die Frage kann wohl nicht abschließend beantwortet werden. Die Verengung seines Lebensraumes erinnert an die Einengung im präsuizidalen Syndrom. Die Bedeutung der angedeuteten Zwanghaftigkeit (Unordnung der Bleistifte) für die psychische Gesundheit bleibe dahingestellt, da sie kaum relevant sein dürfte. Wenn jedoch von der Existenz von Bilanzsuiziden ausgegangen wird, kann nicht verschwiegen werden, daß sie am ehesten unter Verfolgten, wie z. B. zur Zeit des Dritten Reiches, oder überhaupt in politischen Grenzsituationen, zu suchen sind.

Der „politische" Suizid

Eine Kategorie von Suizidhandlungen, die vor allem in den letzten zwei Jahrzehnten für Schlagzeilen sorgte, sind die sog. politischen Suizide: Es sind Selbsttötungen, die offensichtlich politisch motiviert sind. Politische Suizide hat es zwar schon immer gegeben, doch sind sie nach dem 2. Weltkrieg, besonders seit dem Ende der 60er Jahre, erneut ins Blickfeld gerückt [174]. Nach Pohlmeier [371] hat der politische Selbstmord „innerhalb der Medizin eine besondere Bedeutung. Er zeigt, daß Selbstmord nicht Krankheit oder Symptom einer Krankheit sein muß, sondern daß er auch der freien Entfaltung der Persönlichkeit dienen kann. Es gibt also Selbstmorde außerhalb des Bereiches der Medizin und außerhalb der Zusammenhänge von Krankheit".

Die Aussage, daß eine solche Selbsttötung „außerhalb des Bereiches der Medizin und außerhalb der Zusammenhänge von Krankheit" vorkommen könne, legt den Schluß der Bilanzierung nahe. Man könnte also auf den ersten Blick folgern, daß politische Suizide einem Bilanzsuizid gleichkommen. Doch wird bei dieser Argumentation das Individuum vergessen: Auf Grund eines politischen Suizides kann noch lange nicht gefolgert werden, daß die Selbsttötung von einer gesunden Persönlichkeit unternommen wurde. Psychopathologisch auffällige, kranke Menschen können einen Suizid unternehmen, den sie zuvor als politisch deklarieren oder der von der Umgebung als solcher etikettiert wird. Ein politischer Suizidand ist keineswegs immer frei von

Depressionen oder anderen psychopathologischen Auffälligkeiten. Ob ein Suizid überhaupt „der freien Entfaltung der Persönlichkeit" dienen kann, erscheint sehr fraglich. Für eine solche Entfaltung ist das Leben unabdingbare Voraussetzung.

Ein Bilanzsuizid setzt voraus, daß er auf Grund „objektiver Kriterien" gefaßt wurde. Dies bedeutet, daß ein neutraler Beobachter, ein Außenstehender, jemandem die Ausweglosigkeit und Hoffnungslosigkeit der Situation, in der sich jemand befindet, bestätigen könnte.

Allerdings erweisen sich solche „objektiven" Kriterien letztlich doch immer als subjektiv, da jemand, der einen solchen Entschluß faßt, bei der gleichen Umweltsituation 1–2 Jahre später vielleicht eine andere Bilanz ziehen würde. Es existiert auch keine Umweltsituation, die für jemanden zwingend wäre, Hand an sein Leben zu legen. Dies bedeutet, daß subjektiv und auch objektiv als völlig ausweglos zu betrachtende Situationen nie dazu führen können, daß sämtliche Menschen, die in eine solche oder ähnliche Lage geraten, sich suizidieren würden. Stets ist es nur ein bestimmter Anteil von Menschen, der in einer sog. objektiv hoffnungslosen Lage den Suizid „wählt" bzw. zum Suizid „gezwungen" wird. Damit soll der Bilanzsuizid nicht wegerklärt werden, sondern es soll lediglich dargetan werden, daß auch ein sog. Bilanzsuizid nie in jedem Fall „zwingend" sein muß. Man kann also nie die Schlußfolgerung aufstellen, daß jeder andere in der nämlichen Situation ebenso gehandelt hätte. (Es sei denn, er wird wirklich dazu „gezwungen", weil er bereits zum Tode verurteilt ist.)

Es ist immer wieder verblüffend, daß unter extremsten Umständen, wie z. B. in Konzentrationslagern, Suizide nur im begrenzten Ausmaß vorkommen. In seinem Bericht über die Konzentrationslagerhaft schreibt Frankl [139], daß sich jeder Häftling einmal mit Suizid beschäftigt habe. Die klassische Methode für die Selbsttötung hatte der Häftling täglich vor Augen: den unter elektrischer Hochspannung stehenden Stacheldraht. Obschon etliche in jener furchtbaren Situation Suizid begangen hatten, kam dieser für Frankl nicht in Frage. Der Suizid war für ihn nicht mehr notwendig, da der Tod ja ohnehin unmittelbar bevorstand. Daß in einer solchen Situation ein eventueller Suizid nicht einem freien Willensentscheid gleichkommt, ist selbstverständlich. Die von außen aufgezwungene Lage produziert geradezu psychopathologische Symptome.

Daß von der Umgebung von jemandem in einer bestimmten Situation ein Bilanzsuizid erwartet werden kann, ohne daß eine solche Bilanzierung gerechtfertigt ist, zeigt folgendes historisches Beispiel:

Konrad Adenauer hält in seinen Erinnerungen fest, daß er nach dem 20. Juli 1944 verhaftet und in ein Lager gebracht worden sei ... „Bald danach ließ ihn der Lagerkommandant holen und schlug ihm sinngemäß ‚ein Geschäft' vor. Er müsse ihm versprechen, sich nicht umzubringen, dafür werde er ihn relativ schonungsvoll behandeln. Auf die erstaunte Frage Adenauers, wieso der Kommandant denn auf den Gedanken komme, daß er sich suizidieren wolle, antwortete dieser: ‚Schauen Sie, Sie sind ein alter Mann, Sie sind hoffnungslos in der Gewalt Ihrer Feinde, diesen ausgeliefert. Sie haben von der Zukunft nichts mehr zu erwarten, was liegt da näher als anzunehmen, daß sie auf Selbstmord sinnen? Was kann Ihnen das Leben noch bieten?' Dies sagte er zu einem Mann, der dazu bestimmt war, sein Land aus der tiefsten Erniedrigung herauszuführen und, mehr noch, einer 20jährigen Epoche in gewissem Sinne den Stempel seines Namens aufzuprägen" [398, S. 170/171].

Suizide von Politikern werden nicht selten als sog. Bilanzsuizide interpretiert. Als Beispiele für „aufgezwungene" Suizide sollen lediglich die Namen Redl und Rommel erwähnt werden. Im jüngsten Beispiel des schleswigholsteinischen Politikers Uwe Barschel sprechen manche Indizien für einen Bilanzsuizid. Um einen solchen jedoch eindeutig festlegen zu können, müßten verschiedenste Fragen, wie z. B. die folgenden, klar beantwortet werden können: War Barschel eine psychisch gesunde Persönlichkeit? Existieren genaue Angaben, wie Barschel den wenige Monate zuvor erlittenen Flugzeugabsturz psychisch überwunden hat? Welche Auswirkungen hatte der Medikamentenabusus auf Barschels Persönlichkeit? Auch wenn er vielleicht niemandem seiner Umgebung als depressiv oder sonstwie auffällig imponiert hat, ist dies in jedem Fall ein ausreichender Beweis, daß er nicht an Depressionen oder anderen psychopathologischen Symptomen litt? Die Fragen könnten beliebig verlängert werden. Sie können und sollen in diesem Rahmen keine eindeutige Beantwortung erfahren, sondern sollen lediglich als Denkanstöße wirken.

Es muß angenommen werden, daß Bilanzsuizide vorkommen, wenn auch sehr selten. Am ehesten dürften sie unter politisch Verfolgten, aus rassischen oder politischen Gründen, zu finden sein, etwa bei Menschen, die sich der Folter entziehen möchten, womit sie u. U. ein doppeltes Ziel erreichen. Sie ersparen sich selbst eine unmenschliche Tortur und ersparen es möglicherweise auch anderen, deren Namen sie unter der Folter preisgeben würden.

Der „Bilanzanteil" eines Suizides

Eine heute weniger oft praktizierte Form der Selbsttötung kann allenfalls mit dem Begriff des Bilanzsuizides in Zusammenhang gebracht werden: das Harakiri oder Sepuku der Japaner [174].

Eine gewisse Bilanzierung liegt bei dieser rituellen Form des Suizides zwar vor, doch ist bei solchen nach strengen Regeln zu erfolgenden Suiziden der Druck der Gruppe, der Familie und der Gesellschaft nicht zu unterschätzen, so daß der freie Willensentscheid sowie die individuelle Autonomie, stark relativiert werden müssen.

Es ist wohl viel sinnvoller, die Diskussion um den Bilanzsuizid von der qualitativen auf die quantitative Ebene zu verlagern: Die Frage lautet dann nicht mehr, ob Bilanzsuizide vorkommen oder nicht (Antwort: ja oder nein), sondern es stellt sich die Frage, ob der Anteil einer „gesunden" Bilanz bei einem bestimmten Suizid groß oder klein ist, ob er von ausschlaggebender Bedeutung ist oder nicht.

Bilanzierungen sind auch bei Suiziden anzunehmen, die von Betagten und körperlich Kranken durchgeführt werden. Auch sind manche niereninsuffizienten Patienten an der chronischen Dialyse zu erwähnen, die unter bestimmten Umständen beschließen, sich fortan nicht mehr dialysieren zu lassen [167]. Diese Unterlassungsmaßnahme kommt einem Suizid gleich. Sofern ein solcher Entscheid durchgeführt wird und er als Suizidhandlung aufgefaßt wird, kann er durchaus mit „klaren Sinnen", d. h. ohne psychopathologische Symptome gefaßt werden. Allerdings stoßen wir bei diesem Beispiel an die Problematik der Abgrenzung dessen, was als Suizid gelten kann oder nicht. Immerhin sei bemerkt, daß es zumindest im statistischen Vergleich fragwürdig sein kann, solche Todesfälle als Suizide zu buchen, da eine solche Möglichkeit (Wahl, ob Dialyse oder nicht) noch vor wenigen Jahrzehnten noch gar nicht existiert hat. Es sei auch betont, daß das, was über den Bilanzsuizid ausgesagt wurde, für unser jetziges und bisher gelebtes Leben Gültigkeit hat, nicht unbedingt aber auch in Zukunft immer richtig sein muß. Es wäre z. B. denkbar, daß im Falle einer atomaren Auseinandersetzung die Suizide in gewissen Gebieten massiv ansteigen würden, von denen wohl viele als Bilanzsuizide eingestuft werden müßten.

Scobel [436] äußert sich sehr persönlich: „Ich meine abschließend, daß Suizid und Suizidversuch aber auch letzter und schmerzlicher Ausdruck persönlicher Freiheit sein können, eine harte und unerträgliche Lebenssituation zu beenden, sich von der Last einer real depressiven Wirklichkeit zu befreien, ohne daß eine psychische, psychosoziale und/oder körperlich organische Störung vorgelegen haben muß."

Pohlmeier [376] schreibt: „Es muß heute wieder mehr damit gerechnet werden, daß der von Hoche beschriebene Bilanzsuizid aus freier Willensentscheidung einen hohen Anteil der Selbstmordhandlungen darstellt."

Aus dem oben Gesagten geht hervor, daß wir mit dieser Aussage nicht einig gehen. Wir können abschließend festhalten, daß der Bilanzsuizid ein seltenes Phänomen ist. Die meisten Suizide, die als Bilanz beurteilt werden, sind von Menschen durchgeführt worden, die nicht frei von psychopathologischen Symptomen waren, bei welchen aber eine „objektive Bilanzierung" für den Außenstehenden nicht zu übersehen ist.

Wirken Suizidhandlungen „ansteckend"?

Eindrücke und Behauptungen, nach welchen vollzogene Suizide in der nächsten Umgebung weitere Suizidhandlungen zur Folge haben, sind schon sehr alt. Besonders bekannt wurde die „Suizidepidemie", welche durch die Lektüre von Goethes „Die Leiden des jungen Werther" ausgelöst worden sein soll [358]. Immer wieder wird von diesem als „Werther-Effekt" in die Literatur eingegangenen Phänomen berichtet. Unter diesem Effekt wird das Faktum verstanden, daß die Verbreitung eines Suizides in den Massenmedien eine „ansteckende Wirkung" auf andere ausübt, d. h. daß kurz danach Suizide gehäuft auftreten, mehr als der jeweiligen statistischen Norm entspricht. Die Schwierigkeiten dieser Problematik liegen jedoch darin, daß es sich – wie eingangs erwähnt – um Eindrücke handelt, die statistisch schwer zu belegen sind. Zwar kann ein rein zahlenmäßiges Ansteigen von Suiziden nach dem Bekanntwerden eines z. B. in der Presse groß aufgemachten Suizides leicht errechnet werden, doch halten diese Zahlen einer genauen statistischen Analyse nicht ohne weiteres stand. Es erheben sich z. B. die folgenden Fragen: Handelt es sich um ein überzufälliges Ansteigen dieser Zahlen? Sind besondere Jahrgänge betroffen, die mit dem Opfer, mit dem sich der Suizidand identifizierte, übereinstimmen? Sind also nur bestimmte Altersgruppen betroffen? Und schließlich die wohl wichtigste Frage: Sind gehäufte Suizidfälle nach einem solchen Ereignis lediglich zeitlich vorverschobene Suizide? Falls diese Frage bejaht werden muß, würde dies bedeuten, daß lediglich diejenigen einen Suizid vornehmen, die früher oder später sowieso durch diese Todesart geendet hätten. Falls die Frage aber verneint werden muß, bedeutet es, daß eine gewisse Anzahl von Menschen zum Suizid verleitet wird, die sonst (möglicherweise) nie eine Selbsttötung vorgenommen hätte.

Zunächst soll aufgezeigt werden, warum auf Grund von psychodynamischen Überlegungen die „ansteckende" Wirkung von Suizidhandlungen als wahrscheinlich, zumindest aber als möglich und einfühlbar bezeichnet werden kann. Erlebt jemand einen Suizid in seiner nächsten Umgebung, so löst dieser meistens Betroffenheit, oft auch Schuldgefühle aus. Es tauchen Fragen, die den Charakter von Vorwürfen annehmen können, auf, wie z. B.: „Warum habe ich diese Tendenz nicht schon früher bemerkt?" „Warum habe ich mich dieses Menschen nicht mehr angenommen?" „Habe ich nicht eine Unterlassungssünde begangen, weil ich nicht ...?" „Warum habe ich sie oder ihn nicht noch kürzlich besucht?" usw.

Ein Suizid löst also häufig Schuldgefühle aus, die nicht selten mit – teils unbewußten – Selbstbestrafungswünschen einhergehen können. Häufige Gefühle, die Hinterbliebenen von durch eigene Hand Verstorbenen zu schaffen machen, sind – nach Worden [512] – Scham- und Schuldgefühle. Weil man sich als Versager fühlt, weil man sich mitverantwortlich für den Tod eines Nahestehenden fühlt, ist eine Strafe schließlich nur gerecht. Eine solche selbstauferlegte Strafe kann in eine Suizidhandlung münden.

Sperling [452] stellt zwei Arbeitshypothesen auf:

1) Suizidalität setzt eine Art Todesbewußtsein voraus, welches als „reale oder gedrohte Trennungserfahrung" zu verstehen ist.
2) In der Anamnese weisen Suizidale gehäuft Suizide und entsprechende Drohungen wichtiger Bezugspersonen auf.

Es wurde festgestellt, daß die meisten Suizidalen einer bestimmten untersuchten Gruppe Todesfälle – oft dramatische und unter tragischen Umständen – von nahen Bezugspersonen, die nicht blutsverwandt sein mußten, erlebt hatten. Diese Todesfälle ereigneten sich, bevor die später suizidal Gewordenen erwachsen waren. Sperling kommt zum Schluß, daß die Herkunftsfamilie eine suizidfördernde Wirkung ausübt:

a) Wenn Suizide in der Familienvorgeschichte nachweisbar sind.
b) Wenn Suiziddrohungen Angehöriger als Erpressung dienen.
c) Wenn Angehörige Todeswünsche gegenüber dem später suizidal Gewordenen ausgesprochen haben, z. B. bei „unbotmäßigen Kindern ..., die zentrale Werte ihrer Eltern verletzt" haben.
d) Wenn sie Erfahrungen mit vorzeitigen, schicksalshaften Todesfällen wichtiger Bezugspersonen aufweist, die nie „ausgetrauert" wurden.

Der Einfluß der Presse auf Suizidhandlungen

Die Behauptung, daß Suizide häufig auf Grund einer Nachahmung durchgeführt werden, wurde bereits in der Mitte des letzten Jahrhunderts geäußert [318]. Auch in unserem Jahrhundert fehlte es nicht an Stimmen, welche diese Hypothese als Faktum darstellten und eine Zurückhaltung bzw. ein Verbot von Pressemitteilungen forderten, welche detaillierte Schilderungen einer Suizidhandlung zum Inhalt hatten. So beantragte z. B. die „British Medical Association" 1948, daß Pressemitteilungen bezüglich Suiziden verboten würden, weil sonst die Öffentlichkeit entsprechende Suizide nachahmen würde [318]. Wie eingangs erwähnt, sind eindeutige statistische Nachweise sehr schwierig zu erbringen, und es ist erst in neuester Zeit gelungen – mit Hilfe des Fernsehens – diese Hypothese klar zu belegen (wir werden später darauf zurückkommen). Emil Durkheim hat in seinem Standardwerk über Suizid [114] zwar eingeräumt, daß Menschen, die zu Suizid neigen, entsprechenden suggestiven Einflüssen unterliegen könnten, er glaubte jedoch, daß dieser Sachverhalt nicht von soziologischer Bedeutung sei bzw. daß solche Einzelfälle die Statistik nicht beeinflussen würden [114].

In verschiedenen Großstädten der USA wurde in den 60er Jahren untersucht, ob bei längerdauernden Zeitungsstreiks (wichtige und größere Tageszeitungen) die Suizidrate im betreffenden Gebiet verändert wird. Es zeigte sich, daß zwar in den meisten Städten die Suizidrate während des Zeitungsstreiks verringert wurde, doch mußte der Grad der Veränderung als nicht signifikant beurteilt werden [318].

Der gleiche Autor, Motto [319], berichtete von einem Zeitungsstreik in Detroit, der vom 17. 11. 1967 bis 10. 8. 1968 dauerte. Detroit hatte in den 60er Jahren etwa 1 620 000 Einwohner. Während dieses Streiks, bei welchem während 268 Tagen keine Zeitungen erschienen, zeigte sich ein interessantes Phänomen: die Suizidrate bei Männern war höher als im Jahr zuvor, entsprach aber etwa dem Durchschnitt der 4 vorangegangenen Jahre. Bei Frauen dagegen zeigte sich, daß die Suizidrate während des Zeitungsstreiks deutlich niedriger war als in den vorangegangenen Jahren. Besonders drastisch wirkte sich dies in der Altersgruppe der jüngeren Frauen (15- bis 34jährige) aus.

Ähnliche Untersuchungsergebnisse berichteten Blumenthal u. Bergner [62], welche eine analoge Untersuchung durchführten anläßlich eines Zeitungsstreiks in New York, der 140 Tage im Jahre 1966 dauerte. Im Gegensatz zum früher berichteten Streik in Detroit betraf er in New York nicht sämtliche Zeitungen, sondern lediglich die Hälfte der 6 New Yorker Zeitungen. Das Ergebnis war dem von Motto sehr ähnlich: Auch hier zeigten die jüngeren Frauen (15- bis 34jährige) eine niedrigere Suizidrate als in den Jahren zuvor und als im darauffolgenden Jahr. Die Autoren weisen zu Recht darauf hin, daß, falls Suizid „ansteckend" sei, es viele verschiedene „Ansteckungsmöglichkeiten" gebe. Besonders ist natürlich darauf hinzuweisen, daß Radio- und Fernsehmeldungen von mindestens ebenso wichtiger Bedeutung sind wie entsprechende Berichte in Tageszeitungen.

Aus den erwähnten Untersuchungen kann der Schluß gezogen werden, daß mit dieser Methode kein statistisch einwandfreier Beweis für die „ansteckende" Wirkung von Suizidhandlungen erhoben werden kann. Daß bei jungen Frauen die Suizidrate in der entsprechenden Zeit des Zeitungsstreiks deutlich niedriger ist, ist zwar eine klare Aussage, die jedoch keine Verallgemeinerung zuläßt. Zudem ergeben sich aus diesen Untersuchungsergebnissen lediglich neue Fragen, die letztlich unbeantwortet bleiben müssen: Es ist z. B. unklar, ob in dieser Zeit eine entsprechende Häufigkeitsänderung von Suizidversuchen festzustellen war, ob junge Frauen häufiger Zeitungen lesen als ältere oder als Männer.

Um in der uns interessierenden Frage einen Schritt weiter zu kommen, muß das Problem also anders angegangen werden. Wir können denselben Problemkomplex von der anderen Seite her angehen: Statt zu fragen, ob ein Ausbleiben von Suizidmeldungen in der Tagespresse die Suizidrate erniedrigt, kann man sich auch die Frage stellen, ob nach entsprechenden groß aufgemachten Meldungen in den Zeitungen die Suizidrate steigt. Besonders interessieren hier Suizide, welche von sehr populären Persönlichkeiten durchgeführt werden und deren Tod und Todesart in der Tagespresse detailliert geschildert und kommentiert wird. Es leuchtet ein, daß die Identifikation mit solchen Idolen für viele Menschen sehr naheliegend ist. Wie weit eine solche Identifikation gehen kann, ist eine andere Frage. Nach dem Suizid von Marylin Monroe im August 1962 erhöhte sich in Los Angeles die Suizidrate im gleichen Monat auf 40%. Trotzdem wirkte sich dies auf die gesamte Suizidrate jenes Jahres statistisch gesehen nicht in signifikanter Weise aus. Übrigens waren es vorwiegend Männer, die sich als Folge des in der Tagespresse kommentierten Todes von Marylin Monroe suizidiert haben [318]. Dieser Sachverhalt scheint die zuvor erwähnte Aussage von Durkheim zu stützen. Allerdings stieg im darauffolgenden Jahr die Suizidrate bei Frauen um 42% an [318].

Phillips [348] konnte nachweisen, daß Suizide unmittelbar nach einem entsprechenden Bericht über einen Suizid in den Tageszeitungen in England und in den USA in den Jahren 1947–1968 angestiegen sind. Die Zahl der Suizide wurde in den Gebieten erfaßt, in welchen die entsprechenden Zeitungen gelesen werden und verbreitet sind. Die Suizidraten liegen besonders im Monat des Erscheinens solcher Berichte und im darauffolgenden Monat deutlich über dem zu erwartenden Durchschnitt. Phillips stellte auch einen Zusammenhang fest zwischen dem Publizitätsgrad und der Anzahl

Suizide, die hernach erfolgten. Das heißt, je mehr über einen Suizidfall berichtet wurde, je mehr er publik und populär wurde, desto mehr stiegen die Suizide in der Folge an.

Phillips [349] wies Ende der 70er Jahre auf ein anderes hochinteressantes Phänomen hin: Untersucht wurden nicht nur die Suizide nach Veröffentlichung über Suizidhandlungen in der Tagespresse, sondern auch ein Phänomen, welches nicht in direktem Zusammenhang mit einer Suizidhandlung stehen muß: Er beobachtete, daß tödliche Motorfahrzeugunfälle in der Woche nach einer publizierten Suizidgeschichte um 9% anstiegen. Der größte Anstieg erfolgt jeweils am 3. Tag nach einem in der Tagespresse publizierten Suizid. Die Ergebnisse, die Phillips [349] zusammengefaßt hat, können nicht mit dem Ansteigen von Unfällen an bestimmten Wochentagen oder mit monatlichen Fluktuationen von Unfällen, mit besonderen Verhältnissen an Wochenenden usw. erklärt werden. Eine spätere Untersuchung von Phillips [350] ergab, daß 3 Tage nach einem in der Presse publizierten Suizidereignis die tödlichen Verkehrsunfälle in der entsprechenden Region um 31% anstiegen. Er ging von der Hypothese aus, daß manche Verkehrsunfälle wie auch eigentliche Suizide nach entsprechenden Mitteilungen von Suiziden in der Tagespresse ansteigen müssen. Verschiedene Untersuchungen sprechen für diese Hypothese. So haben z. B. Selzer u. Payne [444] 30 alkoholkranke Männer und 30 anderweitig psychisch kranke Männer bezüglich Suizidversuchen und entsprechenden Impulsen untersucht. Die Suizidindizes wurden korreliert mit der Anzahl von Autounfällen, für welche die Betreffenden in der Vergangenheit verantwortlich waren. Auf 33 suizidale Patienten kamen 2,7 Verkehrsunfälle pro Patient, während 27 nichtsuizidale Patienten lediglich 1,3 Verkehrsunfälle pro Kopf aufwiesen. Dieser Unterschied war statistisch signifikant und er war noch deutlicher bei Alkoholikern als bei Nichtalkoholikern [444]. Schmidt et al. [426] haben 182 tödliche Verkehrsunfälle untersucht. Sie kamen zum Schluß, daß 1,7% aller Unfälle bzw. 2,7% der Selbstunfälle wahrscheinlich Suizide gewesen sind. Andere Untersuchungen, die wohl mehr auf Schätzungen und Vermutungen beruhen, geben wesentlich höhere Prozentzahlen an. In der BRD soll bei 5% aller Verkehrstoten ein Suizid zu Grunde gelegen haben [299, S. 182].

Tsuang et al. [476] interpretieren die erwähnten Untersuchungen skeptisch: Ein Beweis für die Rolle von suizidalen Motivationen bei Verkehrsunfällen sei nicht eindeutig erbracht worden. Neuere Untersuchungen, die exaktere Methoden angewendet hätten, hätten keine entsprechenden Resultate ergeben. Wir sind allerdings der Ansicht, daß bei Verkehrsunfällen bewußte und unbewußte Suizidabsichten eine wesentliche Rolle spielen. Selbstverständlich sind keine präzisen Zahlenangaben möglich, da zwangsläufig mit Dunkelziffern zu rechnen ist, die von Land zu Land und von Jahr zu Jahr verschieden sein dürften. Immerhin sind die Ergebnisse der erwähnten amerikanischen Untersuchungen bemerkenswert und deuten klar in diese Richtung.

Middendorff [299, S. 182] schreibt zu dieser Problematik: „Die Absicht, mit dem Auto Selbstmord zu begehen, beruht wohl selten auf einem auf längere Sicht gefaßten, klaren und vernunftsgemäßen Entschluß; nicht selten sind Kurzschlußhandlungen nachzuweisen, insbesondere bei Jugendlichen und Heranwachsenden, die damit auf einen unmittelbar vorhergehenden Konflikt reagieren." Solche Kurzschlußhandlungen könnten teilweise eine Erklärung abgeben für das Faktum, daß bei Suiziden, die als Verkehrsunfall imponieren, selten Abschiedsbriefe vorgefunden werden. Dieser Sachverhalt wiederum entscheidet oft darüber, ob ein solcher Todesfall als Unfall oder als

Suizid in die Statistik eingeht. Zudem sei auf den Abschnitt „Unbewußte Suizidhandlungen" im Kapitel „Zur Frage der Autonomie bei Suizidhandlungen" hingewiesen, der zu dieser Problematik einiges aussagt (s. S. 93/95).

Nachweis der „ansteckenden" Wirkung durch „fiktive Modelle"

Die Hypothese, daß Suizide – zumindest unter gewissen Umständen – einen suggestiven Einfluß ausüben, kann grundsätzlich auf zwei Arten untersucht werden:

1) Es besteht die Möglichkeit, Suizidhandlungen retrospektiv zu untersuchen und nach Modellen im Erfahrungs- und Beziehungsfeld der betreffenden Personen zu fahnden.
2) Es kann aber auch von der Darstellung von Suiziden (real oder fiktiv) in den Massenmedien ausgegangen werden, wobei nach entsprechenden Nachahmern gesucht werden muß.

Kreitman et al. [256, 257] fanden in der Verwandtschaft und Bekanntschaft von Patienten, die wegen eines Suizidversuches in Behandlung kamen, 4mal häufiger Suizidhandlungen als statistisch zu erwarten gewesen wäre. Ein eindeutiger kausaler Zusammenhang konnte jedoch auch bei diesen Untersuchungen nicht hergestellt werden, d. h. andersartige Erklärungsmöglichkeiten wurden nicht zuverlässig genug ausgeschlossen.

Diverse Untersuchungen, welche von Punkt 2 ausgehen, haben wir bereits ausführlich dargestellt. Auch sie vermochten zwar deutliche Hinweise und Mosaiksteinchen für diese Hypothese zu liefern, von einem eindeutigen statistischen Nachweis konnte jedoch nicht gesprochen werden. Dafür braucht es folgende Bedingungen, wie sie Schmidtke u. Häfner [427] formulieren:

„Bei gefundenen quantitativen Zusammenhängen kann die Hypothese Modell-Lernen wahrscheinlicher gemacht werden, wenn der Nachweis spezifischer Imitationseffekte gelingt. Das ist dann der Fall, wenn ein Zusammenhang zwischen der Größe des Effektes mit dem Maß der Ähnlichkeit von Merkmalen des Modells und des Nachahmenden nachgewiesen werden kann."

Die soeben zitierten Autoren haben anhand eines solchen fiktiven Modells den lange gesuchten Nachweis weitgehend erbringen können. 1981 wurde in Deutschland im Zweiten Deutschen Fernsehen die 6teilige Serie „Tod eines Schülers" gesendet. Jedesmal wurde zu Beginn der Ausgang der Selbsttötung eines Schülers gezeigt. Mit Ausnahme einer Sendung war jedesmal der 19jährige Schüler „Claus Wagner" zu sehen, bevor er sich vor einen fahrenden Zug warf. Die Fernsehserie wurde $1^1/_2$ Jahre später, 1982, wiederholt.

Kurz zusammengefaßt kommen die Autoren Schmidtke u. Häfner [427] zu folgenden Ergebnissen:

„Die Ausstrahlung hatte in der Bundesrepublik Deutschland, verglichen mit analogen Zeitperioden vor, zwischen und nach beiden Sendungen, einen erheblichen Anstieg der mit gleicher Methode durchgeführten Selbstmorde in der Zeitspanne der Sendung und unmittelbar danach zur Folge. Die Häufigkeitszunahme der Eisenbahnselbstmorde war am stärksten in den nach Alter und Geschlecht dem fiktiven Modell am nächsten stehenden Gruppen der Bevölkerung. Für Männer von 15-19 Jahren betrug der Anstieg für einen Zeitabschnitt von 70 Tagen während und nach der ersten Ausstrahlung gegenüber den Vergleichszeiträumen 175%, für Frauen der gleichen Altersgruppe 167%. Bei Frauen über 30 und bei Männern über 40 Jahren fanden sich keine signifikanten Anstiege mehr ... Wissenschaftlich formuliert ist es damit erstmals gelungen, eine lang verfolgte Hypothese, das Lernen am fiktiven Modell als Anstoß für Selbstmordhandlungen, zu belegen. Dabei scheint es sich nicht um vorgezogene Selbstmorde disponierter Personen, sondern um einen echten Häufigkeitsanstieg der modellspezifischen Selbstmorde zu handeln. Praktisch formuliert hat wahrscheinlich eine beträchtliche Zahl junger Menschen durch diese mit guter Absicht gedrehte Fernsehserie den Anstoß erfahren, ihrem Leben ein rasches, dramatisches Ende zu setzen. Die Ergebnisse dieser Studie sind deshalb nicht nur für die Erklärung möglicher Ursachen von Selbstmordhandlungen und von anderen Formen risikoreichen Verhaltens, sondern auch für die Verantwortung der Medien von Bedeutung."

Ähnliche Untersuchungsergebnisse liegen auch aus den USA vor; sie beziehen sich vor allem auf junge Menschen, auf „Teenager" [155, 351].

Beispiele für „ansteckende" Effekte

Die Wahrscheinlichkeit eines potentiellen Nachahmungseffekts auf den einzelnen soll anhand von Sturzsuiziden erläutert werden. Besonders geeignet hiefür sind Stürze von weltbekannten Gebäuden oder Konstruktionen, die einerseits einen Anziehungspunkt darstellen, andererseits wegen der Popularität und der Anzahl von Personen, die evtl. Zeugen sind, entsprechende Zeitungsberichte zur Folge haben. Zu den bekanntesten Beispielen gehört der Eiffelturm in Paris, von welchem sich in den Jahren 1944-1964 56 Personen zu Tode gestürzt haben (35 Männer und 21 Frauen) [106]. Der Sprung aus großer Höhe von einem bekannten Turm oder Ausgangspunkt zeugt nicht nur vom Zerstörungswillen des Betreffenden, sondern auch vom Wunsch nach einer spektakulären Tat, welche die Umwelt zur Kenntnis nehmen soll. Das Wissen um die nachträgliche Publizität ist für die Wahl des Suizidobjektes mitmaßgebend. Für die Tatsache, daß der suggestive Effekt des „Vorgängers" von Bedeutung ist, spricht die Tatsache, daß ein Suizid meistens nicht allein vorkommt, sondern sich häufig ein zweiter Suizidfall innerhalb von 48 Stunden ereignet [106].

Als nicht minder weltberühmte Beispiele seien die beiden Brücken in San Francisco genannt, die Golden Gate Bridge (GGB) und Oakland Bay Bridge (BB). Beide Brücken wurden fast zur selben Zeit fertiggestellt, nämlich um das Jahr 1937. In den Jahren 1937-1979 haben sich 672 Menschen von der GGB in die Tiefe gestürzt, jedoch nur 121 von der BB. Was ist der Grund für diese unterschiedliche Benutzung der beiden nur wenige Meilen voneinander getrennten Brücken, die beide über 60 Meter hoch sind [439]? Der Verkehr auf der GGB ist etwa halb so stark wie der auf der BB. Letztere ist mehr als 8 Meilen lang, während die GGB nur etwas mehr als 1 Meile Länge aufweist. Die GGB ist auch für Fußgänger zugänglich im Gegensatz zur BB. Bei der Wahl der Suizidmethode spielt die Zugangsmöglichkeit eine Rolle, nebst anderen, psychologischen Merkmalen. Das erhöhte Suizidvorkommen auf der GGB kann aber nur teilweise mit der besseren Zugänglichkeit für Fußgänger erklärt werden. Wesentlich ist auch der Popularitätsgrad der GGB: Personen, die von der BB hinunterspringen, werden in der Presse kaum je erwähnt. Über Suizide, die sich auf der GGB abspielen, wird in den Tageszeitungen oft auf der Titelseite groß aufgemacht berichtet. Die GGB hat bereits sprichwörtliche Bedeutung erlangt, indem man in San Francisco sagt, daß, wenn der Streß zu groß werde, könne man immer noch „go off the bridge". Mit dieser Brücke ist eindeutig die GGB gemeint [177].

Das, was Suizidale veranlaßt, die GGB als Suizidort zu wählen, konnte durch Befragung der Überlebenden, die sich von dort hinuntergestürzt hatten, zumindest teilweise eruiert werden. Etwa 1% überlebt den Sturz ins darunterliegende Wasser. Rosen [405] interviewte 6 der 8 Überlebenden von der GGB und einen Überlebenden von der BB. Die Überlebenden von der GGB waren 7 Männer und 1 Frau mit einem Durchschnittsalter von 24 Jahren. Von den 6 interviewten GGB-Überlebenden hatten alle von Anfang an nur die GGB als Ort für ihre Suizidhandlung ins Auge gefaßt. 4 von 6 sagten, sie hätten keine andere Suizidmethode gewählt, wenn die GGB nicht zugänglich gewesen wäre. Einer sagte, er habe den Sprung von der GGB assoziiert mit den „golden doors" und wollte seinen Körper in der Welt zurücklassen, um in ein neues geistliches Reich eintreten zu können. Typisch war seine Bemerkung: „It was the GGB or nothing. I believed, it was the way." [405].

Zemishlany et al. [516] erwähnten 3 Patienten, die sich auf einer Abteilung einer psychiatrischen Klinik selbst zu verbrennen versuchten. Diese Suizidversuche fanden innerhalb eines Monats statt, während in den vorangehenden 9 Jahren keine solchen Suizidhandlungen vorgekommen sind. Daß hier Imitationseffekte mit im Spiel sind, ist sehr naheliegend.

Ashton u. Donnan [22] berichten von einer Suizidepidemie durch Selbstverbrennung, die während eines Jahres in England und Wales festgestellt werden konnte. Vom Oktober 1978 bis September 1979 suizidierten sich 82 Menschen durch Selbstverbrennung. Die durchschnittliche Zahl von Selbstverbrennungen pro Jahr betrug zwischen 1963 und 1978 23 Fälle. Die Epidemie, die genau ein Jahr lang angehalten habe, sei ausgelöst worden durch die Selbstverbrennung von Lynette Phillips, einer 24jährigen Australierin, am 2. Oktober 1978. Phillips, die sich vor dem Palais des Nations in Genf verbrannt hatte, gehörte einer östlichen Sekte an, die sich PROUT (Progressive Utilization Theory) nannte. Von den 82 Menschen, die sich in dem erwähnten Jahr durch Selbstverbrennung ums Leben brachten, waren 46 Männer und 36 Frauen. Sämtliche Altersgruppen waren vertreten, von 14–89 Jahren, die meisten waren zwischen 25 und 44 Jahre alt. Von 71 Opfern konnte Genaueres bezüglich des persönlichen Lebens in Erfahrung gebracht werden: Von diesen 71 war bei 64 (90%) bekannt, daß sie psychiatrische Probleme hatten. Zum Zeitpunkt des Todes waren 39 von 82 (48%) in psychiatrischer Behandlung. Zudem litten 14 (17%) an einer ernsten körperlichen Erkrankung. 22 Menschen (27%) hinterließen einen Abschiedsbrief. Es erscheint erwähnenswert, daß von 55 Opfern, bei welchen der Todeseintritt genau eruiert werden konnte, lediglich 31% sofort starben. 29% überlebten mehr als 24 Stunden und die übrigen einige Wochen, bevor sie an den Folgen ihrer massiven Verbrennungen starben. Interessant erscheint zudem das Faktum, daß, obschon die erwähnte Lynette Phillips ihren Suizid aus sog. politischen Gründen durchgeführt hatte, bei allen übrigen, soweit es in Erfahrung zu bringen war, keine politischen Motive eine Rolle gespielt haben oder zumindest nicht im Vordergrund standen. Nach Abklingen dieser „Selbstverbrennungsepidemie" haben sich die entsprechenden Zahlen wieder „normalisiert", d. h. die Anzahl Selbstverbrennungen entsprach wieder den früheren Jahren [22].

Die erwähnte Untersuchung ist sicher ein weiterer Hinweis dafür, daß ein in der Tagespresse groß aufgemachter Suizidbericht Nachahmer findet, welche die gleiche Todesart wählen. Auch hier stoßen wir wieder auf die Bedeutung und Verantwortung der Presse, die sich meist der Tragweite solcher Berichte nicht bewußt ist. Gemäß der Autoren hat es sich um eine Selbstverbrennung gehandelt, die weitherum bekannt gemacht wurde („widely publicized political suicide"). So aufschlußreich diese Studie ist, vermag sie nichts darüber auszusagen, ob Personen, die latent suizidal waren und früher oder später sowieso durch eine Selbsttötung geendet hätten, diese bestimmte Todesart (Selbstverbrennung) wählten oder ob auch Personen darunter waren, die ohne diesen Bericht möglicherweise nie eine Suizidhandlung unternommen hätten. Auf Grund des bisher Gesagten, vor allem auf Grund der Untersuchungen von Schmidtke u. Häfner [427] muß heute als gesichert gelten, daß nach entsprechenden Aussendungen durch die Medien auch Personen „angesteckt" werden, die sonst wohl nie eine Suizidhandlung unternehmen würden.

Einen interessanten Beitrag zum Thema „Ansteckung" in der Familie liefert die Untersuchung von Wienforth [500] „Suizidalität und Weitergabe von Todeserlebnissen in der Familie". Wienforth prüfte die beiden Hypothesen:

1) Frühe Todeserlebnisse von Patienten erhöhen die spätere Neigung zu Suizidhandlungen.
2) Todesfälle in der Kindheit der Eltern erhöhen die Suizidneigung ihrer Kinder.

Die erste Hypothese konnte vom Autor nicht bestätigt werden. Er kommt im Gegenteil zum Schluß, daß frühe Verlusterlebnisse in der Kindheit der Patienten sich gegen spätere Suizidhandlungen vorbeugend auswirken. Die zweite Hypothese konnte dagegen bestätigt werden. Besonders schwerwiegend sollen die ersten 7 Lebensjahre der Eltern der Patienten sein. Wienforth gelangt zum Ergebnis, daß die Kombination von frühen Verlusten in beiden Generationen einen besonders schwerwiegenden Einfluß auf die spätere Suizidalität der Patienten ausübt.

„Personen mit ‚unvorbelasteten' Eltern werden durch eigene frühe (Geschwister-) Verluste eher von Suizidhandlungen im weiteren Leben abgehalten, Menschen mit ‚vorbelasteten' Eltern werden durch eigene Verlusterlebnisse später besonders häufig suizidal. Dieser Befund ist statistisch als gut gesichert anzusehen ($p = 0,002$) und stellt das wichtigste Ergebnis meiner Untersuchungen dar. Der ‚Trend zum Tod' scheint also auch statistisch erfaßbar und tritt besonders in Familien auf, die in zwei aufeinanderfolgenden Generationen mit frühen Todesfällen belastet sind ... Der Einfluß früher Todeserlebnisse der Eltern wird an die Kinder weitergegeben. Eigene frühe Verlusterlebnisse der Kinder wirken bei dieser Vorbelastung besonders traumatisch. Die spätere Wiederholung auch leichterer Trennungs- und Verlusterlebnisse ist dann häufig Auslöser für eine Suizidhandlung."

Wienforth [500] hat seine Untersuchung an 39 Patienten mit Suizidversuchen und einer gleichgroßen Kontrollgruppe durchgeführt. Er stellte eine besonders schwerwiegende Prädisposition zur Suizidalität fest, ... „wenn sowohl die Eltern als auch die Patienten in ihrer Kindheit frühe Todesfälle erlebt haben. Verlusterlebnisse in der Kindheit der Eltern erhöhen wahrscheinlich die Suizidneigung der Kinder; wenn aber nur die Kinder selbst frühe Todeserlebnisse hatten, machen sie später seltener Suizidhandlungen als andere."

Der Autor interpretiert diese Ergebnisse psychodynamisch bzw. familiendynamisch. Die Rolle der Heredität wird bei dieser Untersuchung ausgeklammert, entweder deshalb, weil sie den Autor nicht interessierte, oder wahrscheinlicher deshalb, weil die Untersuchungsart eine völlig andere hätte sein müssen. Erstens hätten die psychischen Störungen von Eltern und anderen Verwandten eruiert werden müssen und zweitens hätte man bei den Todesfällen in der Familie unterscheiden müssen zwischen sog. natürlichem Tod und gewaltsamem Tod bzw. Suiziden. Die referierte Arbeit von Wienforth [500] sagt daher nichts über die genetische Bedeutung von Suizidhandlungen aus (das will sie auch gar nicht), sondern gibt wertvolle Hinweise auf familiendynamische Strukturen bezüglich Suizidhandlungen oder anders ausgedrückt über „ansteckende" Faktoren für Suizidhandlungen in einer Familie, innerhalb zweier Generationen. Der genetische Aspekt wird in einem gesonderten Kapitel betrachtet (s. S. 130).

Suizidhandlungen und Musik

Am schwierigsten zu beweisen ist wohl ein Zusammenhang zwischen Musik und Suizidhandlungen, obschon er auf Grund von diversen Einzelschilderungen als wahrscheinlich erachtet werden muß. Musik wurde schon in frühester Zeit als Therapie gegen Depressionen eingesetzt. Aus dem Alten Testament ist bekannt, daß König Saul durch Musiktherapie, durch das Harfenspiel des jungen David, beruhigt und besänftigt wurde. Für uns stellt sich jedoch die wesentliche Frage, ob Musik existiert, die suizidal wirkt, d. h. kann eine bestimmte Art von Musik eine vielleicht nur latente Suizidneigung in einem Menschen verstärken, aktivieren bzw. auslösen? Es ist sicher sehr einfühlbar, daß Identifikationsobjekte wie z. B. Schuberts „Schöne Müllerin" entsprechend Disponierte zu einer Suizidhandlung verleiten können [184]. Ähnliches gilt für den Zyklus „Winterreise", obschon sich der Wanderer – im Gegensatz zum Liebhaber in der „Schönen Müllerin" – nicht umzubringen scheint [400]. Bestimmte Rhythmen und Melodien, denen gewisse Menschen in einer bestimmten seelischen Verfassung lauschen, können wohl eine suizidfördernde Wirkung ausüben.

Verfassungszustand und Befindlichkeit eines Menschen bestimmen weitgehend, zu welcher Art Musik er sich in der jeweiligen Situation hingezogen fühlt. Harrer [195] berichtet von einem Patienten, der Tranquilizer eingenommen hatte und mit Musik sterben wollte. Nach Einnahme der Medikamente lauschte er Tschaikowskis „Pathétique" und Schuberts „Unvollendeten". Der Patient habe später berichtet, daß er eine „Verwischung des rhythmischen Erlebens" empfunden habe, bis die Musik „zu stagnieren" schien [195]. Bauer u. Denk [44] berichteten über eine 21jährige Frau, die sich unter Äthereinwirkung im Plastiksack mit Musikbegleitung suizidiert hat. Die während der Suizidhandlung gehörte Musik – über dem Plastiksack trug die Frau an den Kassettenteil einer Stereoanlage angeschlossene Kopfhörer – waren Rhythmen einer Rock-Gruppe [44].

Rauchfleisch [383] kommentiert die Psychodynamik dieser Handlungen wie folgt: „Es ist wohl gerade die narzißtische Komponente beim Musikhören, die mitunter dazu führt, daß Menschen Suizidversuche oder gar Suizid unter Musikeinwirkung begehen. Aus den wenigen in der Literatur berichteten Fällen ... können wir entnehmen, daß die intendierte Wirkung der Musik eine ganz ähnliche war wie die des eingenommenen Giftes (meist Schlafmittel oder Tranquilizer): Es ging diesen suizidalen Menschen darum, sich in einen narzißtischen Zustand der Konfliktlosigkeit und Ruhe zurückzuziehen und sich hinwegzusetzen über die als quälend erlebte Realität mit all ihren Begrenzungen."

Auf die unzähligen Suizidhandlungen, die in Opern – besonders in romantischen – zur Ausführung kommen, kann hier nicht eingegangen werden. Daß sie eine suizidfördernde Wirkung haben könnten, ist in Einzelfällen möglich, jedoch kaum zu beweisen. Stellvertretend sei eine einzige, wenig bekannte Oper, herausgegriffen und kurz vorgestellt:

Es ist das musikalische Drama „Der Konsul", dessen Text und Musik von Gian Carlo Menotti stammt. Eine Frau, deren Mann als politischer Gegner verfolgt wurde und ins Ausland geflohen ist, versucht, das Land auf legalem Wege zu verlassen und ihrem Mann zu folgen. Im Konsulat bekommt sie den Konsul nie zu Gesicht, sondern immer nur Untergebene des Konsuls. Alles Sinnen und Trachten der Frau richtet sich auf das Visum: „Das Gewebe meines Lebens ist zu einem einzigen Faden zusammengeschrumpft" (nämlich zur Hoffnung auf das Visum) [398, S. 122]. Die Frau erhält jedoch nur Formulare, sie wird eine Nummer, sie wird zu einem Fall und wird wieder weggeschickt: „Kommen Sie nächste Woche wieder." Sie gerät in eine zunehmende Vereinsamung, in einen Zustand des Sich-im-Stich-gelassen-Fühlens. Das endlos lange Warten wird für sie unerträglich. Aus dieser Enttäuschung entsteht Aggression, die aber keine Entladung nach außen findet, sondern sich gegen die eigene Person wendet. Immer verlockender und drängender wird der Weg in die Freiheit, in den Suizid, in das Land, wo es kein Visum braucht.

„Kommt!
Offen steht das Tor ins andere Land!
Brauchst nicht Paß, nicht Visum fürs andere Land!
Laßt die Schreibmaschinen und kommt ins andere Land!
Offen steht das Tor ins andere Land!
Alle Wege führen ins andere Land!
Keine Fahnenflucht, keine Nacht voll Schrecken mehr.
Das Weltall, das Weltall
Keine Wache zu betören, offen steht das Tor
das Weltall, das Weltall.
Keine Wache steht davor, offen ist das Tor" [398, S. 122/123].

In dieser Oper kann herausgelesen werden, was später von der Wissenschaft mühsam erarbeitet werden mußte. Es ist das von Ringel beschriebene präsuizidale Syndrom, welches – zumindest teilweise – aus dem zitierten Text abgeleitet werden kann.

„Trauriger Sonntag"

Wie Goethes „Leiden des jungen Werther" hat auch das ungarische Musikstück „Trauriger Sonntag" von Rezsö Seress eine „Suizidepidemie" ausgelöst. Besonders gefährdet sind diejenigen Menschen, die zur Sentimentalität neigen: Diese sind für suggestive Einflüsse besonders geeignet und damit gefährdet [358, S. 15]. Der Begriff der Sentimentalität im Sinne der seelischen Fehlhaltung ist wissenschaftlich kaum untersucht worden. Pöldinger [358, S. 16] hat darauf hingewiesen, daß die beste Definition dieses Begriffes nicht in der Fachliteratur zu finden sei, sondern in Heimito von Doderers Roman „Die Strudlhofstiege": „Wenn die Vorliebe für ein Gefühl stärker wird als das Gefühl selbst, dann beginnt die Sentimentalität."

Das Lied „Trauriger Sonntag" hat folgenden Wortlaut:

Am traurigen Sonntag, mit hundert weißen Blumen,
erwarte ich Dich, meine Geliebte, mit inbrünstiger Anbetung.
An diesem sich mit Träumen jagenden Sonntagvormittag,
kam meine Trauer, (Hochzeits-)Kutsche ohne Dich zurück.

Seither ist traurig für mich jeder Sonntag!
Tränen sind mein Getränk,
Trauer mein Brot, – Trauriger Sonntag!

Am letzten Sonntag komme doch meine Geliebte ...
Es werden Pfarrer, Sarg, Totenbahre mit Leichentuch da sein,
auch diesmal werden Dich Blumen erwarten,
Blumen mit Sarg ...

Unter blühenden Bäumen wird mein Weg den letzten Weg bedeuten.
Meine Augen werden offen sein, um Dich noch einmal zu sehen.
Hab aber keine Angst vor meinen Augen,
denn auch im Tode segne ich Dich, am letzten Sonntag.

Das Lied wurde in den 30er Jahren dieses Jahrhunderts populär, Seress soll sich später selbst suizidiert haben. Immer wenn das Lied im Radio ertönte oder bei größeren Veranstaltungen gesungen wurde, sind danach besonders viele Suizide vorgekommen. Die ungarische Regierung sah sich daher veranlaßt, das Lied zu verbieten, so daß es in den 30er und 40er Jahren nicht mehr im Radio gespielt werden durfte [518].

Um dieses Phänomen einigermaßen verstehen zu können, muß man sich im klaren sein, daß die ungarische Bevölkerung in bezug auf Suizidhandlungen eine Sonderstellung einnimmt. In den meisten katholischen Ländern ist die offizielle Suizidziffer relativ niedrig im Vergleich zu anderen Ländern (Ausnahme: Österreich). Ungarn jedoch, obschon auch ein katholisches Land, weist eine der höchsten Suizidziffern der Welt auf. Schon Rost [411] hat zu Beginn dieses Jahrhunderts auf die hohe Suizidrate der Ungarn hingewiesen. Der Anteil der 15- bis 20jährigen Suizidopfer betrug ca. 11%.

Die Suizidziffer beträgt heute über 40 pro 100000 Einwohner pro Jahr (Vergleiche mit anderen Ländern: s. Kapitel „Statistik und Epidemiologie von Suizidhandlungen, S. 25. Warum dem so ist, kann nicht eindeutig eruiert werden. Die Ungarn scheinen eine besondere Einstellung zum Leben zu haben. Jeder fühlt sich als eine Art Lebenskünstler. Im traditionellen Ungarn ist eine beispiellose Verehrung der Frau vorherrschend. Wenn jemand von ihr verlassen wird, dann zerbricht der „Künstler". Sensible Menschen, die zur Sentimentalität neigen, ziehen leicht die „letzte Konsequenz" [518]. Viele Ungarn versuchen, ihre seelischen Empfindungen in der Musik auszudrücken. Diese bruchstückhaften und fast stereotypen Charakterisierungen der Ungarn sind natürlich keine Erklärung für die hohe Suizidrate. Dennoch vermitteln sie vielleicht eine Ahnung, warum ein Suizid möglicherweise einen anderen Stellenwert aufweist als in anderen europäischen Ländern.

Obschon der Einfluß von Musik auf Suizidhandlungen nicht überschätzt werden darf, muß festgehalten werden, daß eine gewisse Art von Musik entsprechend Disponierte, die sich in einer depressiven Stimmung befinden zu einer Suizidhandlung verleiten kann. Ein statistischer Nachweis für dieses Phänomen ist unseres Wissens bisher nicht erbracht worden.

Biochemische Aspekte der Suizidalität

Biochemische Fakten zum Thema Suizidalität widersprechen den psychologischen Modellen nicht. Die verschiedenen Betrachtungsweisen sind nicht gegensätzlich, sondern zeigen nur verschiedene Seiten ein und derselben Münze auf. Sie sollen sich ergänzen und damit die Komplexität des Phänomens Suizidhandlung aufzeigen. Bei biochemischen Prozessen stellt sich immer wieder die Frage, welche Erscheinung „primär" und welche „sekundär" ist: Ist dieses oder jenes Phänomen, z. B. eine bestimmte Konzentration eines Stoffes in einer Körperflüssigkeit, Ursache oder Folge eines suizidalen Verhaltens? Die verschiedenen Aspekte und die sich z. T. widersprechenden Forschungsergebnisse auf diesem Gebiet sind als Teile eines unvollendeten Mosaiks zu betrachten. Ob der Mensch je in der Lage sein wird, dem komplexen Phänomen einer Suizidhandlung auch nur einigermaßen gerecht zu werden, ist eine offene Frage. Vermutlich muß sie – zumindest auf Jahrzehnte hinaus – verneint werden. Vor allem seit den 70er Jahren wird intensiv auf diesem Gebiet geforscht und es wurden Ergebnisse zu Tage gefördert, die es verdienen, in Kürze festgehalten zu werden.

Dieses Kapitel soll uns auch daran erinnern, daß die dualistische Auffassung von Seele und Körper, von Psyche und Soma, als längst überholt und obsolet betrachtet werden muß. Seelisches Leiden hat immer ein somatisches Äquivalent und umgekehrt: Der leibliche Prozeß stellt gleichzeitig das Erleben dar und erleben bedeutet automatisch auch „erleiben". Die biochemischen Prozesse selbst, abhängig von physiologischen und anatomischen Substraten, stellen das Erleben dar. Diese Erkenntnis ist keineswegs neu, wußte doch der Volksmund schon lange um diesen Sachverhalt, wenn es z. B. von jemandem heißt: „Ein Mensch, wie er leibt und lebt" [35].

Voraussetzungen zum biochemischen Verständnis

Einige grundsätzliche Vorbemerkungen zum Verständnis der biochemischen Abläufe im Zentralnervensystem seien vorausgeschickt: Die mindestens 10 Milliarden Nervenzellen, über welche der Mensch in seinem Zentralnervensystem verfügt, stehen miteinander durch eine Vielzahl von Dendriten (Nervenfortsätze) und Synapsen (Kontakt- und Schaltstellen) in Verbindung. Informationen werden von den Nervenzellen mittels elektrischen Signalen weitergegeben, durch welche an den Nervenendigungen chemische Substanzen freigesetzt werden. Diese Substanzen sind biogene Amine wie z. B. Noradrenalin, Serotonin, Dopamin, Azetylcholin und bestimmte Aminosäuren. Diese biogenen Amine diffundieren durch die Schaltstellen zu den Rezeptoren der nächsten Nervenfaser, wo sie ein elektrisches Aktionspotential auslösen, welches die Information weiterleitet. Aus diesem Grunde werden diese chemischen Substanzen Transmitter (Übertragerstoffe, Botenstoffe) genannt. Bei

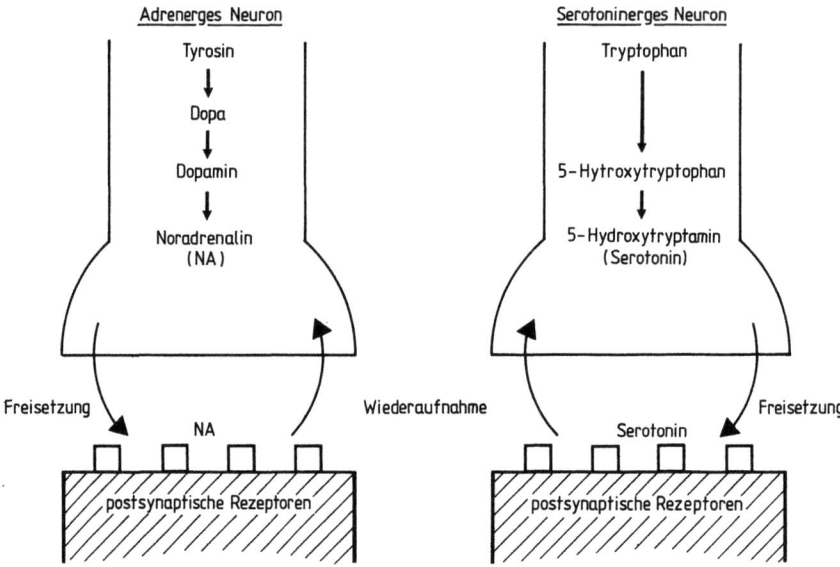

Abb. 8. Erregungsübertragung an monoaminergen Synapsen. (Nach Hösli [213])

einem Mangel an Transmittersubstanzen werden die elektrischen Impulse nicht oder nur mit Verzögerung weitergeleitet und dies kann zu Veränderungen im Ablauf von psychischen und somatischen Funktionen führen. In den letzten Jahren wurden immer mehr Ergebnisse und Material zusammengetragen, welche die Hypothese stützen, daß z. B. Depressionen auf einem Mangel oder einem Ungleichgewicht der Transmittersubstanzen und/oder auf einer verminderten Sensibilität der Rezeptoren beruhen. Viele Antidepressiva wirken in dem Sinne, daß sie die Transmittermenge in den Synapsen erhöhen, dadurch, daß sie die Wiederaufnahme der Transmitter aus den Synapsen in den präsynaptischen Speicher blockieren. Andere Arten von Antidepressiva, z. B. die Monoaminooxydase (MAO)-Hemmer, verhindern den Abbau der Transmitter in den Nervenendigungen [241, S. 15/16].

Die Abb. 8 zeigt eine schematische Darstellung, die den chemischen Vorgängen im Bereich der Synapsen entspricht [213].

Ein eigentlicher Brückenschlag zwischen den psychischen Vorgängen und den Prozessen, die ihnen im materiellen Bereich zugrunde liegen (auf zellulärer, molekularer oder biochemischer Ebene) ist bisher nicht gelungen. Es ist auch fraglich, ob es je gelingen wird [163, S. 19/20].

Grundsätzlich können in lebenden Organismen chemische Botenstoffe, sog. Transmittersubstanzen, deren Metaboliten, Enzyme und Rezeptoren, untersucht werden. Schon geringe Konzentrationen dieser Substanzen können in Körperflüssigkeiten und -geweben nachgewiesen werden. In Frage kommen z. B. Hirngewebe nach einer Autopsie, Messungen im Liquor cerebrospinalis, an Thrombozyten (diese gehören zu den meistuntersuchten biologischen „Markern" in der biologischen Psychiatrie [507]), im Plasma und im Urin. Der Nachweis erfolgt im wesentlichen mit chromatographischen, spektrometrischen, radiochemischen und radioimmunologischen Verfahren [105].

Manche Neurotransmitter können direkt nachgewiesen werden: So sind z. B. Monoamine nach Umwandlung in fluoreszierende Derivate im Mikroskop sichtbar. Wenn der Transmitter selbst nicht dargestellt werden kann, kann evtl. der Ort, an welchem die Biosynthese eines bestimmten Transmitters vor sich geht, durch Immunofluoreszenz oder immunohistochemisch in einem Gewebeschnitt lokalisiert werden [163, S. 29].

Unter den Transmittersystemen im Zentralnervensystem spielen vor allem die cholinergen und die monoaminergen Neuronensysteme eine Rolle. Die ebenfalls wichtigen Aminosäure- und Peptidtransmitter sollen nicht mehr Gegenstand unserer Betrachtung sein. Cholinerge Neuronen sind in diversen größeren Strukturen des Zentralnervensystems zu finden. Die Basalganglien und der Nucleus caudatus enthalten z. B. zahlreiche cholinerge Neuronen.

Dank der guten Darstellbarkeit der Neurotransmitter Dopamin, Noradrenalin, Adrenalin sowie Serotonin sind diese besonders eingehend untersucht worden. Sie gehören zu den monoaminergen Neuronensystemen. Die Neuronen, welche Serotonin (5-Hydroxytryptamin) als Transmitter benützen, entstammen verschiedenen unpaaren Kerngebieten des unteren Hirnstamms. Absteigende Bahnen enden in der grauen Substanz des Rückenmarks, aufsteigende Bahnen ziehen zum Hypothalamus, ins limbische System und in den Cortex [163 (S. 30) 213].

Im folgenden wird versucht, einige grundlegende biochemische Erkenntnisse im Zusammenhang mit der Suizidforschung darzustellen, wobei immer wieder die Komplexität dieser Forschungsrichtung im Auge behalten werden muß. Die Suizidforschung ist noch weit davon entfernt, über einen „biochemischen Kurztest" zu verfügen, der es erlauben würde, auf Grund einer einfachen Laboruntersuchung festzustellen, wie hoch das Suizidrisiko eines bestimmten Patienten in einem bestimmten Moment zu veranschlagen ist. Das Fehlen eines solchen Tests braucht nicht unbedingt negativ gewertet zu werden, da er vielleicht dazu beitrüge, die Auseinandersetzung mit dem Patienten, die menschliche Kommunikation, die immer mehr verlorenzugehen droht, zu erschweren oder zu verhindern [189].

Monoamine und ihre Metaboliten

Präkursoren (chemische Vorstufen) der serotonergen Nervenübertragung können im Blut und im Liquor gemessen werden. Das für den Serotoninabbau verantwortliche Enzym, die Monoaminooxydase (MAO) kommt in Thrombozyten und in den Neuronen vor. Die Thrombozyten haben einen Aufnahmemechanismus („uptake mechanism") für Serotonin und weisen Rezeptoren („binding sites") für Imipramin und Serotonin auf. Eine verzögerte oder gestörte Serotoninaufnahme und eine verminderte Zahl der Rezeptoren für Imipramin an den Thrombozyten, wie sie bei depressiven Patienten immer wieder gefunden werden, spricht dafür, daß diese Fakten von wesentlicher Bedeutung sind im Zusammenhang mit Depressionen [19 (S. 3), 507].

Serotonin (5-Hydroxytryptamin) ist ein Indolderivat, ein biogenes Amin, das bei Menschen aus L-Tryptophan biosynthetisiert wird. Inaktivierung und Abbau erfolgen durch die Monoaminooxydase (MAO) und Aldehydoxydasen zu Hydroxyindolessigsäure. Die Bremsung des Serotoninabbaus mit Hilfe der MAO-Hemmer wird bei der Behandlung von Depressionen genutzt (s. Abb. 8 und folgende Formel [404]):

HO—[indole ring]—CH₂-CH₂-NH₂

Serotonin

Um ein Bild über den Monoaminstoffwechsel im Gehirn zu erhalten, können ihre Metaboliten im Liquor (via Lumbalpunktion) gemessen werden. Diese relativ einfache klinische Untersuchungsmethode darf nicht darüber hinwegtäuschen, daß mancherlei Probleme bei der Interpretation von Messungen zu berücksichtigen sind. So sind z. B. die Konzentrationen der 5-Hydroxyindolessigsäure (5-HIAA) und des Dopaminmetaboliten Homovanillinsäure (HVA) vom Geschlecht des Patienten (Männer haben niedrigere Konzentrationen), vom Lebensalter (Konzentrationen mit dem Alter erhöht) und von der Körpergröße (je größer der Mensch, desto niedriger die Metabolitenkonzentration) abhängig [17] sowie auch von der Tages- und Jahreszeit.

Die Monoaminmetabolitenkonzentrationen werden durch eine Therapie mit Antidepressiva verändert: Die klassischen trizyklischen Antidepressiva z. B. senken die Konzentrationen des Noradrenalinmetaboliten HMPG (4-Hydroxy-3-methoxy-phenylglykol) im Liquor. Manche Antidepressiva senken auch die Konzentrationen von 5-HIAA [19, S. 4].

Bei Verstorbenen kann Serotonin z. B. im Gehirn und im Liquor gemessen werden, doch ergeben sich große methodologische Probleme. So kommt es z. B. darauf an, wie lange zuvor der Tod eingetreten ist, wie der Betreffende früher behandelt wurde (Psychopharmaka) und auf welche Weise er gestorben ist. Die Konzentrationen von Serotonin, die im Gehirn Verstorbener gemessen werden, ergeben z. T. andere Resultate als man auf Grund der klinischen Untersuchungen im Liquor erwarten könnte. So wurden z. B. erhöhte Serotoninwerte in den Basalganglien von Suizidopfern und von chronisch schizophrenen Patienten gefunden. Dieser Befund könnte mit einer zuvor stattgefundenen Therapie mit Antidepressiva oder Neuroleptika zusammenhängen. Eine erniedrigte Serotoninkonzentration wurde im Hypothalamus von nicht schizophrenen Suizidopfern gefunden [254].

Die Achse Hypothalamus/Hypophyse/Nebennierenrinde

Bunney et al. stellten schon in den 60er Jahren fest, daß die Ausscheidung von Kortisolmetaboliten im Urin ungewöhnlich hoch bei den Patienten war, die später einen Suizidversuch oder einen vollendeten Suizid durchgeführt haben [82 + 83]. 1969 haben Bunney et al. ihre Untersuchung wiederholt und sind prinzipiell zu den gleichen Resultaten gelangt. Sie nahmen an, daß die Messung von Kortisol eine wichtige Methode bei der Erfassung von suizidalen Patienten darstellen könne. Obschon man über die klinische Bedeutung dieser Messung verschiedener Ansicht sein kann, konnte in diversen Untersuchungen der Zusammenhang zwischen hohem Kortisol und Suizidalität bestätigt werden [19, S. 9].

Die Urinausscheidung von C-17-Kortikosteroiden zeigt bei Depressiven eine positive Korrelation zur Schwere der depressiven Erkrankung. Eine spätere Untersuchung ergab eine Parallelität zwischen der Höhe des Plasmakortisolspiegels, der um 8.30 Uhr morgens gemessen wurde, und dem Grad der Suizidalität. Als Plasmahormonspiegel wurde ein Grenzwert von 20 µg% angegeben: Werte oberhalb dieser Grenze sollen mit einer besonders hohen Suizdgefahr einhergehen [105]. Der Dexamethason-Suppressionstest (DST) stellt eine wichtige Untersuchungsmethode in der Depressionsforschung dar: Jeweils um 23.00 Uhr wird dem zu untersuchenden Patienten 1–2 mg Dexamethason, ein synthetisches Steroid, oral verabreicht. Der Kortisolwert im Plasma wird am darauffolgenden Nachmittag zwischen 15.00 und 16.00 Uhr gemessen. Wenn die Kortisolkonzentration über 5 mg% (oder 139 nmol/l) beträgt, bedeutet dies eine fehlende Suppression der eigenen Kortisolproduktion und weist auf eine Störung in der Achse Hypothalamus/Hypophyse/Nebennierenrinde hin. Diese fehlende Suppression ist z. B. für den Morbus Cushing typisch. Bei Vorliegen eines depressiven Zustandsbildes bedeutet eine fehlende Kortisolsuppression einen Verdacht auf eine endogene Depression. Die Spezifität des Dexamethason-Suppressionstests wird bei hospitalisierten Patienten mit 80–90% angegeben, die Sensitivität soll dagegen etwa bei 50% liegen. Letzteres bedeutet, daß die Hälfte der endogenen Depressionen mit diesem Test nicht erfaßt werden kann. Somit stellt dieser Test kein eigentliches diagnostisches Mittel dar [146].

Die Aktivierung der Achse Hypothalamus/Hypophyse/Nebennierenrinde, wie sie in Streßsituationen und bei gewissen Depressionsformen vorkommt, kann leichter gemessen werden als das Serotoninsystem. Die Aktivierung dieser Achse geht einher mit erhöhten Konzentrationen von Kortisol im Plasma, Liquor und Urin. Damit verbunden ist auch eine verminderte Fähigkeit, die Kortisolsekretion nach Verabreichung von Dexamethason zu unterdrücken [19, S. 6].

Eine Untersuchung ergab [108], daß das Gewicht der Nebennieren von 16 Menschen, die durch eine harte Suizidmethode ums Leben kamen, signifikant höher war als das von 10 anderen Menschen, die eines plötzlichen Todes starben (nicht durch Suizid). Längst bekannt ist z.B., daß bei chronischem Streß die Nebennieren hypertrophieren [108].

Untersuchungen von Patienten nach Suizidversuch

Asberg et al. fanden 1976 erstmals einen Zusammenhang zwischen niedrigen Konzentrationen von 5-Hydroxyindolessigsäure im Liquor und suizidalem Verhalten [16]. Eine Untersuchung von Depressiven ergab, daß die Zahl der Patienten mit Suizidversuch unter denjenigen signifikant häufiger war, die im Liquor eine niedrige 5-HIAA-Konzentration aufwiesen (im Vergleich zu denen mit einer höheren 5-HIAA-Konzenration im Liquor). Patienten mit niedrigen 5-HIAA-Konzentrationen im Liquor bedienten sich bei der Suizidhandlung oft einer harten Methode im Gegensatz zu den Patienten mit normalen oder höheren 5-HIAA-Konzentrationen, die sich „nur" mit Sedativa intoxikiert haben [19, S. 6]. Diese Untersuchungsergebnisse wurden später von mehreren Forschergruppen bestätigt.

In der Zerebrospinalflüssigkeit von endogen Depressiven wurde eine bimodale Verteilung der 5-Hydroxyindolessigsäure (5 HIES, Hauptabbauprodukt des Serotonin) gefunden. Etwa ein Drittel der Patienten zeigte Werte unter 15 ng/ml, die übrigen Werte betrugen mehr als 15 ng/ml. In der Gruppe mit dem niedrigeren Konzentrationsbereich wurde eine negative Korrelation zwischen der 5-Hydroxyindolessigsäure-Konzentration und der Schwere der Depression gefunden. Spätere Untersuchungen fanden signifikante Korrelationen zwischen niedriger 5-Hydroxyindolessigsäure-Konzentration im Liquor endogen und reaktiv Depressiver einerseits sowie Suizidalität andererseits. Es erwies sich, daß Suizidale mit niedriger 5-Hydroxyindolessigsäure-Konzentration im Liquor zu „brutaleren", härteren Suizidmethoden neigen und entsprechend häufiger vollzogene Suizide vorkommen [15, 27, 104, 105].

Weitere Studien ergaben, daß die Zusammenhänge zwischen erniedrigter 5-HIAA-Konzentration im Liquor und Suizidhandlungen nicht nur bei Depressiven festzustellen sind, sondern auch bei anderen psychischen Kranken, wie z. B. Schizophrenen [481]. Van Praag [480] kommt zu dem Schluß, daß die zentralen Serotoninstörungen wahrscheinlich eine Rolle bei der Pathogenese der Depression spielen. Unabhängig von der Nosologie wurde gefunden, daß die zentralen Serotoninstörungen in der Gruppe von Suizidversuchern akkumulieren, vor allem bei jenen Patienten, die besonders harte Suizidversuche unternehmen. Zusammenfassend kommt Van Praag zum Ergebnis, daß zentrale Serotoninstörungen besonders bei vitalen Depressionen mit einer starken Tendenz zu suizidalem Verhalten vorkommen.

Banki et al. [26] haben 52 Patientinnen nach einem Suizidversuch untersucht, von denen 18 eine harte Methode angewandt hatten. Die Frauen litten an endogenen Depressionen („major depression"), Schizophrenie, Alkoholabhängigkeit oder Verhaltensstörungen („adjustment disorder"). Untersucht wurde die 5-Hydroxyindolessigsäure, die Homovanillinsäure und die Kortisolkonzentration im Liquor. Bei allen Frauen, die eine harte Methode versucht hatten, war die 5-Hydroxyindolessigsäure-Konzentration signifikant niedriger als bei den übrigen Patientinnen. Dies betraf alle 4 diagnostischen Gruppen, also nicht nur die Depressiven.

1984 berichteten Asberg et al. [18], daß Depressive mit einer niedrigen 5-Hydroxyindolessigsäure-Konzentration im Liquor öfter Suizidversuche hinter sich haben als andere, ebenso depressive Patienten. Bei den erwähnten Suizidversuchen wurde eine harte Methode verwendet, d. h. der Versuch wurde nicht mit Medikamenten durchgeführt. Einiges spricht dafür, daß eine erniedrigte 5-Hydroxyindolessigsäure-Konzentration im Liquor und ein Suizidversuch in der Anamnese einen gewissen Aussagewert als Prädiktor im Hinblick auf einen zukünftigen Suizid haben können. In einer Nachuntersuchung von 119 Patienten, die früher einmal einen Suizidversuch unternommen hatten und die eine unterdurchschnittliche 5-Hydroxyindolessigsäure-Konzentration im Liquor aufwiesen, betrug die Suizidmortalität innerhalb eines Jahres nach der Untersuchung 22%, war also außerordentlich hoch [18]. In der Fachliteratur wird das Risiko, daß sich bis 10 Jahre nach einem Suizidversuch jemand suizidiert, mit 5–10% angegeben [232, 417].

Typischerweise unterscheidet sich die Gruppe derjenigen, die Suizid begehen von der, die nach einer Suizidhandlung überleben. Die Suizidsterblichkeit innerhalb eines Jahres nach einem Suizidversuch wird mit ungefähr 2% angegeben [125]. Es gibt Anhaltspunkte, daß biochemische Messungen dazu beitragen können, diejenigen Risikogruppen besser herauszufinden, bei welchen das Risiko eines vollzogenen Suizides besonders hoch ist. So haben z. B. Traskman et al. [472] eine Suizidmortalität innerhalb eines Jahres nach einem Suizidversuch von 22% angegeben. Diese Patienten zeichneten sich dadurch aus, daß sie eine 5-HIAA-Konzentration im Liquor aufwiesen, die unter dem Durchschnitt der Suizidversuchsgruppe lag. Ähnliche Resultate berichteten Roy et al.

[415], welche auch auf die Bedeutung einer Voraussage bezüglich erniedrigten Konzentrationen von HVA im Liquor hinwiesen. Das Suizidrisiko kann bei den erwähnten Voraussetzungen als so hoch erachtet werden, daß bei solchen Patienten besondere Vorsichtsmaßnahmen zu ergreifen sind. Wie solche Risikogruppen optimal zu behandeln sind, ist allerdings noch nicht eindeutig klar. Manche sprechen auf Antidepressiva nicht oder ungenügend an. Es ist auch noch nicht erwiesen, daß die Serotoninaufnahmehemmer bei dieser Gruppe besonders effektiv wären [19, S. 12].

Die vielfachen und komplexen Arbeiten, die einen Zusammenhang zwischen suizidalem Verhalten und der Bedeutung des Serotoninstoffwechsels im Zentralnervensystem belegen, sind nicht unwidersprochen geblieben. Einige wenige Autoren bestreiten einen solchen Zusammenhang, z. B. Vestergard et al. [482] und Roy-Byrne et al. [416]. Dieser Sachverhalt kann wohl nur z. T. mit verschiedenen Arten der Messung bzw. mit anderen Laboratoriumsmethoden erklärt werden.

Die Zusammenhänge zwischen der 5-Hydroxyindolessigsäure im Liquor und autoaggressivem bzw. suizidalem Verhalten geben zur Frage Anlaß, wie es mit aggressivem Verhalten überhaupt steht. Lidberg et al. [274] referierten eine Studie, bei welcher die 5-Hydroxyindolessigsäure-Konzentration, die Homovanillinsäure-Konzentration und die 4-Hydroxy-3-Methoxyphenylglykol-Konzentration (HMPG) im Liquor bei wegen Mordes verurteilten Männern, bei Patienten nach Suizidversuch und bei gesunden Probanden untersucht wurden. Bekanntlich weisen Mörder eine besonders hohe Suizidrate auf. Wie erwartet fanden die Autoren bei den Suizidversuchpatienten signifikant niedrigere Konzentrationen von 5-Hydroxyindolessigsäure im Liquor als bei den Gesunden, die sich aus Spitalangestellten rekrutierten. Die niedrigsten Konzentrationen wurden bei denjenigen Suizidversuchern gefunden, die eine besonders harte Suizidmethode gewählt haben. Die Konzentrationen der Homovanillinsäure und des 4-Hydroxy-3-methoxyphenylglykols unterschieden sich nicht von den von gesunden Probanden. Die (nichtalkoholabhängigen) Mörder wiesen ähnliche 5-Hydroxyindolessigsäure-Konzentrationen auf wie die suizidalen Patienten. Diejenigen Delinquenten, die einen Sexualpartner getötet hatten, zeigten signifikant niedrigere Konzentrationen von 5-Hydroxyindolessigsäure als die übrigen Delinquenten. Wegen der kleinen Zahl der untersuchten Probanden können keine sicheren Schlüsse in bezug auf aggressives Verhalten gezogen werden. Mühlbauer [321] berichtet, daß eine Konzentration von 5-Hydroxyindolessigsäure unter 92,5 nmol/l ein Alarmzeichen sein sollte, da sie sowohl ein Hinweis für eine mögliche Suizidgefahr als auch für aggressive kriminelle Handlungen sein könne.

Es ist bekannt, daß eine geringe Aktivität der Monoaminooxydase (MAO) in den Thrombozyten mit gewissen Persönlichkeitszügen, wie z. B. Impulsivität, parallel gesetzt werden kann. Ein Zusammenhang zwischen niedriger MAO-Aktivität und suizidalem Verhalten wurde in verschiedenen Studien dargelegt [19, S. 7]. Buchsbaum et al. [77] fanden bei Verwandten von Probanden mit niedriger Thrombozyten-MAO-Aktivität häufiger psychosoziale Probleme und suizidales Verhalten. Die Monoaminooxydase-Aktivität der Thrombozyten wird vorwiegend genetisch kontrolliert [326]. Gottfries et al. [154] fanden niedrigere MAO-Werte bei Patienten, die einen Suizidversuch mit einer harten Methode hinter sich hatten, als bei anderen depressiven Patienten oder solchen, die sich mit Psychopharmaka intoxikiert haben [19, S. 8].

Allerdings muß man sich bewußt sein, daß niedrige 5-HIAA-Konzentrationen im Liquor auch bei Gesunden vorkommen, die nie eine Depression durchgemacht und nie ernsthaft Suizid erwogen haben. Die niedrigen Konzentrationen sind jedoch verbunden mit dem Auftreten von Depressionen in der Verwandtschaft, und es kann angenommen werden, daß eine solch erniedrigte 5-HIAA-Konzentration einen Vulnerabilitätsfaktor für die entsprechende Krankheit darstellt [19, S. 14]. Die Wichtigkeit des Serotonins bei aggressivem Verhalten bei Tieren, der Zusammenhang zwischen Aggression und Suizid, der schon von Freud aufgezeigt wurde, führten zu der Annahme, daß bei Suizidhandlungen die Dysregulation der Aggression von großer Wichtigkeit sein muß [16]. Zu dieser Hypothese passen auch die Untersuchungen von Linnoila et al. [277] und Lidberg et al. [273], die einen Zusammenhang zwischen 5-HIAA-Konzentration im Liquor und Kriminalität (Tötung im Affekt: „unpremeditated homicide") fanden. Lidberg et al. [273] beschreiben 3 Fälle eines Elternteils, die ihr Kind zu töten versuchten. Die im 3. und 4. Lebensjahrzehnt stehenden Delinquenten wiesen kein aggressives Verhalten in der Vorgeschichte auf („violent behaviour"), hatten keine Alkoholanamnese und die letzten 3 Wochen vor der Lumbalpunktion keine Medikamente oder Drogen eingenommen, welche die 5-Hydroxyindolessigsäure im Liquor hätten beeinflussen können. Die entsprechenden Konzentrationen waren in allen 3 Fällen sehr niedrig. Bei normalen (psychisch unauffälligen) jungen Männern mit niedriger 5-HIAA-Konzentration im Liquor wurden als Persönlichkeitsmerkmale Dominanz, Mangel an Angst („lack of fear"), leicht erregbarer Ärger und Zorn („anger") gefunden [15, 19 (S. 14), 20].

Therapeutische Aspekte

Es erhebt sich die Frage, welche Konsequenzen therapeutischer Art aus den bisherigen Forschungsergebnissen gezogen werden können. Untersuchungen mit der Serotoninsubstitution (z. B. L-Tryptophan und L-5-Hydroxytryptophan) zeigen laut Demling [105] eine relativ bescheidene und wenig bedeutende therapeutische Wirksamkeit. Allerdings sollen Depressive mit niedriger Hydroxyindolessigsäure-Konzentration im Liquor besser auf eine Therapie mit 5 Hydroxytryptophan (5-HTP), einer Vorstufe des Serotonins, ansprechen als Patienten mit einer normalen 5-Hydroxyindolessigsäure-Konzentration im Liquor [39]. Andere Untersucher bewerten die antidepressive Wirkung von L-5-Hydroxytryptophan (Tript-OH, Triptum) positiver [46, 87, 208].

Serotonin-Re-Uptake-Hemmer, wie z. B. das Flufoxamin, sind erst seit einigen Jahren im Handel und können daher noch keine abschließende Beurteilung erfahren. Immerhin sind die neueren Antidepressiva nichttrizyklischer Struktur schon insofern eine positive Alternative, als sie i. allg. wesentlich weniger toxisch als die schon länger bekannten trizyklischen Antidepressiva sind [179].

Montgomery et al. [316, 317] fanden bei einer Untersuchung von 58 Patienten, die alle mindestens 2 Suizidversuche hinter sich hatten, daß die Verabreichung von Flupentixol (i.m. als Depot) sich gegen eine Wiederholung von Suizidversuchen wesentlich besser auswirkt als eine entsprechende Behandlung mit Mianserin. Obschon kritisiert werden könnte, daß Mianserin per os, das Flupentixol aber parenteral verabreicht wurde, oder daß die Mianserindosis zu niedrig gewesen sei (30 mg pro Tag), ist vielleicht nicht der antidepressive Effekt das Wesentliche, sondern das Faktum, daß Flupentixol auf den Dopaminmetabolismus wirkt. Möglicherweise hängt auch die antisuizidale Wirkung von Flupentixol mit dem Dopaminsystem zusammen. Dieser Befund läßt nach einer zusätzlichen Beteiligung eines gestörten Dopaminstoffwechsels an der Pathogenese von suizidalem Verhalten fragen. Es ist bekannt, daß serotoninerge und dopaminerge Neuronensysteme im Zentralnervensystem vielfach miteinander interagieren [105].

Die neuen biochemischen Erkenntnisse können für das Abschätzen des Suizidrisikos im klinischen Alltag noch nicht verwendet werden. Einerseits sind die dafür notwendigen Untersuchungen zu aufwendig oder zu kostspielig, andererseits ist das Wissen noch lückenhaft und die Forschung verfügt erst über einige Bausteine – wenn auch sehr wesentliche und interessante – eines noch unüberschaubaren riesigen Mosaiks.

Asberg et al. [19, S. 16] hielten fest, daß Serotoninübertragung manipulierbar sei, sei es mit Psychopharmaka oder evtl. mit Diätmaßnahmen. Auch sei ein vermehrtes Verständnis der psychologischen Prozesse, die durch das Serotoninsystem kontrolliert werden, von großer Bedeutung. Solche Erkenntnisse könnten auch die psychotherapeutische Arbeit im Zusammenhang mit suizidalen Patienten befruchten.

Unterliegen Suizidhandlungen genetischen Faktoren?

Die Frage nach einer möglichen Heredität bzw. einer erblichen Tendenz zu Suizidhandlungen wurde schon von den alten Psychiatern um die letzte Jahrhundertwende diskutiert. Während manche Autoren eine solche Möglichkeit bejahten, negierten sie andere. Schließlich gelangten die Fachleute in den 50er und 60er Jahren zur Ansicht, daß nicht die Suizidtendenz bzw. die Neigung zu einer Suizidhandlung erblich sei, sondern das diesen Handlungen zugrunde liegende Krankheitsgeschehen. In erster Linie kommen hier Depressionen und Schizophrenien in Frage, also die Krankheiten, welche als endogene bzw. manisch-depressive Psychosen bezeichnet werden. Auch spätere Arbeiten, z. B. die von Tsuang [474], basieren noch auf diesem Modell. Suizidhandlungen in Familien, in welchen keine endogenen Depressionen oder auffällige seelische Erkrankungen vorkamen, wurden psychodynamisch oder im Sinne des „ansteckenden" Effektes erklärt. Eine Häufung von Suiziden in verschiedenen Familien, die unabhängig von Depressionen auftreten, kann zu Recht eine psychodynamische Erklärung finden. Eine solche ist naheliegend und berechtigt, doch vermag sie keine Auskunft über den Einfluß der Heredität zu geben.

Kallman [234] kam bei seiner Zwillingsstudie in bezug auf Erblichkeit von Suizidhandlungen bzw. Neigung zu Suizid zu dem Schluß, daß Suizid wahrscheinlich nicht von Erbfaktoren abhänge. Auch Ringel [394] findet – ebenfalls in den 50er Jahren – keinen „sicheren Anhaltspunkt für eine erbliche Selbstmordneigung". Lester [270] schreibt 1968, daß es gegenwärtig nicht möglich sei, „Erbfaktoren bei der Bestimmung suizidalen Verhaltens fallenzulassen". Wellhöfer [494] stellt lapidar fest: „Die Auffassung, daß dem Erbfaktor beim Selbstmordgeschehen eine primäre Rolle zukommt, ist überholt." Sperling [452] schildert in seinem Artikel „Suizid und Familie" eine Bauernfamilie, „in der sich seit drei Generationen die Männer jeweils um das 40. Lebensjahr an demselben Haken auf dem Boden erhängten." Die Familie zu überzeugen, daß die Entfernung des Hakens auf dem Estrich nun angebracht sei, sei schwierig gewesen. Gerade dieses Beispiel läßt verschiedene Erklärungsmöglichkeiten zu, die sich allerdings nicht auszuschließen brauchen. Sowohl ein psychodynamisches Erklärungsmodell als auch die Möglichkeit eines wirksamen genetischen Faktors kann diskutiert werden. Zaw [515] beschreibt eine Familie, in der sich über 2–3 Generationen mehrere Personen – u. a. eineiige Zwillinge – mit harten Methoden suizidiert hatten. Er kommt zu dem Schluß, daß genetische Prädispositionen – unabhängig von der Depression – wahrscheinlich seien. Über die Bedeutung der biochemischen Prozesse und der genetischen Steuerung wird in einem separaten Kapitel Stellung genommen (s. S. 121/130). Neuere Untersuchungen auf dem Gebiet der Biochemie, der Zwillingsforschung sowie anhand von Adoptionsstudien vermögen Indizien zu erbringen, welche für eine Erblichkeit bzw. für eine erbliche Neigung zu Suizidhandlungen sprechen.

Juel-Nielson et al. [233] untersuchten 19 monozygote und 58 dizygote Zwillingspaare im Hinblick auf Suizid. Von den 19 monozygoten Paaren waren 4 bezüglich Suizid konkordant, bei den dizygoten Zwillingen fand sich bezüglich Suizid keine Konkordanz. Die Autoren ziehen die vorsichtige Schlußfolgerung, daß genetische Faktoren das Vorkommen von Suizid indirekt konditionieren können. Schulsinger et al. [433] konnten anhand einer Adoptionsstudie nachweisen, daß in der Herkunftsfamilie von adoptierten Kindern, die sich später suizidiert haben, mehr Suizide nachweisbar waren als in den biologisch nicht verwandten Adoptivfamilien. Nach Linkowski [276] sprechen Zwillingsuntersuchungen dafür, daß bei Suizidhandlungen genetische Faktoren mitverantwortlich seien [276]. Roy [413] fand bei einer Untersuchung von 243 Patienten mit einer positiven Suizidanamnese in der Familie, daß von diesen 118 (48,6%) einen Suizidversuch unternommen hatten. Die Mehrheit dieser Patienten (84,4%) hatte schon einmal eine Depression (gemäß DSM-III) durchgemacht. Der Autor kommt zu dem Schluß, daß eine positive Suizidanamnese in der Familie ein signifikant größeres Risiko bezüglich Suizidversuch darstellt als bei Patienten ohne positive Suizidanamnese in der Familie. Roy [414] fand bei einer weiteren Untersuchung, daß von 231 Patienten, die an einer manisch-depressiven Psychose litten, 18 (7,8%) einen Verwandten ersten oder zweiten Grades hatten, die Suizid begangen hatten.

Um einen Lerneffekt bei Suizidhandlungen auszuschließen, wurden Suizidopfer untersucht, die unmittelbar nach der Geburt zu Adoptiveltern gegeben worden waren. Es zeigte sich, „daß die biologischen Verwandten von adoptierten Personen, die unter Depressionen litten und Selbstmord begingen, mehr als 10mal so oft ebenfalls durch Selbstmord starben wie die biologischen Verwandten gesunder Adoptivpersonen und ungefähr 5mal so oft wie die biologischen Verwandten der adoptierenden Eltern" [237, S. 137].

Wesentliche Bedeutung kommt den Arbeiten von Mitterauer et al. [304, 310] zu: Sie untersuchten 89 Suizide von Patienten, die nach der Entlassung aus der psychiatrischen Klinik Suizid begangen hatten. Dabei konnte in 69,7% eine suizidpositive Familienanamnese eruiert werden. Bei 56,2% der Suizide war das gleichzeitige Auftreten von endogenen Psychosen und Suiziden eindeutig signifikant. Für die genetische Anamnese wurden nur Verwandte in der Aszendenz (2–5 Generationen), d.h. nur direkte Vorfahren und deren Geschwister herangezogen. Mitterauer [304] hat die Annahme, daß sich die genetische Belastung nur auf die endogenen Psychosen beziehe, bei denen bekanntlich Suizide häufiger vorkommen, auf Grund der Resultate seiner Untersuchungen anhand von 110 Stammbäumen entkräften bzw. in Frage stellen können. Auffallend hoch ist die suizidpositive Familienanamnese (69,7%) in seinen Untersuchungen. Mit Recht weisen die Autoren darauf hin, daß bezüglich der Heredität mit sehr vielen falschen Angaben zu rechnen ist, sei es aus Unkenntnis oder absichtlich. Mitterauer konnte nachweisen [307], daß bei Suizidanden, welche an einer endogenen Psychose litten, sowohl endogene Psychosen wie auch Suizide in deren Familien gehäuft auftreten. „Entgegen gängigen Vermutungen, kommt die Selbstmordbelastung jedoch nicht aus jener mit endogenen Psychosen, sondern unterliegt einer eigenständigen genetischen Determination."

Mitterauer et al. [308, 311] klärten neuerdings die Frage ab, inwieweit beim Suizid Manisch-Depressiver eigenständige genetische Faktoren eine Rolle spielen. Anhand der psychopathologischen Symptomatik von 342 Manisch-Depressiven mit familiärer Belastung durch affektive Psychosen und familiärer Selbstmordbelastung und 80 Manisch-Depressiven mit familiärer Belastung durch affektive Psychosen, jedoch ohne

Selbstmordfälle in der Familie, wurden statistische Vergleiche errechnet. „Es zeigte sich, daß sich die beiden Gruppen bezüglich psychopathologischer Symptomatik signifikant unterscheiden. Dieses Resultat stützt die Hypothese, daß beim Suizid eigenständige genetische Faktoren mitbestimmend sind" [311]. Burvill et al. [86] berichten, daß nach Australien Eingewanderte weiterhin die Suizidraten ihres früheren Heimatlandes aufweisen. Dieses Faktum kann ein Hinweis auf genetische Faktoren sein, muß es aber nicht in jedem Fall. Psychodynamische Faktoren sowie „Lerneffekte" könnten ebenso zu diesem Sachverhalt beitragen. Trotzdem ist es immer wieder erstaunlich, wie sich manche Menschen – für den Außenstehenden oft grundlos – suizidieren, während andere unter den miserabelsten und erniedrigendsten Situationen Suizid nicht einmal in Erwägung ziehen. Mitterauer [305] kann sich des Eindrucks nicht erwehren, daß nicht jeder Mensch die Handlungsfähigkeit besitze, von eigener Hand aus dem Leben zu scheiden.

Tsuang [475] fand bei der Untersuchung von Verwandten von Schizophrenen und Manisch-Depressiven, daß Verwandte von Patienten, die Suizid begangen hatten, ein größeres Suizidrisiko aufweisen als die Verwandten von Patienten ohne Suizid.

Eine methodisch ausgezeichnete Studie wurde neuerdings von Egeland u. Sussex publiziert [116]. Sie untersuchten das Auftreten von Geisteskrankheiten und Suiziden im alten Amish-Orden während 100 Jahren, von 1880–1980. Der Amish-Orden ist eine religiöse (protestantische) Gruppe, die von der Gesellschaft abgesondert in den Neuengland-Staaten lebt. Die Einwohnerzahl variierte von etwa 1000 (um die Jahrhundertwende) bis 12500. In der untersuchten Zeitspanne von 100 Jahren waren lediglich 26 vollzogene Suizide zu verzeichnen.

Umgerechnet auf die offizielle Suizidziffer bedeutet dies, daß sie weit unter dem Durchschnitt der übrigen Bevölkerung in USA liegt. Als Gründe dafür sind diverse Faktoren zu nennen, die „antisuizidal" wirken, wie z. B. das weitgehende Fehlen von Alkohol- und Drogenabhängigkeit sowie fehlende Vereinsamung (die Bewohner leben als Großfamilien zusammen) und fehlende Arbeitslosigkeit (Bevölkerung ist landwirtschaftlich orientiert). Die meisten Suizidopfer litten an endogenen Depressionen („major affective disorder"). Die Suizidanden stammten aus Großfamilien, welche über viele Generationen mit affektiven Psychosen genetisch belastet waren. In vielen Familien dagegen konnte über Generationen eine entsprechende Krankheit ebenfalls nachgewiesen werden, ohne daß je Suizide vorgekommen wären. Die Autoren kommen zum Schluß, daß die Resultate dieser Untersuchung einen Indizienbeweis („presumptive evidence") für genetische Faktoren darstellen, die sowohl bei Suiziden als auch bei affektiven Psychosen wirksam sind [116].

Die referierten Untersuchungen zeigen, daß genetischen Faktoren – auch unabhängig von der zugrunde liegenden psychischen Erkrankung – bei Suizidhandlungen vermehrt Beachtung geschenkt werden muß. Viele Indizien, die auf Grund von Untersuchungen auf dem Gebiet der Biochemie, Zwillingsforschung, Adoptionsstudien und ethnologisch-religiösen Gruppen zustande kamen, sprechen für die Wirksamkeit genetischer Faktoren bei Suizidhandlungen.

Prophylaktische und therapeutische Aspekte bei Suizidalen

Kaum eine Tätigkeit ist in Zahlen so wenig überprüfbar wie die Anstrengungen, die zur Verhütung von Suizidhandlungen unternommen werden. Die alte Frage, ob sich Suizidprophylaxe bzw. -prävention überhaupt „lohnt", kann oft nicht statistisch eindeutig erhärtet werden. Dies ist auch nicht nötig, da ausreichend dokumentiert ist, daß in zahlreichen Einzelfällen eine Krisenintervention, sei es mehr prophylaktischer oder therapeutischer Art, funktioniert hat, d. h. daß einzelne Menschen Hilfe erfahren haben und den Suizid nicht vollzogen haben. Zu Recht wird in der Literatur auf die Verbesserungsmöglichkeiten bei der Versorgung von Patienten nach Suizidversuch [315] hingewiesen, sowie auf die Problematik der Nachweisbarkeit von suizidprophylaktischen Maßnahmen [262].

Zahlen täuschen oft über die Bedeutung eines Einzelschicksals hinweg, dennoch werden sie dazu gebraucht, um die Größenordnung der Problematik aufzuzeigen. In der Schweiz bringen sich täglich etwa 4–5 Menschen um – bei einer Bevölkerung von ca. $6^1/_2$ Millionen. In der Stadt Basel (weniger als 200000 Einwohner) stirbt jede Woche mindestens 1 Mensch durch eigene Hand. In diesen Angaben sind die wesentlich häufigeren Suizidversuche nicht enthalten (s. Kapitel Statistik und Epidemiologie von Suizidhandlungen, S. 25).

Die Bedeutung der Abschätzung und Erkennung der Suizidalität wird ebenfalls in einem gesonderten Kapitel behandelt (s. S. 43). Welche Bedeutung der richtigen Beurteilung von seiten der Ärzte zukommt, sei anhand einer Aussage Achtés [4] vor Augen geführt: Von denjenigen Menschen, die Suizid begangen haben, hatten 40–50% innerhalb des letzten Monats, 20–25% sogar 1 Woche vor Ausführung des Entschlusses irgendeinen Arzt aufgesucht. Auch Davenport et al. [102] bestätigen in ihrer Studie, daß ein Großteil der durch Suizid Verstorbenen kurz zuvor einen Arzt aus verschiedensten Gründen konsultiert haben. Oft klagen solche Menschen beim Arzt über funktionelle Beschwerden, vielleicht ohne über ihre emotionalen Probleme zu sprechen. Eine Depression oder larvierte Depression wird dann oft übersehen [173]. Besonders dann, wenn kein eindeutig somatisches Leiden besteht oder wenn auf Grund der Anamnese oder des Verhaltens des Patienten der Verdacht besteht, daß er depressiv sein könnte, wird der erfahrene Arzt den Kranken auf seine Empfindungen und Gefühle ansprechen und ihn auch nach Suizidgedanken und -impulsen fragen. Das Erkennen von Suizidtendenzen bedeutet naturgemäß einen wesentlichen Schritt zur Suizidverhütung, da das Problem Suizid, vielleicht erstmals im Leben des Patienten, offen besprochen werden kann, ohne daß er mit moralisierenden Einwänden oder Aufforderungen zu schweigen, zu rechnen hat [172, 175].

Suizidprophylaxe

Im weitesten Sinne kann die Suizidprophylaxe in folgende Teile gegliedert werden (Tabelle 13):

Tabelle 13. Suizidprophylaxe

Primäre Suizidprophylaxe:		Kindererziehung (im weitesten Sinn) Aufklärung der Öffentlichkeit
Sekundäre Suizuidprophylaxe:	*aktiv:*	Verhinderung der Suizidalität bei Menschen in einer Krise
	passiv:	Erschwerung des Zugangs zu Hochbauten, Drogen, Schußwaffen usw.
Tertiäre Suizidprophylaxe:		Nachbetreuung von Menschen nach Suizidversuch

Die primäre Suizidprophylaxe beginnt schon in frühester Kindheit, d. h. bei der Geburt des Kindes. Ob sogar vorgeburtliche Einflüsse auf das Kind von Bedeutung sind im Hinblick auf eine eventuelle spätere Suizidalität, kann zwar vermutet, jedoch nicht eindeutig bewiesen werden. Das junge Forschungsgebiet der pränatalen und perinatalen Psychologie beschäftigt sich mit Einflüssen auf den Fetus, auf das Kind zur Zeit der Geburt und kurz danach. Es mehren sich Indizien, die es als wahrscheinlich erscheinen lassen, daß Einflüsse auf die Mutter während der Schwangerschaft auf das Ungeborene im späteren Leben des Kindes wichtige Spuren im seelischen, emotionalen Bereich hinterlassen [49]. Durch eine adäquate, konsequente, liebevolle und auf das Kind eingehende Erziehung wird der wesentlichste und effektivste Beitrag zur primären Suizidverhütung geleistet.

Die Aufklärung der Öffentlichkeit bezüglich suizidaler Menschen, die um uns herum leben, ist ein zweischneidiges Schwert. Einerseits wird das Ziel der Suizidverhütung vielleicht teilweise erreicht, andererseits aber kann die Thematik, wenn sie nicht sachlich und mit einer gewissen Umsicht vermittelt wird, entsprechend Disponierte zu einer Suizidhandlung verleiten. Als historisches Beispiel seien „die Leiden des jungen Werther" von Goethe erwähnt, der zwar damit seine eigene Suizidproblematik zu bewältigen schien, dessen Folgen aber insofern katastrophal waren, als nicht wenigen Menschen dieses Werk Anlaß zum Suizid wurde (s. Kapitel „Wirken Suizidhandlungen ansteckend?", S. 109). Ein weiteres Problem ist die Tatsache, daß Vorurteile bezüglich Suizidhandlungen in der Bevölkerung noch weit verbreitet, ja sogar fest verankert sind und nur schwer korrigiert werden können. Als Beispiel sei die weitverbreitete Meinung erwähnt, daß Menschen, die von ihrem geplanten Suizid sprechen, ihn nie auszuführen wagen. In Wirklichkeit haben bis zu 80% derjenigen, die eine Selbsttötung vornehmen, diese zuvor auf irgend eine Weise kundgetan.

Ein weiteres Vorurteil betrifft das Wort selbst – Suizid –, welches in unserer Umgangssprache oft auch „Selbstmord" oder „Freitod" genannt wird. Der Begriff des Mordes ist schon deshalb abwegig, weil, juristisch gesehen, einem Mord „eine besonders verwerfliche Gesinnung" zugrunde liegt und damit eine moralische Verurteilung und Bewertung zum Ausdruck gebracht wird. Die Aussage, daß jemand den

„Freitod" gewählt habe oder daß jemand „freiwillig" aus dem Leben schied, ist ebenfalls unzutreffend: die überwiegende Mehrheit sämtlicher Selbsttötungen geschieht weder „frei" noch „willig". Suizide werden in einer subjektiv hoffnungslos erscheinenden Situation unternommen, in welcher der Suizid als einzig möglicher Ausweg gesehen wird. Wenn sich dieser Ausweg aber als einzig mögliche Lösung aufdrängt, kann weder von einer freien Wahl noch von Freiwilligkeit die Rede sein. Trotzdem lehren uns Menschen, denen eine Suizidhandlung mißlingt, daß sie bis zuletzt eine ambivalente Einstellung gegenüber Leben und Tod hegten: ein Teil in ihnen möchte leben, ein anderer Teil möchte sterben. Nicht selten wird z. B. bei narzißtisch gestörten Personen, die eine Suizidhandlung unternehmen, beobachtet, daß sie in ihrer Phantasie eine Art Zwischenlösung anstreben: Sie möchten nicht mehr so weiterleben wie bisher, sie wollen aber auch nicht einfach sterben und restlos mit allem Irdischen brechen [182].

Die sekundäre, aktive Suizidprophylaxe besteht in der Beschäftigung mit einem Menschen, der in eine Krise geraten ist und suizidal wird. Oft setzt die sekundäre Prophylaxe erst ein, wenn sich entsprechend krankhafte Persönlichkeitsentwicklungen im Laufe von Jahren oder Jahrzehnten angebahnt haben, doch können auch vorher unauffällige Menschen in eine Krise geraten, die sie so erschüttert, daß sie suizidal werden. In solchen Situationen ist es immer wesentlich, dem Betreffenden Gelegenheit zu geben, sich auszusprechen. Ärztlicherseits bedarf es eines geduldigen Zuhörens und Beobachtens. Therapeutische Maßnahmen müssen dem Patienten erklärt werden, er muß über seine Krankheit und über die i. allg. guten Erfolgschancen informiert werden.

Auch den passiven Maßnahmen kommt innerhalb der sekundären Prophylaxe wichtige Bedeutung zu. Zu diesen Maßnahmen gehört die Eliminierung oder Milderung derjenigen Faktoren, die jemanden verleiten und provozieren können, eine Suizidhandlung zu unternehmen, z.B. der oft zu leichte Zugang zu Hochhäusern, zu Aussichtsterrassen, Türmen und Brücken, aber auch zu Drogen und Medikamenten sowie die weite Verbreitung und die allzu leichte Zugänglichkeit zu Schußwaffen. Solche Faktoren werden oft unterschätzt, da die Meinung vorherrscht, daß, wenn sich jemand umbringen möchte, er dies ohnehin tun könne [178]. Bei den Suizidhandlungen, die z. B. durch Sprung aus der Höhe vorgenommen werden, spielt der Grundsatz, daß Gelegenheit nicht nur Diebe, sondern auch Selbstmörder mache, eine wesentliche Rolle. Manche Suizidale, die sich im Rahmen der suizidalen Entwicklung im Stadium der Ambivalenz befinden oder auf Grund ihrer Erkrankung eine ausgesprochen ambivalente Einstellung gegenüber Leben und Tod haben, z. B. gewisse Neurotiker, können durch eine besonders günstige Gelegenheit zu einer Suizidhandlung verleitet werden. Die Suizidhandlung würde vielleicht nicht durchgeführt werden, oder es würde evtl. eine Methode, die mehr Chancen zum Überleben bietet, gewählt, wenn der oder die Betreffende nicht auf ein aus ihrer Sicht besonders „attraktives Objekt" gestoßen wäre. Dieses Objekt kann eine häufig frequentierte Brücke mit besonders niederem Geländer, ein berühmter Turm oder ein bekannter Aussichtspunkt sein. In diesem Rahmen kommt der allgemeinen Suizidverhütung eine Bedeutung zu, indem durch mechanische Abschrankungen, Gitter, Glasvorrichtungen, höhere Geländer usw. zweifellos manche Suizide verhindert werden könnten, indem die Suizidhandlung nicht allzu leicht und attraktiv erscheint. Natürlich kann die Beweisführung für die Wirksamkeit solcher Maßnahmen nur indirekt erfolgen: Es kann z. B. festgestellt werden, daß bestimmte Bauten für Sturzsuizide weniger häufig benützt werden, nachdem eine entsprechende Vorrichtung angebracht worden ist [176]. Daß solche „Nichtsuizide" statistisch zu Buche schlagen, ist nicht zu erwarten. Zumeist kann der statistische Nachweis für die Wirksamkeit solcher Methoden nicht eindeutig erbracht werden. Als Beispiel sei der 1926 in Betrieb genommene Wasserturm auf der Batterie in Basel erwähnt, der bis 1961 einen Anziehungspunkt für Suizide durch Sprung darstellte. 1961 mußte der Turm wegen häufiger suizidaler Stürze geschlossen werden. 1963 wurde er mit zusätzlichen Abschrankungen und Schutzvorrichtungen versehen wieder eröffnet. Diese Sicherungsmaßnahmen bewirkten, daß die Sturzsuizide von diesem Turm seltener wurden. Der Wasserturm hat in der Literatur eine gewisse Bedeutung durch Lore Bergers Roman „Der barmherzige Hügel" [54] erlangt, der autobiographische Züge aufweist. Lore Berger wuchs in der Nähe des Wasserturms auf und beendete in jungen Jahren ihr Leben durch Sprung von diesem Turm.

Gewisse Verbote und Einschränkungen sind manchmal nicht zu umgehen. So darf z. B. im Basler Münster seit 1983 eine Einzelperson den Turm nicht mehr allein besteigen [177].

Besonders in Spitälern sollten Überlegungen nicht außer acht gelassen werden, daß gerade in diesen Sprungsuizide immer wieder vorkommen, sei es von Dachterrassen oder aus den Fenstern des Krankenzimmers. Risikopatienten sollte vermehrt Beachtung geschenkt werden, z. B. Depressiven, Kranken, die in der Anamnese einen Suizidversuch aufweisen, und älteren schwerkranken Menschen. Die wichtigste Art der Suizidverhütung im Spital besteht in einer Sensibilisierung der Ärzte und des übrigen Spitalpersonals [501].

Die tertiäre Prophylaxe besteht in der Verhinderung eines Suizides unmittelbar nach einem Suizidversuch. Ein solcher hat für den Betreffenden zumeist eine gewisse Aggressionsabfuhr zur Folge. Dennoch ist die Gefahr für eine erneute Suizidhandlung keineswegs gebannt. Der Anteil derer, die nach einer Suizidhandlung eine solche später wiederholen oder gar durch Suizid enden, beträgt etwa 25% [366]. In den ersten Monaten nach dem Suizidversuch ist die Gefahr einer erneuten Suizidhandlung besonders groß [373, S. 91]. Während an Universitätskliniken Patienten nach einem Suizidversuch meistens von einem Psychiater konsiliarisch untersucht werden, ist dies an kleineren Spitälern nicht immer der Fall. Wesentlich ist jedoch nicht das Faktum, ob ein Psychiater mit dem Patienten spricht, sondern daß sich überhaupt ein Arzt (oder eine andere geschulte Person) Zeit nimmt, dem Patienten zuhört und sich in ihn einfühlt. Während eines solchen Gesprächs muß der Arzt beurteilen, ob der Patient in eine psychiatrische Klinik eingewiesen werden muß oder nicht. Dies ist z. B. sicher dann indiziert, wenn auch nach der Suizidhandlung eine akute Suizidalität besteht und der Betreffende keine Bezugsperson hat, die sich um ihn kümmert und auf ihn einzugehen in der Lage ist.

Maßnahmen bei akuter Suizidalität

Suizidalen stehen folgende Instanzen und Institutionen zur Verfügung, die z. B. auch von Angehörigen Suizidaler kontaktiert werden können:

- Hausarzt,
- Telefonseelsorge (Die dargebotene Hand, Tel. 143 – Schweiz),

- praktizierende Psychiater,
- psychiatrische Kliniken und Polikliniken
- Notfallstation eines Spitals,
- Seelsorger.

Mit Ausnahme des Hausarztes und des Seelsorgers, die im Idealfall persönlich bekannte Berater sind, unterhalten alle Instanzen einen Dienst, der rund um die Uhr beansprucht werden kann. Die Telefonseelsorge kann über Telefon 143 von jedem Ort in der Schweiz erreicht werden. Nicht zuletzt ist diese Institution deshalb so beliebt, weil der Anrufer anonym bleiben kann und seine Personalien nicht preisgeben muß. Auch wenn nur 5% der Benützer des Telefons 143 direkt eine Suizidproblematik aufweisen [95], entspricht diese Einrichtung doch einem wesentlichen Bedürfnis. Eigentliche Suizidverhütungszentren (Suicide revention centers), wie sie vor allem in den USA existieren, sind in der Schweiz nicht bekannt. Die entsprechende Arbeit wird von Psychiatern, anderen Äzten, Psychologen, Sozialarbeitern und anderen Berufsleuten geleistet, von Personen, die in psychiatrischen Kliniken, Polikliniken, in freier Praxis oder anderen Institutionen tätig sind. Zwar existieren in der Schweiz Institutionen, die sich im Sinne einer Krisenintervention auch mit Suizidalen beschäftigen (z. B. Kriseninterventionszentrum Zürich), doch sind sie nicht mit dem amerikanischen Modell vergleichbar. Akut Suizidale können z. B. in der Zürcher Institution nicht aufgenommen werden. Auch stellt das Suizidproblem nur eines von vielen dar.

Die wichtigste Voraussetzung bei der Behandlung von Suizidgefährdeten ist das genaue Beobachten und die Aussprachemöglichkeit. Sie sollen die Möglichkeit haben, sich über das auszusprechen, was sie bewegt und quält. Oft ist es nötig, daß das Thema Suizidalität vom Therapeuten aufgegriffen wird, da sich manche Patienten nicht getrauen, dieses Thema, das oft noch tabuiert ist und dem gegenüber viele befangen sind, aufzugreifen.

Es ist auch von großer Wichtigkeit, daß dem Kranken das, was in die Wege geleitet wird, erklärt und erläutert wird. Dadurch können unnötige Ängste abgebaut werden, und der Patient fühlt sich ernstgenommen. Daß er nicht angelogen oder getäuscht werden sollte, etwa im Hinblick auf eine Klinikeinweisung, bedarf wohl keiner Erklärung. Auch sollten die Suizidalen über die Behandelbarkeit ihres Leiden orientiert werden. Oft ist es für sie eine Erleichterung zu erfahren, daß z. B. beim Vorliegen einer Depression Suizidgedanken häufig und sehr gut einfühlbar sind.

Ob ein suizidaler Patient allein oder zusammen mit Angehörigen in einer intakten Familie wohnt, ist wichtig, weil dann vielleicht eine Klinikeinweisung umgangen werden kann. Auch die nächsten Angehörigen, z. B. der im gleichen Haushalt lebende Partner, sind über die Suizidgefahr aufzuklären und darüber, wie sie sich verhalten sollen. In der kritischen Zeit sollte der Patient möglichst nicht allein gelassen werden. Moralisierende Appelle und Aufforderungen an den Willen, z. B. „sich zusammenzureißen", sollten unterlassen werden, da sie eher eine suizidfördernde, sicher aber keine verhütende Wirkung ausüben.

Kein Mensch ist in der Lage, ein verbindliches Versprechen abzugeben sich nie, unter keinen Umständen, ein Leid anzutun. Ein solches Versprechen kann nicht für das ganze Leben gegeben, geschweige denn eingehalten werden. Trotzdem sollte ein solches Versprechen, das zeitlich limitiert wird, von einem Suizidalen gegeben werden können [198]. Voraussetzung ist allerdings eine Vertrauensbeziehung zwischen Arzt und Patient.

Ein solches Versprechen sollte vom Kranken stets nur dosiert abverlangt werden, etwa bis zum nächsten Hausbesuch, bis zur nächsten Konsultation oder bis ein gewisser kritischer Zeitpunkt, z. B. ein Geburtstag oder ein bestimmter Todestag, vorüber ist. Das Vertrauensverhältnis zwischen Arzt und Patient sollte so beschaffen sein, daß sich beide an die getroffenen Absprachen halten können [297].

Auf diese Weise ist es dem Patienten eher möglich, ein Versprechen glaubhaft und für ihn verbindlich abzugeben. Der Suizidale darf das Engagement des Arztes erkennen, der ihn z. B. wissen läßt, daß er persönlich gekränkt wäre, wenn ein solches Versprechen nicht eingehalten würde. Allerdings gehört zu einem solchen Engagement auch das Angebot, jederzeit für den Suizidalen erreichbar zu sein, wenn entsprechende Impulse auftreten und besonders stark zu werden drohen. Der Arzt sollte einem entsprechend Gefährdeten seine private Telefonnummer aushändigen und ihm mitteilen, daß er auch nachts angerufen werden könne. Falls dies aus irgendeinem Grunde nicht möglich erscheint, sollte dem Patienten ein entsprechender Stellvertreter oder eine andere Kontaktperson, die jederzeit angerufen werden kann, genannt werden. Ratschläge, Ermahnungen und gut gemeinte Aufmunterungen sind im Gespräch mit Suizidalen kontraindiziert. „Der helfende Arzt ist nicht Berater, nicht Besserwisser, schon gar nicht ein moralischer Wächter, er ist Begleiter" [490].

Obschon Suizidhandlungen auch in psychiatrischen Kliniken vorkommen, bieten solche oft Schutz und geben dem Patienten Geborgenheit. Sie bieten einen, wie es Ernst ausgedrückt hat [122], „relativen, aber keinen sicheren Schutz". Wenn immer möglich sollte von einer Zwangseinweisung abgesehen werden. Diese sollte nur im äußersten Notfall zur Anwendung gelangen, da die Motivation des Patienten für eine Behandlung berücksichtigt werden sollte. Oft hegt er nur gegen eine bestimmte psychiatrische Klinik Vorurteile, meist gegen die in seiner unmittelbaren Umgebung. Mit der Einweisung in eine Privatklinik oder in eine außerhalb seiner Wohngemeinde gelegene Klinik erklärt er sich vielleicht freiwillig einverstanden.

Tabelle 14 gibt eine Übersicht über wichtige Punkte, die im Gespräch mit Suizidalen berücksichtigt werden sollten [359]:

Tabelle 14. Antidepressive und antisuizidale Gesprächstherapie

1. Depressionen und Suizidgedanken sind häufig, der Patient ist kein Einzelfall.
2. Es handelt sich um Krankheiten, die man behandeln kann.
3. Den Patienten über seine Depressionen und Suizidgedanken ausreden lassen (kathartische Wirkung).
4. Dem Patienten für seine Problembewältigungen eine Partnerschaft anbieten und ihn vorbehaltlos akzeptieren. (Telefonnummer, unter der man jederzeit erreichbar ist.)
5. Für den Fall, daß man nicht erreichbar ist, die Nummer des nächsten Telefonanrufes bekanntgeben. (In der Schweiz Nr. 143.)
6. Den Angehörigen klarmachen, daß sie nicht an den Willen des Patienten appellieren sollen, da dieser krank ist und durch „Zusammenreiß-Appelle" nur noch mehr in die Depression getrieben wird.
7. Dem Patienten nicht einreden, daß es ihm besser gehe, wenn dieser keine Besserung erlebt.
8. Den Patienten davon abhalten, in einer Depression wichtige Entscheidungen zu treffen.
9. Therapieziele (Schlaf, Angstdämpfung, Stimmungsaufhellung, Antriebssteigerung) etappenweise aufzeigen und erleben lassen.
10. Den Patienten solange wie möglich arbeiten und sich beschäftigen lassen, um Grübelzwang und zunehmende Vereinsamung zu vermeiden. Kur- und Erholungsaufenthalte nicht während, sondern nach einer Depression verordnen.

Ringel formuliert die Bedingungen beim Umgang mit Suizidalen kernig und pointiert [398, S. 193]:

„Oberstes Gebot ist, den Selbstmordgefährdeten nicht allein zu lassen (in jeder Bedeutung des Wortes, die sich anbietet). Die Kommunikation ist entscheidend, nicht zuletzt auch die sprachliche. Wir leben in einer Zeit der sprachlichen Austrocknung, wie ich das nenne, des Versiegens des Gesprächs ... Man kann es auch anders sagen: Jedem Selbstmord geht ein mißglücktes Gespräch voraus ... Auch das Gespräch ist aber immer nur soviel wert, wie echte menschliche Präsenz dahintersteht. Mit leeren Ermahnungen, Ermutigungen, mit banalem Trost ist dabei gar nichts gewonnen: Eine Krisenintervention, die auf Gleichgültigkeit, Herablassung, Phrasen beruht, ist nicht nur nicht hilfreich, sondern geradezu schädlich (‚Nimm dich zusammen, nimm dir ein Beispiel an mir, das sind doch alles lächerliche Kleinigkeiten') ..., weil sie das Gefühl der ohnmächtigen Erbitterung erhöht."

Auch die Einstellung und die Gefühle des Therapeuten gegenüber Suizidanden bedürfen einer Erwähnung: Eine innere Verurteilung von Suiziden, wie sie nicht selten bei Ärzten angetroffen werden kann [387], erschwert oder verunmöglicht den therapeutischen Zugang zum Patienten. Schwer Suizidale rufen in jedem Therapeuten Emotionen hervor. Patienten mit hohem Suizidrisiko erzeugen im Therapeuten mehr Angst und mehr Wut [314]. Als Folge solcher Gegenübertragungsreaktionen können ein reduziertes therapeutisches Engagement sowie eine Zurückweisung des Patienten resultieren [314].

Psychopharmakotherapie

Eine akute Suizidalität ist grundsätzlich eine Indikation für eine Pharmakotherapie. Beim Vorliegen einer der Suizidalität zugrunde liegenden Depression sind Antidepressiva die Mittel der Wahl. Allerdings ist zu beachten, dass z. B. trizyklische Antidepressiva eine nur geringe therapeutische Breite aufweisen, d. h. bei relativ geringer Überdosierung toxisch wirken können. Es ist daher ratsam, die Medikamentendosen an vertrauenswürdige Angehörige abzugeben [181, 198]. Stets ist auch daran zu denken, daß akzidentelle Intoxikationen mit trizyklischen Antidepressiva bei Kleinkindern besonders gefährlich sind, da schon kleinste Dosen toxisch wirken können [99, 485].

In jedem Fall soll eine Pharmakotherapie nie ohne flankierende Psychotherapie erfolgen. Sonst käme es der Situation gleich, „in der jemand über eine Brücke geht, unterhalb einen Ertrinkenden um Hilfe rufen hört und diesem nur einen Rettungsring zuwerfen würde, ohne sich darum zu kümmern, ob er ihn überhaupt erreicht und wieder an Land kommt" [360].

Bei einem agitiert-ängstlichen Zustandsbild mit Suizidalität ist eine Einweisung in eine psychiatrische Klinik zumindest dann indiziert, wenn keine Bezugspersonen existieren, die zur Betreuung des Patienten eingesetzt werden können. Bei einer Suizidhandlung kann die Angst als Triebfeder eine bedeutende Rolle spielen [364]. Ein sedierendes Antidepressivum, das auch anxiolytisch wirkt, ist dann das Mittel der Wahl. Über die häufigsten Nebenwirkungen, wie z. B. Mundtrockenheit, besonders bei Behandlungsbeginn, sollte der Patient im voraus informiert werden. Auch wird ihm mitgeteilt werden, daß die antidepressive Wirkung nicht sofort, sondern erst nach einer gewissen Latenzzeit zu erwarten ist. Antidepressiva können kombiniert werden mit Neuroleptika, da dadurch die Wirkung des Antidepressivums verstärkt wird. Eine Kombination mit Tranquilizern ist kurzfristig ebenfalls möglich, falls z. B. die anxiolytische Wirkung des Antidepressivums nicht ausreichen sollte [361]. Oft muß auch wegen quälender Schlafstörungen ein Hypnotikum, z. B. aus der Benzodiazepingruppe, eingesetzt werden. Falls Patienten auf oral eingenommene Antidepressiva nicht ansprechen, bestehen aussichtsreiche Möglichkeiten einer Therapie mit Antidepressiva, die als intravenöse Tropfinfusion täglich verabreicht werden kann. Jede Pharmakotherapie ist stets in Begleitung einer Psychotherapie, einer der Situation angepaßten, auf den Patienten individuell eingehenden Gesprächstherapie, vorzunehmen.

Die antidepressive Infusionsbehandlung findet nicht nur bei therapieresistenten Depressionen Anwendung, sondern kann bei akuter Suizidalität, die auf einer ausgeprägten Depression beruht, sofort erfolgen. Diese Behandlungsform hat die in früheren Jahrzehnten üblichen Elektrobehandlungen („Elektroschock") weitgehend abgelöst und verdrängt. Therapieresistente Depressionen sind solche, die auf mindestens zwei peroral verabreichte Antidepressiva, die in ausreichender Dosierung während mindestens je 2–3 Wochen hintereinander verabreicht wurden, keine Wirkung zeitigen [244]. Von den peroral behandelten Depressionen sind etwa 15% therapieresistent [242]. Die klassische Infusionsbehandlung wird wie folgt durchgeführt [244]: Zunächst wird eine 5tägige Entspannungskur mit einem Neuroleptikum, z. B. 3mal täglich 20–40 mg Clotiapin (Entumin) intramuskulär, durchgeführt. Unmittelbar anschließend wird täglich eine Tropfinfusion von Clomipramin (Anafranil) und Maprotilin (Ludiomil) verabreicht: Clomipramin soll vorwiegend serotonerg, Maprotilin vorwiegend noradrenerg wirken [245]. Anfänglich wird etwa ein Viertel bis eine halbe Ampulle (1 Amp. = 25 mg) in physiologischer Kochsalzlösung oder 5%iger Glukoselösung (250 ml) infundiert. Infusionen werden täglich an 10–20 hintereinanderfolgenden Tagen verabreicht. Die Infusionsdauer beträgt etwa 2–3 Stunden. Die Dosierung wird allmählich gesteigert bis je 2–3 Ampullen pro Tag. Oft tritt die antidepressive und antisuizidale Wirkung schon bei etwa je 1 Ampulle ein. Nach Aufhellung der Depression werden die Medikamente per os in einer durchschnittlichen Dosierung von etwa 50 mg Anafranil morgens und 75–150 mg Ludiomil abends verabreicht. Das anfänglich gegebene Neuroleptikum, in unserem Beispiel Entumin, wird bei Beginn der Infusionsbehandlung peroral weitergegeben und die Dosierung auf 20–40 mg pro Tag reduziert (abends). Bei Zeitmangel kann auf die eingangs erwähnte Entspannungskur mit Entumin verzichtet werden. Es empfiehlt sich aber, während der Dauer der Infusionstherapie ein Neuroleptikum (z. B. Taractan, Nozinan oder Melleril) per os wenigstens abends zu verabreichen. Bei der Verabreichung von antriebssteigernden Antidepressiva ist größte Zurückhaltung geboten, da eine Antriebssteigerung zu einer Suizidhandlung verleiten kann. Bei manchen Depressionsformen, z. B. bei der manisch-depressiven Psychose, sind Lithiumpräparate indiziert.

Die Infusionstherapie bietet folgende Vorteile:
- Die antidepressiven Wirkstoffe gelangen unter Umgehung der Leber direkt ins Zentralnervensystem.
- Die gleichzeitige Applikation eines Neuroleptikums erhöht die Plasmakonzentration der Antidepressiva.

- Die Antidepressiva können, als Infusion gegeben, niedriger dosiert werden als bei peroraler Applikation, so daß weniger Nebenwirkungen auftreten.
- Die antidepressive Wirkung tritt rascher ein und ist intensiver als bei einer entsprechenden peroralen Behandlung [244].

Kielholz [242] erzielte folgende Resultate mit der Infusionsbehandlung von 250 therapieresistenten Depressionen: 62% zeigten eine Remission, 25% eine wesentliche Besserung, 10% wiesen nur eine leichte Besserung und 3% keine Wirkung auf [242].

Was geschieht mit den Hinterbliebenen?

Es ist ein Phänomen, das geradezu als auffällig bezeichnet werden kann, daß Hinterbliebenen von Suizidopfern lange Zeit kaum Beachtung geschenkt wurde. Erst in der Literatur der letzten Jahre ist diese Problematik in etwas größerem Umfang aufgegriffen worden, und es wurde versucht, mit ihnen therapeutisch zu arbeiten. Dieses Faktum dürfte mit dem traditionellen Weltbild des Arztseins zusammenhängen, nach welchem mit dem Eintreten des Todes der Patient „abgeschrieben" wird, der allen ärztlichen Bemühungen getrotzt hat und nicht mehr gesund wurde bzw. aktiv den Tod herbeigeführt hat. Mit einem Händedruck der nächsten Angehörigen, denen man kondoliert, ist für den Arzt oft „der Fall erledigt". Wenn sich dies schon beim „normalen" Ableben, etwa bei einem alten Menschen, der an den Folgen einer Embolie, einer Herzinsuffizienz oder eines Karzinoms verstirbt, so verhält, so ist sicher die Verdrängung, der Wunsch nach Abgeschlossensein, nach „Erledigtsein" nach einem erfolgten Suizid nicht geringer. Dieser Sachverhalt dürfte mitverantwortlich sein für die Tatsache, daß man sich um Angehörige von durch Suizid Verstorbenen lange nicht gekümmert hat. Familienmitglieder, die durch einen Suizid überrascht werden, stellen nicht nur ein mitmenschliches Problem, sondern auch eine Risikogruppe dar in bezug auf Suizidhandlungen, so daß sie im Rahmen der Suizidprävention und Suizidologie keinesfalls ausgeklammert werden können.

Was geht in einem Menschen vor, der die Nachricht erhält, daß sich ein naher Angehöriger soeben das Leben genommen hat? Mancherlei Empfindungen und Gefühle, die teilweise nebeneinander gleichzeitig vorkommen können, bestimmen die Befindlichkeit eines solchen Menschen. Neben Schmerz, Schock, Stupor und Betroffenheit, sind vor allem Scham-, Schuld-, Zorn- und Angstgefühle zu nennen. Ein präsuizidales Syndrom, eine Depression mit Suizidgefährdung kann die Folge sein, zumindest aber ist mit einer intensiven und häufig auch verlängerten Trauer zu rechnen. Frau Kübler-Ross [259] erwähnt, daß der Schmerz von Angehörigen, die jemanden durch Suizid verloren haben, viel länger daure, als wenn der Betreffende an einer natürlichen Ursache verstorben wäre [259, S. 59]. Wenn auch weit weniger als früher, so ist der Suizid in unserer Gesellschaft immer noch ein Stigma. Angehörige schämen sich oft ihres Verwandten, der Hand an sich gelegt hat.

Besonders häufig sind Schuldgefühle bei Hinterbliebenen von Suizidierten [512, S. 101]. Sie fühlen sich oft für die Tat mitverantwortlich und haben das Gefühl, etwas versäumt und unterlassen zu haben, sie glauben, daß der Suizid durch sie selbst hätte verhindert werden können. Die Schuldgefühle können so intensiv werden, daß die Betreffenden ein Bedürfnis nach Selbstbestrafung hegen.

Zorn- und Wutgefühle werden zumeist mit der Frage zum Ausdruck gebracht: „Warum hat er/sie mir das angetan?" (relevanter wäre wohl die Frage: Warum hat er/sie sich das angetan.) Welches Ausmaß eine solche Wut erreichen kann, zeigt das Beispiel, welches Worden in seinem Buch erwähnt [512, S. 102]: Eine Frau mittleren Alters, deren Ehemann sich umgebracht hatte, ging monatelang in ihrer Wohnung auf und ab und schrie immer wieder: „Verdammt, wenn Du Dich nicht selber umgebracht hättest, würde ich Dich umbringen für das, was ich deinetwegen durchmachen muß!" Die narzißtische Problematik soll nicht unerwähnt bleiben: Von einem Menschen, der sich umbringt, fühlt man sich abgelehnt. Man unterstellt – vielleicht zu Recht – daß er oder sie einen selbst nicht für würdig befunden hat, die persönlichen Bedürfnisse zu besprechen und sich anzuvertrauen.

Bei Angehörigen von Suizidierten tritt oft eine Angst vor eigenen selbstzerstörerischen Impulsen auf [512, S. 102]. Manche scheinen ein ähnliches schicksalhaftes Ende zu befürchten, besonders wenn mehrere Suizide in der Verwandtschaft vorgekommen sind.

Angehörige von durch Suizid Verstorbenen, die ein depressives Zustandsbild entwickeln, bedürfen einer Therapie. Aber auch wenn sich keine Depression entwickelt, empfiehlt sich in den meisten Fällen eine Gesprächstherapie, sei es einzeln oder in einer Gruppe mit anderen zusammen, die dasselbe Problem zu bewältigen haben. Bei dieser Therapie geht es darum, den Betreffenden bei der Verarbeitung der Schuldgefühle zu helfen. Meist wird die „objektive" Schuld – zumindest am Anfang – von den Angehörigen überschätzt. In anderen Fällen allerdings „ist die Person tatsächlich schuldig und der Berater aufgerufen, ihr beim Umgang mit diesen wohlbegründeten Schuldgefühlen zu helfen" [512, S. 104]. Nicht selten wird der durch Suizid Verstorbene von Angehörigen idealisiert oder aber die zugrunde liegende Krankheit wird verdrängt, so daß der Suizid als Ausdruck einer „bösen" Tat erscheinen kann. In solchen Fällen ist es wesentlich, dem Angehörigen vor Augen zu führen, daß in den allermeisten Fällen eine Suizidhandlung keine freiwillige Tat ist, sondern durch psychopathologische Symptome, wie z. B. durch eine Depression, ausgelöst bzw. begünstigt wird. Verschiedene Autoren haben über ihre Erfahrungen mit Angehörigen von Suizidierten berichtet, so z. B. Bengesser [50] aus Linz, Goldney [152] aus Australien und Battle [43] aus USA. Battle berichtet über seine Untersuchungen an Hinterbliebenen von Suizidanden, die er in einer Gruppe betreute, daß der Eintritt in die Gruppe im Durchschnitt 2 Monate nach dem Suizid des Angehörigen stattgefunden hat. Das Durchschnittsalter der Teilnehmer betrug 38 Jahre, das der Verstorbenen 28 Jahre. Die meisten Teilnehmer fanden, daß der Zweck der Gruppe für sie nach weniger als 10 Sitzungen erfüllt war ($1^1/_2$ Stunden pro Sitzung) und verließen die Gruppe. 61% äußerten, daß die Gruppe hilfreich gewesen sei, 27% glaubten, daß weitere Sitzungen den noch immer großen Schmerz nicht zu lindern vermögen und 12% berichteten, daß die Gruppensitzungen ihnen nicht geholfen hätten. In den Gruppentherapiesitzungen kamen Themen zur Sprache, welche den Teilnehmern besonders große Schwierigkeiten bereiteten, und die nicht immer als solche formuliert werden konnten:

- Der Angehörige, der sich das Leben nimmt, zwingt die Hinterbliebenen in die gleiche Problematik, in die Hilflosigkeit.
- Durch den Selbstmord wurde den Hinterbliebenen signalisiert: „Du kannst mir mit meinem Problem auch nicht helfen."

- Der Suizid bedeutet auch: „Ich bin lieber tot, als daß ich versuchen wollte, mein Problem mit Dir oder mit Deiner Hilfe durchzuarbeiten."
- Der Verstorbene „sagte" auch: „Ich brauche die Liebe anderer nicht mehr, deshalb weise ich Dich zurück."
- Der Überlebende glaubte: „Ich blieb tatenlos, während der Mensch, den ich liebte, der Vernichtung ins Auge schaute und schließlich unterging." [43].

Eine 66jährige Frau kam in meine Sprechstunde, nachdem sie einen Monat zuvor ihren Mann durch Suizid verloren hatte. Er hatte sich auf dem Dachboden seines Einfamilienhauses erschossen, als die Frau in der Küche hantierte. Die Patientin kam spontan, weil sie ihren Schmerz durch Gespräche verarbeiten wollte. Im Verlauf von 11 Sitzungen wurden u. a. drei Problemkreise durchbesprochen, die im Gefolge der Suizidhandlung des Ehemannes aufgetreten sind.

Erstens äußerte sie ihren Unmut und Unwillen gegen den Psychiater, der ihren Ehemann behandelt hatte und die Suizidalität falsch eingeschätzt habe.

Zweitens machte ihr begreiflicherweise der Umstand schwer zu schaffen, daß von den Untersuchungsbehörden der Suizid nicht von Anfang an als erwiesen galt, sondern daß sie anfänglich eines Tötungsdeliktes bezichtigt worden sei (zumindest indirekt).

Drittens vermißte sie es schmerzlich, daß ihre erwachsene Tochter sich über den Suizid ihres Vaters nie geäußert habe, keine eigentliche Trauer zeigen konnte und mit der Patientin nicht mitempfand. Nach einigen Monaten bat die Patientin ihre Tochter, einen Film anzusehen, der im Familienkreis einige Jahre zuvor entstanden ist, auf welchem auch der inzwischen Verstorbene zu sehen war. Für die Patientin bedeutete es eine große Genugtuung, daß die Tochter bei dieser Gelegenheit Betroffenheit zeigen konnte.

Im wesentlichen wurde der mit der Suizidhandlung in Zusammenhang stehende Schmerz der Patientin sowie die obengenannten Themen besprochen und bearbeitet. An Träume konnte sich die Patientin angeblich nicht erinnern. Als Zusatztherapie erhielt die Patientin kleine Dosen eines Antidepressivums und eines Tranquilizers. Letzteres hatte sie schon von ihrem Hausarzt verordnet bekommen wegen Schlafstörungen. Auf Wunsch der Patientin wurde nach 11 Sitzungen die Therapie beendet: Sie fühlte sich den Anforderungen des täglichen Lebens besser gewachsen und hatte zumindest einen Teil der Trauerarbeit leisten können.

Suizid und Religion

Auch heute noch wird der Suizid in religiösen Kreisen oft tabuiert. Der Glaube (oder ist es nur ein Gefühl?), daß jemand, der Hand an sich legt, die Vergebung Gottes nicht erlangen könne und damit vom ewigen Leben im Jenseits ausgeschlossen würde, ist weit verbreitet. Die Angehörigen werden in einem solchen Fall doppelt schwer getroffen: zum diesseitigen Leid gesellt sich die Angst vor Bestrafung oder sogar Verdammung hinzu. Die folgenden Ausführungen stellen einen Versuch dar, diese Problematik zu beleuchten, sie möglichst objektiv darzustellen und sie von einer allzu einseitigen Beurteilung zu befreien. Es sei an dieser Stelle beigefügt, daß wir uns auf die jüdisch-christliche Religion zu konzentrieren haben. Die Einstellung gegenüber dem Suizid bei anderen Weltreligionen kann nicht Gegenstand unserer Betrachtung sein. Wir beschränken uns auf unseren Kulturkreis.

Suizide im Alten Testament

Eine moralische Verurteilung des Suizides ist im Alten Testament expressis verbis nicht zu finden. Allerdings wird ersichtlich, daß der Mensch das Eigentum Gottes, das Leben ein Geschenk sei. Aus dem Gebot „Du sollst nicht töten" könnte ein solches für das eigene Leben abgeleitet werden. Eine Verurteilung des Suizides könnte allenfalls den Worten des schwer geprüften Hiob entnommen werden, als er der Aufforderung seiner Frau „Sage Gott ab und stirb!". (Hiob 2, Verse 9 und 10), die er als Zumutung empfand, aufs Heftigste widersprach.

Ein anderer Text lautet (1. Mose 9, Vers 5): „Euer eigenes Blut darf auf keinen Fall vergossen werden. Ich wache darüber und fordere Leben für Leben, von Tier und Mensch" [56]. Der Midrasch (jüdische Auslegung des Alten Testaments) sieht in diesem Satz ein ausdrückliches Suizidverbot [378].

Bei den sechs im Alten Testament beschriebenen Suiziden (Tabelle 15) ist kein Wort der Verdammung zu finden [193]. Bei Simson, der einen Sonderfall darstellt, fehlt ein negativer Kommentar erst recht, da er die besondere Kraft zu seiner Tat von Gott erhalten hatte (Richter 16, Verse 28ff.). Simson rächt sich an den Philistern, nachdem er, seiner Kraft beraubt, von diesen geblendet und gefangengenommen war. Der aktuelle Anlaß war ein großes Opfer- und Freudenfest der Philisterkönige zu Ehren ihres Gottes Dagon. Simson wurde diesen vorgeführt, weil sie ihren Spaß mit ihm haben wollten. Ein letztes Mal bittet Simson Gott um Kraft. Er stemmt sich gegen die Säulen, bis sie nachgeben und das ganze Haus über den Philistern und ihren Königen zusammenstürzt, „so riß Simson mehr Philister mit sich in den Tod, als er während seines ganzen Lebens umgebracht hatte" (Richter 16, Vers 30). Simson wird im Familiengrab beigesetzt („im Grab seines Vaters Manoach", Richter 16, Vers 31) und

Tabelle 15. Suizide im Alten Testament (Nach Hankoff [193])

Personen	Approximative Jahreszahlen	Quelle	Suizidmethode
Abimelech	1200 v. Chr.	Richt. 9, 54	Schwert
Simson	1100 v. Chr.	Richt. 16, 30	Einsturz des Hauses
Saul	1020 v. Chr.	1. Sam. 31, 4	Schwert
Sauls Waffenträger	1020 v. Chr.	1. Sam. 31, 5	Schwert
Ahithophel	980 v. Chr.	2. Sam. 17, 23	Erhängen
Simri	876 v. Chr.	1. Könige 16, 18	Selbstverbrennung

wird im Neuen Testament unter den Glaubenshelden angeführt (Hebräer 11, Vers 32) [260].

Seit Augustinus wird die Tat Simsons gerechtfertigt. Eine spezielle Eingebung des heiligen Geistes, die Simson diesen Weg zu gehen ermächtigte, wurde angenommen [260, S. 107]. Simson wollte sich zwar an den Philistern rächen, doch hatte er auch selbst genügend Gründe, den Tod herbeizusehnen. „Größere Schmach als mit ausgestochenen Augen ein Objekt der Belustigung für seine Feinde zu sein, ist kaum denkbar" [260, S. 107]. Augustinus war der Ansicht, daß selbst bei einem Märtyrertod die spezielle Eingebung des heiligen Geistes nötig sei. „Daß Augustinus dieses Element in die Geschichte einführt, wird wohl mit seinem Streit gegen die Christen, die aus dem Märtyrertod eine Art Sport machten, zusammenhängen ... Wer keine Eingebung des Geistes gehabt hat, darf sich nicht freiwillig in den Tod begeben, selbst nicht in den Märtyrertod" [260, S. 108].

Abimelech, ein Sohn Gideons, belagerte die Stadt Tebez, in der sich eine befestigte Burg befand. In diese flohen alle Bewohner, Männer und Frauen. Abimelech versuchte, die Burg zu erobern, und wollte sie anzünden. Bei dieser Betätigung warf ihm eine Frau, die sich oben in der Burg befand, einen Stein auf den Kopf. Nachdem Abimelech erkannt hatte, daß er tödlich verletzt war, befahl er seinem Waffenträger, ihn vollends zu töten. Seine Begründung lautete: „Sonst wird es heißen: Eine Frau hat ihn umgebracht!" (Richter 9, Vers 54). Der Waffenträger folgte dem Befehl seines Herrn und tötete ihn (im Gegensatz zu Sauls Waffenträger). Obschon der Tod Abimelechs als Suizid angesehen wird, handelt es sich streng genommen um eine von Abimelech ausdrücklich verlangte aktive Euthanasie („mercy killing") [269]. Die Tötung eines Mannes durch eine Frau galt damals als unehrenhaft. Die Ermordung eines Königs, eines Herrschers oder eines Volksrepräsentanten durch Frauenhand bedeutete Demütigung eines Kollektivs [269, S. 71].

Seit dem Mittelalter fand die Lebensgeschichte Sauls reges Interesse, das auch in der Malerei zum Ausdruck kam. Seit Anfang des 17. Jahrhunderts wurde dieser Geschichte zunehmendes Interesse von seiten der Theologie, Naturphilosophie, Medizin und Musiktherapie zuteil [269, S. 73/74].

Saul kämpfte gegen die Philister und verlor im Kampf seine 3 Söhne durch den Tod. Saul selbst wurde von Bogenschützen schwer verwundet. Er befahl seinem Waffenträger, ihn zu töten. Dieser weigerte sich und Saul stürzte sich selbst in sein Schwert (1. Samuel 31, Verse 3–6).

Wenn Sauls Tod negativ bewertet wird (z. B. negativer als der Simsons), hängt dieser Umstand wohl damit zusammen, daß Saul als von Gott verworfen geschildert wird (1. Samuel 13, Verse 13 und 14 sowie 1. Samuel 15, Verse 23–26). Trotzdem erscheint eine negative Beurteilung von Sauls Suizid – aufgrund des biblischen Textes – nicht gerechtfertigt. Wir erfahren sogar, daß David eine Trauerklage über Saul hält (2. Samuel 1, Verse 11 und 17). Von irgendeiner Diskriminierung Sauls im Zusammenhang mit seinem Tod ist nichts zu lesen. David lobte sogar ausdrücklich „die Männer von Jabesch", weil sie Sauls Leichnam begraben hatten („Der Herr möge Euch dafür belohnen, daß Ihr Eurem toten König diesen letzten Dienst getan habt. Auch ich will Euch das nicht vergessen"; 2. Samuel 2, Verse 5 und 6).

Der Waffenträger weigerte sich, Saul mit dem Schwert zu töten, weil er Angst hatte, sich an ihm zu vergreifen. Dieser Umstand hängt zweifellos mit Saul selbst zusammen, welcher „der Gesalbte des Herrn" war [260, S. 109].

Ahitophel erhängt sich, als Absalom in der Verschwörung gegen David Ahitophels Plan verwirft und eines anderen Rat befolgt, der zum Sieg Davids führt (2. Samuel 17, Verse 1–23). Bemerkenswert erscheint das Faktum, daß Ahitophel vor seinem Suizid seiner Familie letzte Anweisungen erteilt. Kuitert [260, S. 110] schließt seinen Kommentar über Ahitophels Suizid mit dem lapidaren Satz: „Der Text schließt – was wieder gegen eine Verurteilung spricht – mit ‚er wurde begraben im Grab seines Vaters'. Respektabler kann man im Alten Testament nicht liegen."

Im 1. Könige 16, Verse 15–26, wird das Ende von Simri berichtet, der während 7 Tagen König über Israel in der Hauptstadt Tirza war. Simri, der eine Verschwörung angezettelt hatte, erschlug den König Ela. In der Folge wählten die Israeliten ihren Heerführer Omri zum König. Als Simri seine ausweglose Situation sah, schloß er sich in den Turm des Königspalastes ein, ließ den Palast anzünden und fand in den Flammen den Tod. Erstmals in der Schrift scheint eine negative Beurteilung eines Suizides gefunden zu werden: „Dies war die Strafe dafür, daß er getan hatte, was dem Herrn mißfiel. Denn er war dem bösen Beispiel Jerobeams gefolgt, der die Israeliten zum Götzendienst verführt hatte" (1. Könige 16, Vers 19). Diese Bewertung bezieht sich jedoch in erster Linie auf Simris Leben, auf seinen Mord an König Ela und nicht auf die Tatsache, daß er selbst Hand an sich legte. Er wurde später auch als Musterbeispiel eines Königsmörders erwähnt: Im 2. Könige 9, Verse 30 und 31, wird berichtet: „Jehu kehrte zur Stadt Jesrel zurück, und Isebel wurde davon unterrichtet. Sie schminkte sich die Augenränder, frisierte sich und zeigte sich am Fenster des Palastes. Als Jehu durchs Tor fuhr, rief sie ihm zu: ‚Na, Königsmörder Simri, ist jetzt alles in Ordnung?'"

Die 6 Suizide des Alten Testamentes weisen gewisse Gemeinsamkeiten auf: Alle Personen handeln aus plausiblen und einfühlbaren Gründen, d. h. der Suizid wird aufgrund der äußeren und inneren Situation verständlich. Alle 6 sind Männer, die sich in einem physischen und/oder psychischen Ausnahmezustand befinden inmitten einer turbulenten, sich rasch wandelnden Situation im Zusammenhang mit kriegerischen Auseinandersetzungen. Alle, mit Ausnahme von Sauls Waffenträger, waren prominente Persönlichkeiten, deren Position und Herrschaft ernsthaft bedroht waren. Das Alter jener 6 Männer ist nicht bei allen bekannt, doch dürfte es sich vorwiegend um das jüngere bis mittlere Lebensalter gehandelt haben [174]. Bei allen Männern, vielleicht mit Ausnahme von Simson, wäre ohne Suizid der Tod ohnehin kurz danach eingetreten, sei es durch die Folgen der Verletzungen (Abimelech) oder als Folge der politischen Verhältnisse: Gefangennahme und Tötung durch den Feind standen unmittelbar bevor (Saul, dessen Waffenträger, Ahitophel und Simri). Simsons Tat imponiert zwar als Rachesuizid, kann jedoch auch in einem gewissen Sinne als Opfersuizid betrachtet werden. Letzterer spielt in der Schrift, auch im Alten Testament, eine nicht zu unterschätzende Rolle. Jona, der den Auftrag Gottes, nach Ninive zu gehen und den Untergang zu verkünden, nicht wahrnimmt und flüchtet, gerät auf dem Schiff, das er zur Flucht benützt, in Seenot. Die Seeleute wollen herausfinden, wer am Unglück Schuld hat. Das Los fällt auf Jona. Die Seeleute bestürmen ihn mit Fragen. Jona macht ihnen das Angebot: „Werft mich ins Meer, dann wird es sich beruhigen. Ich weiß, daß dieser Sturm nur meinetwegen über Euch gekommen ist" (Jona 1, Vers 12). Zunächst kommen die Seeleute Jonas Aufforderung nicht nach: Sie versuchen, durch Rudern das Land zu erreichen und beten dann zu Gott, daß er ihnen die bevorstehende Tat nicht als Mord anrechnen möge. Dann nehmen sie Jona und werfen ihn ins Meer. Wenn Jona nicht auf übernatürliche Weise gerettet worden wäre, könnte dann von einem Suizid Jonas die Rede sein? Der Gedanke, sich für andere zu opfern, stellvertretend für andere den Tod auf sich zu nehmen, wird mehrmals angetroffen. Ein solches Angebot bezieht sich nicht immer nur auf den Verzicht auf das jetzige, diesseitige Leben, sondern u. U. auf das jenseitige: Nach dem Tanz um das goldene Kalb bittet Moses Gott, die Schuld der Israeliten zu vergeben: „Vergib doch ihre Schuld! Wenn nicht, dann streiche meinen Namen aus dem Buch, in dem die Namen der Deinen eingetragen sind" (2. Moses 32, Vers 32).

Obschon ein ausdrückliches Suizidverbot im Alten Testament fehlt (im Gegensatz etwa zum Koran der Mohammedaner), waren die offiziellen Zahlen von Suiziden unter der jüdischen Bevölkerung lange Zeit recht klein. Die effektiven Zahlen dürften größer gewesen sein, da nur ganz eindeutige Fälle als solche taxiert wurden. Im strengen Sinne lag nur dann ein Suizid vor, wenn der Betreffende zuvor seine Absicht deutlich verkündet hatte und sich unmittelbar danach der Suizidmethode bediente, die er vorausgesagt hatte [408].

Lebensverneinende Aussagen werden im Alten Testament zugelassen, ohne daß sie negativ kommentiert werden. So werden etwa Todeswünsche oder der Wunsch, nie geboren worden zu sein, nicht verurteilt. In Prediger 4, Verse 2 und 3, steht zu lesen: „Wie gut haben es die Toten! Ihnen geht es besser als den Lebenden. Noch besser sind die dran, die gar nicht geboren wurden und die Ungerechtigkeit auf der Erde nicht sehen mußten." Auch können in diesem Zusammenhang die Klagen Hiobs angeführt werden, wenn er etwa sagt: „Versunken und vergessen soll er sein, der Tag, an dem ich einst geboren wurde, und auch die Nacht, die sah, wie man mich zeugte!" (Hiob 3, Vers 3).

Judas, Pilatus und Opfertod

Aus dem Neuen Testament ist lediglich der Suizid des Judas Ischarioth bekannt, der als Verräter Christi in die Geschichte eingegangen ist. Jahrhundertelang galt Judas als Prototyp eines Verräters schlechthin, und seine Person erfuhr immer wieder die härteste Verurteilung. Auf das Mittelalter bezugnehmend schreibt Meyer [298]: „Ausführliche Legenden, die Judas auch Totschlag, Raub, Vatermord und Inzest andichteten ... machten Judas zum Inbegriff des Bösen, zum Verbrecher katexochen" [298, S. 62]. In alten deutschen Passionsspielen soll Judas aber meistens gut weggekommen sein. In einem Augsburger Passionsspiel sei Judas sogar bemitleidet worden, als er sich erhängte. Abraham a Santa Clara (1644–1709) war ein erbitterter Gegner des Suizides: Er läßt Judas „in die unterste Höll" fahren [464, S. 217-219].

Für den Theologen Karl Barth bedeutet Suizid Sünde. Über das Ende von Judas Ischarioth schreibt er von dessen Selbstherrlichkeit: „Sein Selbstmord ist das konsequente Ende seines Weges" [30]. Trotzdem findet Karl Barth es auffällig, wie im Neuen Testament von Judas Tod berichtet wird: „... Die merkwürdige Ruhe ..., in der das Neue Testament von Judas Ischarioth berichtet ... Genau genommen wird kein einziger Stein auf Judas geworfen" [29]. Für Barth befindet sich der suizidale Mensch „in der Finsternis der Anfechtung". „Die Anfechtung aber besteht darin, daß ihm Gott als sein Gott verborgen ist, daß er in Gefahr und im Begriffe steht, im Abgrund des Atheismus zu versinken, sich selbst allein, sich selbst als souverän zu sehen, über sich und nun aus irgend einem bestimmten Grunde auch um sich, hinter sich und vor sich eine schauerliche Leere" [31].

Trotzdem wird in unserer heutigen Zeit Judas meist nachsichtiger beurteilt als früher, z. B. in dem Sinne, daß er als tragische Figur gesehen wird, der lediglich die Funktion zukam, das, was aus Vorsehung im voraus bestimmt war, auszuführen. In dieser Rolle wird Judas z. B. von Jakob Klaesi gesehen in seinem Christus-Drama „Gott und sein Zweifler" [248]. Aus neuester Zeit ist der Roman „Mirjam" von Louise Rinser [402] zu erwähnen, in welchem Judas nicht als niederträchtiger Charakter, sondern als Freiheitskämpfer gegen das römische Joch dargestellt wird.

Auch der römische Statthalter Pontius Pilatus blieb – wie Judas – der Nachwelt während Jahrhunderten als negativer Prototyp in Erinnerung. Dieser Sachverhalt sei anhand der Pilatussage, die besonders zwischen 1000 und 1500 bekannt war, dargestellt. Die Legende lautet wie folgt [489]:

Kaiser Tiberius litt in Rom an einer unheilbaren Krankheit. Er hörte von einem Arzt in Jerusalem, der Kranke gesund machen könne. Tiberius bat Pilatus durch einen Boten, ihm diesen Arzt nach Rom zu senden. Der Arzt war Jesus Christus, der kurz zuvor von Pilatus zur Hinrichtung freigegeben wurde. Der Kaiser erzürnte und berief den Landpfleger Pontius Pilatus nach Rom. Jedesmal aber, wenn Pilatus den Kaiser traf, war Tiberius auf unerklärliche Weise besänftigt. Der Grund lag darin, daß Pilatus unter seinen Gewändern ein Stück vom Leibrock Christi auf sich trug. Nachdem dieses entfernt worden war, erzürnte der Kaiser und ließ Pilatus in Ketten legen. Pilatus aber durchschnitt sich in der Gefangenschaft die Kehle und sein Leichnam wurde in den Tiber geworfen. In der Folge traten Unwetter und Überschwemmungen auf. Der Leichnam wurde aus dem Wasser gezogen und in die Rhone bei Vienne versenkt. Dort geschah dasselbe wie in Rom. Schließlich wurde der Leichnam in einen abgelegenen Alpenpfuhl verbracht, wo er noch immer mit Unwetter und Stürmen Schrecken verbreitet hat. Jeweils am Karfreitag lasse sich Pilatus mitten im See in purpurrotem Richterornat erblicken. Wer ihn dann zu Gesicht bekomme, müsse binnen Jahresfrist sterben.

Spekulationen waren Tür und Tor geöffnet, in welchem Alpensee der Leichnam des Pontius Pilatus wohl zu finden wäre. Den damaligen Vorstellungen entsprechend, mußte es ein abgelegener, einsamer und unheimlich wirkender See im Gebirge sein. Deshalb wurde von den verschiedensten Bergseen vermutet, er könnte den Leichnam von Pilatus beherbergen. Am längsten glaubte man, daß er im Pilatusgebiet bei Luzern zu finden sei, wo im Mittelalter ein kleiner, sumpfartiger See die Projektionen der

Einwohner auf sich zog. Der See war von Wald umgeben, ohne Abfluß, das Wasser war dunkel, wirkte also unheimlich. Eine Zeit lang soll es verboten gewesen sein, den See zu besuchen. Heinrich Federer, ein Schweizer Schriftsteller, dichtete als Student ein Gedicht über diesen Pilatussee, der heute längst nicht mehr existiert.

„Der Pilatussee"

Tief in den Alpen brütet ein See
unheimlicher als die Nacht.
Tot starren die Ufer in Fels und Schnee,
kein Lüftlein weht, doch von innerem Weh
erbebet der Spiegel sacht.

Bist du ein Knabe, der Edelweiß sucht,
ein Jäger, der Gemsen jagt,
bekreuze dich hier! In der Wasserschlucht
liegt einer, welchen der Himmel verflucht,
bis der jüngste der Tage tagt.

Kein ruhig Grab ward dem Richter des Herrn,
dem feigen Pilatus geschenkt.
Alle Grüfte warfen ihn aus, und fern
in einer Nacht ohne Mond und Stern,
ward er in dies Wasser versenkt.

Hier in der wilden, erstorbenen Welt,
wo die Sonne am Mittag nur
vom Felsenscheitel herunterfällt,
hier harret er, bis der Zeiger sich stellt
ans Ende der Weltenuhr.

Nur am Charfreitag, wenn überall
die Lande in Trauer gehn,
die Glocke schweigt und die Nachtigall,
und die Sonne schlummert im Wolkenwall,
dann kannst du zwei Hände sehn.

Zwei uralte Hände purpurrot
sich ringen aus der Flut,
und waschen und wischen in Mördernot,
doch das Mal wie die ewige Hölle loht:
kein Wasser löscht Heilandsblut.

(*Heinrich Federer*, Student, Luzern 1889 [489])

Gemäß mittelalterlicher Vorstellung zieht ein Leichnam, der waagrecht im Wasser liegt, die Dämonen an. Eine bessere Stellung stelle die vertikale Richtung dar, wenn der Leichnam in ein faßartiges Gebilde geschlagen wird, so daß er gerade zur Hölle fahren könne [429].

Der Opfertod spielt im Neuen Testament eine wichtige Rolle. Als Inbegriff eines solchen ist der Tod Christi anzusehen. Inwieweit der Begriff Suizid auf einen solchen Tod angewendet werden kann, ist letztlich eine Frage der Definition. Immerhin war dieser Gedanke Jesu Zeitgenossen nicht fremd. Im Johannes-Evangelium wird folgendes berichtet (Johannes 8, Verse 21–22): „Jesus sagte noch einmal zu ihnen: ‚Ich werde fortgehen. Dann werdet Ihr vergeblich nach mir suchen und an Eurer Schuld zugrunde gehen. Wohin ich gehe, dorthin könnt Ihr mir nicht folgen.' Die Leute meinten: ‚Wenn er sagt: Wohin ich gehe, dorthin könnt ihr mir nicht folgen – heißt das, daß er Selbstmord begehen will?'" [56]

Die Frage des Opfersuizides, die Problematik des Märtyrertodes, hat während Jahrhunderten Gläubige und Konfessionslose beschäftigt. In Johannes 15, Verse 12 und 13, stehen folgende Sätze: „Dies ist mein Gebot: Ihr sollt einander so lieben, wie ich Euch geliebt habe. Niemand liebt mehr als der, der sein Leben für seine Freunde opfert."

Unter den frühen Christen war die Idee der Selbstvernichtung nicht selten, und Suizidhandlungen sollen verbreitet gewesen sein. Die Frage, inwieweit bei den damaligen Christen allzu bereitwillige Märtyreropfer Suizidhandlungen gleichkamen oder Äquivalente darstellten, erscheint berechtigt. Alvarez [6] berichtet von Christen, die geradezu eine „Lust am Märtyrium" an den Tag gelegt hätten. Pohlmeier [375] schreibt: „Die Märtyrer-Bewegung im 5. Jahrhundert als soziale Massenbewegung ist schon in damaliger Zeit von den Kirchenvätern als Selbstmord interpretiert worden."

Die Einstellung der katholischen Kirche zu Suizidhandlungen

Von der katholischen Kirche wurde später der Standpunkt vertreten, daß die Zerstörung des eigenen Lebens einem Angriff auf Gott gleichkomme, der den Menschen nach dem Schöpfungsbericht nach seinem Bild geschaffen hat (1. Mose 1, Vers 27). Leuenberger [272] kommentiert: „Eine antike und mehr noch archaische Vorstellung läßt es nicht zu, daß das Abbild eines verehrten Wesens zerstört wird: dadurch würde an diesem gefrevelt ... Die ganze Fragwürdigkeit solcher Ethik (gemeint ist der gesetzlich ethische Rigorismus) tritt in ein besonderes Licht, wenn bedacht wird, mit welcher Selbstverständlichkeit zwar noch nicht die Kirche der Verfolgungszeiten, jedoch die des Kaiserreiches (und jede spätere Großkirche) die Tötung von Menschen durch Krieg und durch ein obrigkeitliches Gericht zu begründen gewußt, ja, daß sie sogar zur Tötung von Ketzern und Heiden aufgefordert hat."

Im Jahre 314 n. Chr. hatte sich das Konzil von Ancyra mit einem Suizid zu befassen. Ein junges Mädchen hatte sich aus Verzweiflung umgebracht, weil ihr Schwängerer ihre Schwester geheiratet hatte (Tabelle 16). Das Konzil wandte sich strikt gegen den Liebhaber und dessen Braut, verlor jedoch kein Wort über den Suizid des Mädchens [491, S. 40]. Der Kirchenvater Augustinus (354–430 n. Chr.) setzte schließlich einen Gesinnungswandel gegen den Suizid innerhalb der Kirche in Gang. Er betonte, daß die

Tabelle 16. Entwicklung der Auffassungen gegenüber Suizidhandlungen in der katholischen Kirche

Konzil von Ancyra (314 n. Chr.)	– Kirche veruteilt junge Frau, die sich suizidiert hatte, *nicht*
Augustinus (354–430 n. Chr.)	– Gesinnungswandel in der Kirche
Konzil von Braga (563 n. Chr.)	– Offizielle Verurteilung des Suizides (kirchliche Bestattung verweigert)
Konzil von Toledo (693 n. Chr.)	– Suizidversuch: Exkommunikation
8. Jahrhundert	– Ausnahmebestimmungen für Geisteskranke

Selbsttötung in jeder Situation ein Verstoß gegen das Gebot „Du sollst nicht töten" sei. In seiner Arbeit über den Gottesstaat (De civitate dei) setzte er sich mit denjenigen Richtungen innerhalb des Christentums auseinander, welche dem Suizid positiv gegenüberstanden [495, S. 4]. Augustinus verurteilte die Selbsttötung und erklärte sie als sündig und verboten. Diese Anschauung vermochte sich mit all ihren Konsequenzen während Jahrhunderten zu halten, gleichzeitig aber rühmte die Kirche die Einsiedler und Asketen mit Begeisterung. Lecky [268, S. 36] schreibt: „Während des durch die Verfolgung erregten Wahnsinns und unter dem Einflusse des Glaubens, der Märtyrertod verwische in einem Augenblicke die Sünden eines ganzen Lebens und versetze den triumphierenden Dulder sofort in die Gefilde der himmlischen Freuden und in den unmittelbaren Genuß der ewigen Seligkeit, war es nicht ungewöhnlich, daß Männer in der Hitze der Begeisterung zu den heidnischen Richtern liefen und um den Märtyrertod baten oder ihn herausforderten, und einige Kirchenväter haben von ihnen mit hoher Bewunderung gesprochen ..."

Auf dem Konzil von Orléans (533 n. Chr.) wurde die Selbsttötung scharf verurteilt. Sie wurde unter die todeswürdigen Verbrechen gestellt [491, S. 42]. Auf dem Konzil von Braga (563) wurde beschlossen, allen Selbstmördern die kirchliche Bestattung zu verweigern. Anläßlich des Konzils von Toledo (693 n. Chr.) wurde verfügt, daß ein Selbstmordversuch die Exkommunikation zur Folge haben soll [6, S. 72-75]. Vom 8. Jahrhundert an existierten Ausnahmebestimmungen für Geisteskranke. Das katholische Kirchenrecht betrachtete den Suizid dann nicht als Todsünde und verweigerte auch das Begräbnis nicht, wenn der Betreffende geisteskrank war, d. h. wenn eine Geisteskrankheit als Ursache für den Suizid geltend gemacht werden konnte. Personen, die sich selbst entleibt hatten, wurden entweder außerhalb des Friedhofs verscharrt, verbrannt, oder, wie später z. B. in Basel – etwa im 17. Jahrhundert – in ein Faß geschlagen und in den Rhein geworfen [491, S. 44 und 45]. Auf dem Konzil von Nîmes (im Jahre 1184) wurde die kirchliche Wertung, daß Suizid eine Todsünde sei, in das kanonische Recht aufgenommen [495, S. 4]. Ein anschauliches Bild der Einstellung gegenüber dem Suizid im späteren Mittelalter erhalten wir von Dante (1265-1321) in seiner „Göttlichen Komödie". Die Selbstmörder werden in den 7. Kreis der Hölle verbannt, wo sie schlimmer als die Mörder und Ketzer gepeinigt werden [101].

Auch zur Zeit der Reformation spielte der Suizid eine bedeutende Rolle. Weichbrodt [491, S. 45] berichtet: „Luther selbst, der im Jahre 1527 in einer Melancholie sich mit Selbstmordideen getragen haben soll, schreibt die Selbstmorde dem Teufel zu, und die damalige Zunahme der Selbstmorde betrachtete er als eines der Zeichen, die den jüngsten Tag ankündigen. Daß es Selbstmörder im eigentlichen Sinne nicht gäbe, daß diese vielmehr nur als Werkzeuge des Teufels handeln, wird von Luther mehrmals wiederholt." Der damals und später noch übliche Glaube an Hexen leistete dieser Anschauung auch nach Luther Vorschub [174].

Noch im Codex Juris Canonici von 1917 werden Selbstgetöteten die kirchlichen Bestattungsfeierlichkeiten verweigert, wenn sie ohne Anzeichen von Reue und mit freier Überlegung gehandelt haben [269, S. 198]. Auch wurden Laien nach einem Suizidversuch von den sakramentalen Weihen ausgeschlossen [269, S. 204]. Zwar wird heute offiziell den Suizidopfern ein kirchliches Begräbnis nicht mehr verweigert. Diese Zusicherung wurde 1983 im Codex Juris Canonici verankert. Allerdings hatte die Kirche dieses Faktum nicht verbreitet und die Öffentlichkeit hat davon im allgemeinen keine Kenntnis. Dieser Sachverhalt dürfte wohl damit zusammenhängen, daß die katholische Kirche vermehrt

Suizide befürchtet und wohl auch damit, daß sie ungern eingesteht, daß sie ihren jahrhundertalten Standpunkt geändert hat. Besonders Ringel [401] und Holderegger [215] kommt das Verdienst zu, eine moralisch-theologisch differenzierte Beurteilung der Suizidhandlung vorgenommen zu haben und damit eine Veränderung der diesbezüglichen Praxis in der katholischen Kirche bewirkt zu haben. Holderegger [214] schreibt: „Da in der Regel von der Voraussetzung äußerster Einengung und Lebensnot auszugehen ist, wird nur jenes Urteil dem Einzelfall gerecht, das die menschliche Tragik und Not würdigt und das letzte Urteil, sollte auch subjektive Schuld vorliegen, dem überläßt, dessen Weisung lautet: ‚Richtet nicht, damit Ihr nicht gerichtet werdet' (Matthäus 7, Vers 1). Die kirchliche Praxis hat leider während Jahrhunderten gerade dagegen verfehlt, indem sie sich das Richteramt anmaßte und dem Suizidanden, der nicht Anzeichen schwerster Krankheit zeigte, das kirchliche Begräbnis verweigerte" [214, S. 17 und 18].

Dennoch kommentiert Lenzen die neueste Entwicklung zu Recht kritisch: „Klare Aussagen, geschweige denn ausdrückliche Änderungen der kirchlichen Beurteilungen und Behandlungen von Suizidanden und Suizidalen hat auch die neue kanonische Gesetzgebung von 1983 nicht gewagt. Angesichts des kirchengeschichtlichen Kapitels der Demütigungen von Lebensmüden, Suizidleichen und der betroffenen Angehörigen, angesichts der, wie Holderegger eingesteht, kirchlichen Verfehlungen und Verstöße gegen die biblische Botschaft der Barmherzigkeit und des Verzeihens, bleibt ein Schauder, der mehr Mut zur Selbstkritik und Reform fordert" [269, S. 205].

Nach diesen historischen, z. T. theoretischen Ausführungen, halten wir fest, daß innerhalb des Christentums die negative Beurteilung einer Suizidhandlung im Sinne einer Sünde weitgehend auf Augustinus zurückgeht, dessen Ansichten sich jahrhundertelang ausgewirkt haben. Ein eindeutiges Suizidverbot, eine moralische Verurteilung oder Verdammung der Suizidhandlung ist aber weder im Alten noch im Neuen Testament zu finden, obschon anhand der erwähnten Beispiele in der Bibel dazu genügend Gelegenheit gewesen wäre: Mit dieser Feststellung soll nicht einer moralischen Erlaubnis des Suizides das Wort geredet werden, sondern es soll lediglich ausgesagt werden, daß die Tabuierung, die moralische Verdammung des Suizides, die in der Vergangenheit viel Leid angerichtet hat, theologisch nicht gerechtfertigt ist.

Eine im religiösen Sinne moralische Bewertung einer Suizidhandlung steht den Menschen wohl gar nicht zu. Die neutestamentliche Aussage, daß Gott größer ist als unser Herz und alles versteht (1. Johannes 3, Vers 20), möge anstelle einer endgültigen Beurteilung stehen.

Abschließend sei kurz auf die in der Gegenwart interessierende Frage eingegangen, ob eine religiöse Überzeugung suizidhemmend wirken kann oder nicht.

Kann Religion suizidhemmend wirken?

Sowohl für eine positive wie für eine negative Beantwortung der Frage existieren Argumente. Für die Beantwortung mit Nein würde z. B. sprechen, daß bei jemandem, der sich in keiner Weise religiös gebunden fühlt, weniger Schuldgefühle auftreten, keine Angst vor Verworfenheit und vor Verdammnis aufkommen würde. Für ein Ja könnte etwa das Argument angeführt werden, daß mit der Hilfe Gottes, dem Glauben an einen persönlichen Gott, das Leben erträglicher, lebenswerter wird. Versuche, diesbezügliche Unterschiede zwischen Protestanten und Katholiken herauszuarbeiten, führten zu keinen eindeutigen Resultaten. Wie an anderer Stelle aufgeführt, konnte gezeigt werden, daß sich die niedrigen Suizidziffern in gewissen katholischen Ländern in anderen Regionen nicht bestätigen lassen. Henseler [202] kommt zu dem Schluß, daß sich eine geringere Suizidneigung der Katholiken gegenüber den Protestanten nicht bestätigen läßt. Schulte [434] spricht einerseits davon, daß manche Patienten in einer melancholischen Phase von der Durchführung des Suizides absehen, wenn sie religiös gebunden sind. Andererseits kann durch die Unterhöhlung des Glaubenslebens die Ferne von Gott als so unerträglich empfunden werden, daß ein Suizid erst recht verübt wird. Der Zustand der Gottesverlassenheit kann dann als besonders schwer erlebt werden. Ringel [395] hält fest, daß die Religion nur dann ein „selbstmordhemmender Faktor" sein könne, wenn sie „restlos bejaht" werde. Bevor eine solche Bejahung des Religiösen mit Sicherheit vorliegt, müsse die religiöse Einstellung „auf Herz und Nieren" geprüft werden [395, S. 169]. Leider können Religionen, die an sich geeignet wären, einen Suizid zu verhindern, gerade in dem Moment versagen, wo sie am meisten gebraucht werden. Dies kommt daher, daß durch die Einengung der Persönlichkeit auch die Wertwelt, die Religion, betroffen werden kann. Hole [217, 219] konnte bei einer konventionellen Religiosität keine Verminderung suizidaler Tendenzen feststellen, wie er bei einer Befragung von 30 Patienten eruieren konnte. Bei denjenigen Depressiven jedoch, die ihre emotionale Stabilität ihrer Frömmigkeit als überdurchschnittlich eingestuft haben, wird ein hemmender Einfluß des Glaubens auf eine bestehende Suizidneigung bejaht bzw. für möglich gehalten. Zu Recht weist Hole darauf hin [219], daß auf die Wirksamkeit von religiösen Bindungen bei stärkerer Suizidalität kein Verlaß sei ... „trotz der Versicherung nicht weniger Depressiver, sie würden und könnten ‚schon allein aus religiösen Gründen' keinen Selbstmord begehen" [219, S. 61].

„Eine Variable, die in besonderer Weise auf grundlegende emotionale Vorgänge bezogen ist und daher auch eine besonders ausgeprägte Veränderung in der Depression erwarten läßt, stellt das Gefühl der ‚Geborgenheit' im Glauben dar. Dieses zentrale Merkmal jeder tragfähigen Religiosität, das auch den theologischen Kern der Gläubigkeit, nämlich ein grundlegendes Vertrauen (fiducia), umfaßt, darf als direktester Gegensatz zur inneren Leere, zum Gefühl des Ausgeliefertseins und vor allem zur Angst in der Depression verstanden werden. Es weist auf das Element des ‚Urvertrauens' .. als der Grundlage für jeden religiösen Glauben .. überhaupt hin" [219, S. 200].

Innerhalb der christlichen Religionen spielt höchstwahrscheinlich nicht ein bestimmtes religiöses Bekenntnis die Hauptrolle, sondern das Zusammengehörigkeitsgefühl mit anderen, das Eingebundensein in einer Gemeinschaft, welches suizidprotektive Wirkung ausüben kann. Kreitman [255] schreibt dazu: „Offenbar kann jede starke und von vielen Personen geteilte religiöse Überzeugung das Gefühl der sozialen Bindung verstärken und – ganz unabhängig von dem Inhalt der jeweiligen Glaubensüberzeugung – Suizide verringern."

Welche Variablen auch immer eine Rolle spielen, so meinen auch wir, daß eine echte Religiosität im Sinne eines gelebten Glaubens i. allg. suizidhemmend wirkt, auch wenn diese Aussage nicht in jedem Fall zutreffend sein mag.

Zur Problematik der Sterbehilfe

Ursprünglich bedeutet Euthanasie „schöner, leichter Tod". Im 19. Jahrhundert wurden unter diesem Begriff diejenigen Methoden verstanden, die den Todeskampf abkürzen und von einer qualvollen Krankheit erlösen sollen [520]. Um die letzte Jahrhundertwende kristallisierten sich beide Bedeutungen heraus: Tötung auf Verlangen (heute: passive Euthanasie) und Tötung ohne Einwilligung (heute: aktive Euthanasie).

Nebenbei sei bemerkt, daß zu Beginn der 20er Jahre unseres Jahrhunderts dem Berner Kantonsparlament eine Diskussion um die „Tötung der unheilbaren Geisteskranken und Idioten" wert erschien [520].

Euthanasiegesellschaften sind schon vor der Mitte unseres Jahrhunderts gegründet worden: in England z. B. 1935 und in den USA 1939 [272].

Seidler [440] schreibt zu dieser Problematik: „Respekt vor den Fundamentalwerten Leben und Sterblichkeit ist die Basis aller medizinischen Ethik; der Patient muß darauf vertrauen können, daß der Helfer nicht über Wert oder Unwert des ihm anvertrauten Lebens befindet ... Sie (gemeint ist die Medizin) hat heute alle Möglichkeiten, auch dem schwer im Sterben ringenden Menschen zu seinem guten Tod alle Hilfe zu geben, ihm die Schmerzen zu nehmen, die Angst, die Erstickung, auch die sinnlose Verlängerung der Agonie. Dies beweisen die vor allem in Großbritannien bereits sehr differenzierten Strukturen der ‚terminal care', deren System an Schmerzzentren, Sterbekliniken, Sozialstationen und Heimbetreuung bei uns erst in Andeutung existiert."

In den letzten Jahren gelangte die passive Sterbehilfe nicht zuletzt deshalb ins Rampenlicht der öffentlichen Diskussion, weil in verschiedenen Ländern Sterbehilfegesellschaften gegründet wurden. In mehr als 30 Ländern existieren heute solche Vereinigungen, die in einer „World Federation" mit Sitz in New York zusammengeschlossen sind [24]. In der Schweiz wurden 1982 zwei solche Vereinigungen gegründet, je eine für die deutsche und welsche Schweiz (EXIT, Vereinigung für humanes Sterben) [126].

Die EXIT hat folgende Ziele:
- Passive Sterbehilfe für den bei Bewußtsein Befindlichen.
- Passive Sterbehilfe für den Bewußtlosen.
- Freitodhilfe.

Für EXIT ist es unbestritten, daß ein Patient das Recht hat , „jede medizinische Maßnahme abzulehnen, den Abbruch jeder Behandlung und den Spitalaustritt zu verlangen ... Die EXIT-Gesellschaften wollen in erster Linie dieses Recht auf die passive Sterbehilfe ... durchsetzen" [126].

Die Anhänger der EXIT-Bewegung möchten für den Fall einer Bewußtlosigkeit im voraus bestimmen, ... „daß bloß marginale Heilungschancen nicht ausgeschöpft werden sollen und daß eine Heilung um den Preis schwerer Behinderung zu unterbleiben hat." Dieser Forderung wird mit sog. Patientenverfügungen Beachtung verschafft. Der Text einer solchen Patientenverfügung lautet im entscheidenden Teil:

„Sämtliche lebenserhaltenden Maßnahmen sind zu unterlassen bzw. abzubrechen, wenn:
der Sterbeprozeß eingetreten ist oder unmittelbar bevorsteht;
nur eine geringe Aussicht besteht, daß ich mein Bewußtsein wiedererlange;
mein Gehirn mit großer Wahrscheinlichkeit schwer geschädigt bliebe;
ich mit großer Wahrscheinlichkeit körperlich hilflos würde." [126].

Zur „Freitodhilfe", die uns in diesem Rahmen am meisten interessiert, ist folgendes zu bemerken: Da eine Suizidhandlung nach Schweizerischem Recht kein Delikt darstellt, ist auch die Hilfeleistung zum Suizid erlaubt bzw. nicht illegal. Eine wichtige Ausnahme besteht allerdings bei der Hilfeleistung aus eigennützigen Motiven, d. h. wenn derjenige, der die Hilfeleistung erbringt, ein persönliches Interesse am Tod jenes bestimmten Menschen hat. Artikel 115 des Schweizerischen Strafgesetzbuches lautet: „Wer aus selbstsüchtigen Beweggründen jemandem zum Selbstmorde verleitet oder ihm dazu Hilfe leistet, wird, wenn der Selbstmord ausgeführt oder versucht wurde, mit Zuchthaus bis zu fünf Jahren oder mit Gefängnis bestraft."

Nach einer 3monatigen Dauer der Mitgliedschaft bei EXIT wird eine Freitodanleitung abgegeben. Der Empfänger muß sich schriftlich verpflichten, die Anleitung verschlossen aufzubewahren, nicht anderen zugänglich zu machen und dafür zu sorgen, daß sie einmal an EXIT zurückgelangt. Die für den Suizid empfohlenen Methoden sind z. T. medikamentös, z. T. werden Schlafmittel, mit physikalischen Einwirkungen, wie z. B. Autoabgasen kombiniert, empfohlen. Auch wird angegeben, wie das Scheitern eines Suizides im Falle von Erbrechen verhindert werden kann [24].

Baechi schreibt: „Die Freitodhilfe kann alle Vorbereitungs- und Ausführungshandlungen umfassen, vorausgesetzt, daß die letzte entscheidende Tathandlung beim Freitodwilligen liegt. Es darf z. B. einem Tetraplegiker der Todestrank so verabreicht werden, daß er ihn durch ein Saugrohr aufzieht und trinkt. Es wäre wohl auch zulässig, jemandem eine Injektion anzusetzen, vorausgesetzt, daß allein der Freitodwillige dann die Spritze betätigt. Flößt der Helfer aber den Trank durch den Mund ein oder betätigt er selbst die Spritze, so ist die Grenze zur Strafbarkeit überschritten" [24, S. 121].

Die EXIT-Vereinigung scheint es vorwiegend mit körperlich Kranken und Invaliden zu tun zu haben. Baechi meint dazu [24, S. 121]: „Mit den Freitodwünschen Geisteskranker befassen wir uns nicht, da wohl in der Regel die Urteilsfähigkeit fehlt. Bevor eine individuelle Freitodhilfe geleistet wird, klären wir ab, ob in diesem Sinne die Voraussetzungen gegeben sind. Die Frage, ob ein Geisteskranker, der in Remissionsphasen volle Einsicht in sein Leiden hat, insofern als urteilsfähig zu betrachten wäre, und ob sein Freitodwunsch darum beachtenswert wäre, hat sich uns noch nicht gestellt, ist aber erwägenswert" [24].

Interessant ist nun die Frage, wieviele der Mitglieder, deren Zahl in der Schweiz immerhin auf 25000 angewachsen ist (Ende 1987), vom Suizid Gebrauch gemacht haben. Leider verfügt die EXIT über keine genauen Zahlenangaben [447]. Immerhin scheinen die bekannt gewordenen Fälle, die mit Hilfe der EXIT Suizid begangen haben, relativ klein zu sein. Baechi berichtet [24], daß in den letzten 3 Jahren ca. 10 Mitglieder Suizid begangen hätten. Auch wenn davon ausgegangen wird, daß die Mitgliederzahl anfänglich weniger als 10000 betrug, wäre die Suizidhäufigkeit mit ca. 3 Fällen pro Jahr nicht besonders hoch. Vielleicht wirkt schon die Aussicht und Möglichkeit, Suizid begehen zu können bzw. Helfer dafür zu finden, beruhigend. So, wie sich manche Menschen damit trösten, im schlimmsten Fall aus dem Leben scheiden zu können, könnte die Mitgliedschaft bei EXIT in einem gewissen Sinne sogar eine suizidverhütende Wirkung haben!

Obschon für EXIT nicht nur die moralisch-ethischen, sondern auch die juristischen Aspekte gelöst zu sein scheinen, können dennoch Einwände angebracht werden. Laut EXIT soll die sog. Freitoderklärung welche ihrer Informationsschrift beigeheftet ist, „für jedermann gut sichtbar neben sich" gelegt werden (im Falle eines Suizides) [334]. Die Freitoderklärung enthält ein ausdrückliches Verbot für jeden Rettungsversuch im Falle, daß der Suizidand vorzeitig aufgefunden werden sollte. Zivilrechtliche Schadenersatzansprüche im Mißachtungsfall werden angedroht. Diese Problematik darf bei den Diskussionen um passive Sterbehilfe nicht außer acht gelassen werden, obschon die Wahrscheinlichkeit, ein EXIT-Mitglied, das sich umbringen möchte, vorzeitig aufzufinden, sehr gering ist. Zur Sterbehilfe gehört nämlich auch das Aufsuchen eines Ortes, wo der Suizidand mit Sicherheit während 24 Stunden ungestört bleibt [334]. Juristisch gesehen ist es sehr fragwürdig, wenn Arzt und Polizei im Falle, daß der Suizidand noch am Leben ist, sich auf eine Freitoderklärung verlassen würden. Niederhauser [334, S. 76] schreibt: „Bevor nämlich elementarste polizeiliche Abklärungen durchgeführt sind (zu denken ist insbesondere an die Überprüfung der Echtheit der Freitoderklärung), steht für die Polizei nicht fest, ob die Freitoderklärung auch wirklich eine freie, unbeeinflußte und im Stadium der Urteilsfähigkeit abgegebene Willenserklärung des Suizidenten ist. Nach einem Urteil des Bundesdeutschen Arbeitsgerichts vom 28. 2. 1979 gilt ja grundsätzlich der Erfahrungssatz, daß ‚bei Suizidhandlungen die freie Willensbestimmung wenn nicht ausgeschlossen, so doch in der Regel erheblich gemindert ist.' Man stelle sich auch bloß vor, daß die Polizei je einen möglichen Rettungsversuch unterlassen sollte, und nachträglich würde sich die Freitoderklärung als durch Drittpersonen gefälscht herausstellen ..." [334, S. 76].

Bedenken ganz anderer Art hat Berger [53], wenn er schreibt: „Dagegen ist die Meinung vieler Befürworter einer falsch verstandenen ‚Euthanasie' die, daß eine lange vor dem Sterben gleichsam vortestamentarisch abgegebene Erklärung eines Menschen, man möge bei ihm, wenn er einmal todkrank sei, keine lebensverlängernden Maßnahmen mehr ergreifen, menschlich und rechtlich unhaltbar, weil niemand von uns vorzeitig darüber gültig befinden kann, wie er in einer solchen Stunde der Lebensgefahr schließlich wirklich entscheiden würde, besonders ob er dann, z. B. wegen Bewußtlosigkeit, überhaupt entscheiden kann."

Eine andere Frage ist die, ob quasi eine Werbung für Suizid erlaubt ist. Die „Informationsschrift über Freitod", welche von der EXIT herausgegeben wird, wird nicht in propagandistischer Art weiterverbreitet. Die Mitglieder müssen sich sogar verpflichten, daß die Broschüre nach ihrem Ableben an EXIT zurückgelangt. Allerdings betreibt die EXIT-Bewegung in den Tageszeitungen eine intensive Werbung für die Mitgliedschaft.

Verschiedene Broschüren und Bücher jedoch propagieren den Suizid geradezu. Manche von ihnen haben weite Verbreitung gefunden, so z. B. das Buch „Gebrauchsanleitung zum Selbstmord" von Claude Guillon und Yves Bonniec [161]. Dieses Buch, in welchem auch illegale Praktiken angepriesen werden, ist zu Recht auf heftige Kritik gestoßen [192, 513]. So schreibt Wuermeling [513]: „Jedenfalls wird man sein literarisches Produkt als das Ergebnis einer psychopathologischen Entwicklung ansehen müssen, da er im Gegensatz zu anderen Apologien für den Selbstmord mit seinen konkreten Handlungsanweisungen und Rezepten letzte Hemmungen niederreißen will und kann ... (ganz abgesehen davon: es handelt sich offensichtlich um ein von Nichtfachleuten zusammengetragenes, recht dürftiges Kompilat, bei dessen Übersetzung ins Deutsche auch noch an der Benutzung des Fachwörterbuches gespart wurde.) ... Sie (gemeint sind die Buchhändler) verkaufen ihren Kunden derzeit den Strick, mit dem sie sich aufhängen sollen" [513]. Auch in der Tagespresse hat der Inhalt des erwähnten Buches heftige Diskussionen ausgelöst. In Frankreich sollen bis Ende 1987 120000 Exemplare dieses Buches verkauft worden sein. Die französische Nationalversammlung hat daraufhin (1987) ein Gesetz beschlossen, welches Anleitungen und Empfehlungen zum Suizid verbietet [32].

Angesichts der Problematik von Forschungsuntersuchungen an Menschen, von Problemen im Zusammenhang mit Organtransplantationen, der Definition des Todes, der artifiziellen Insemination, wurden in der Schweiz Richtlinien erarbeitet, die allerdings juristisch nicht bindend sind. Die Schweizerische Akademie der Medizinischen Wissenschaften gibt „medizinisch ethische Richtlinien" heraus, die jeweils den neuesten Bedürfnissen angepaßt sind [435]. Juristisch gesehen handelt es sich um eine privatrechtliche Stiftung, die empfehlenden Charakter hat, eine Rechtsverbindlichkeit besteht nicht, trotzdem aber kann von einer „standesethisch-moralischen Verbindlichkeit" gesprochen werden [91]. In den „Richtlinien für die Sterbehilfe" [435] wird u. a. der Grundsatz hervorgehoben, daß der Wille des Patienten entscheidend sei (Voluntas aegroti suprema lex esto).

„Ist der tödlich erkrankte Patient nicht mehr urteilsfähig und deswegen nicht in der Lage, seinen Willen zu äußern (wie z. B. der Bewußtlose), so wird die Pflicht des Arztes zivilrechtlich nach den Regeln der ‚Geschäftsführung ohne Auftrag' bestimmt" (OR Art. 419, S. 17/18 [435]).

Was nun die sog. Patientenverfügungen betrifft, so lautet der entsprechende Passus der Akademie wie folgt: „Eine frühere schriftliche Erklärung, worin der Patient auf jede künstliche Lebensverlängerung verzichtet, kann für die Ermittlung seines Willens ein gewichtiges Indiz abgeben. Entscheidend ist jedoch der gegenwärtige mutmaßliche Wille, der nur auf Grund einer sorgfältigen Abwägung aller Umstände des Falles gefunden werden kann: Verbindlich ist die frühere Erklärung schon deshalb nicht, weil sie zu jeder Zeit rückgängig gemacht werden kann. Somit muß stets danach gefragt werden, ob der Patient die Erklärung im gegenwärtigen Augenblick vernünftigerweise widerrufen würde oder nicht" [435, S. 18].

Stengel [459] berichtet über einen bekannten Chirurgen, der als junger Arzt vom Mitleid gegenüber einem Patienten ergriffen war, der an einer fortgeschrittenen Krebserkrankung litt. Der Chirurg entschloß sich, dem Mann zu helfen, er wollte seinem Patienten die Möglichkeit geben, sein Leben friedlich zu beenden: „Der Patient hatte ihn wiederholt gebeten, ihm eine Spritze zu geben, die ihn endgültig von seinem Leiden erlösen würde. Eines Abends ließ er, gemeint ist der Chirurg, nachdem er dem Patienten seine übliche Dosis Morphium verabreicht hatte, scheinbar versehentlich die volle Morphiumflasche auf dem Nachttisch zurück. Aber als er am nächsten Morgen wieder zu dem Patienten kam, machte ihm dieser schwere Vorwürfe wegen seiner Nachlässigkeit. ‚Stellen Sie sich vor, was hätte passieren können, wenn ich die ganze Flasche ausgetrunken hätte!' Dieses Erlebnis lehrte den jungen Arzt, daß das Verhalten des Patienten nicht immer den Vernunfterwägungen des gesunden Beobachters folgt, vor allem, wenn es um Tod und Leben geht. Beobachtungen wie diese sind für das Problem der Euthanasie – der schmerzlosen legalisierten Tötung unheilbar Kranker auf deren eigenen Wunsch – relevant und es ist nicht überraschend, daß diese Bewegung unter den Ärzten nie eine begeisterte Anhängerschaft gefunden hat. Vom psychologischen Standpunkt aus stellt die Euthanasie eine Selbstmordhandlung mit ärztlicher Beihilfe dar" [459, S. 121].

Auf Grund eines juristischen Gutachtens zur Patientenverfügung hat die Zentrale Medizinisch-ethische Kommission der Schweizerischen Akademie der Medizinischen Wissenschaften am 13. 11. 1987 beschlossen, daß Ziffer III/3. des Kommentars zu den „Richtlinien für die Sterbehilfe" neu gefaßt werden könnte:

„Wenn der Patient in einer früheren schriftlichen Erklärung auf jede künstliche Lebensverlängerung verzichtet hat, ist es die Aufgabe des Arztes, genau abzuklären, ob die von den Richtlinien geforderten Voraussetzungen medizinisch gegeben sind. Erst wenn diese Voraussetzungen zweifellos erfüllt sind, soll der Arzt dem in der Erklärung bekundeten Willen des Patienten folgen, es sei denn, bestimmte Umstände ließen darauf schließen, die Erklärung entspreche nicht mehr dem wirklichen Willen des Patienten" [76].

Sowohl aus der ersten wie der zweiten Formulierung geht hervor, daß der Handlungsspielraum der Ärzte recht groß ist und daß dem persönlichen Ermessen des Arztes wichtige Bedeutung zukommt. Zur Zeit ist die Situation die, daß zwei Gutachten zur Patientenverfügung durchgeführt wurden, von denen das eine von EXIT in Auftrag gegeben wurde, das andere von der Schweizerischen Akademie der Medizinischen Wissenschaften. Gegensätzliche Standpunkte vertreten die juristischen Gutachter bei der Frage der Anwendung und Durchsetzung der Patientenverfügung, hinsichtlich des Handlungsspielraumes des Arztes und der Stellung von EXIT [76].

Auch in neuester Zeit wurde von der Schweizerischen Akademie der Medizinischen Wissenschaften Stellung zur ärztlichen Suizidhilfe bezogen [92]. Mit der folgenden Stellungnahme kann sich auch der Autor identifizieren.

„Unabhängig vom weiteren Verlauf dieser rechtlichen Interpretationsdifferenzen halten Vorstand und Ethikkommission der Schweizerischen Akademie der Medizinischen Wissenschaften an ihren bisherigen Richtlinien fest, welche Ärzte und Pflegepersonen zur mitmenschlichen Sterbebegleitung, zum Verzicht auf künstliche Lebensverlängerung beim Sterbenden, aber auch zur Unterlassung jeglicher Art gezielter Lebensverkürzung verpflichten."

Die Autoren nehmen anschließend bezug auf die im Westschweizerischen Fernsehen ausgestrahlte Sendung „choisir sa mort", bei welcher die Vereinigung EXIT-ADMD (Association pour le droit de mourir dans la dignité) ihren Gesichtspunkt zur Suizidhilfe vertreten konnte. Ihr 42seitiges Dokument „Autodélivrance" wird auf Anfrage den EXIT-Mitgliedern vertraulich zugestellt. Die Schweizerische Akademie für Medizinische Wissenschaften nimmt wie folgt Stellung:

„Nach unserer Überzeugung stellt das Dokument ‚Autodélivrance' eine schwerwiegende Attacke gegen fundamentale Prinzipien ärztlicher Ethik dar, sowohl gegen jenes der Ehrfurcht vor dem Leben in seiner physischen und geistig-seelischen Dimension als auch gegen jenes des Schutzes des Lebens ... Durch die publizistische Tätigkeit von EXIT-ADMD könnten namentlich junge und labile Personen dazu verleitet werden, psychische und soziale Probleme durch Suizid zu lösen. Ausländische Kollegen teilen unsere Beunruhigung, wie beispielsweise in Frankreich, wo den weiteren ADMD-Aktivitäten strafrechtliche Sanktionen angedroht sind."

Literatur

1. Abraham K (1912) Ansätze zur psychoanalytischen Erforschung und Behandlung des manisch-depressiven Irreseins und verwandter Zustände. In: Psychoanalytische Studien, Bd II. Fischer, Frankfurt 1971
2. Abram HS et al. (1971) Suicidal behavior in chronic dialysis patients. Am J Psychiatry 127:9
3. Abt W (1988) Persönliche Mitteilung
4. Achté K (1975) Suizidalität und Suizidverhütung. MMW 117(6):189-192
5. Allebeck P, Varla A, Wistedt B (1986) Suicide and violent death among patients with schizophrenia. Acta Psychiatr Scand 74:43-49
6. Alvarez A (1980) Der grausame Gott – eine Studie über den Selbstmord. – Fischer Taschenbuch-Verlag, Frankfurt a. M.
7. Améry J (1976) Hand an sich legen – Diskurs über den Freitod. Klett-Cotta, Stuttgart
8. Angermeyer MC, Robra B-P, Wagner P (1985) Suizid in der Bundesrepublik Deutschland 1952-1981. MMW 127:153-155
9. Angst J, Stassen HH (1986) Verlaufsaspekte affektiver Psychosen: Suizide, Rückfallrisiko im Alter. Vortrag am 7. „Weissenauer" Schizophrenie-Symposion Bonn, 5./6. Dezember 1986
10. Annen D (1977) Die Patienten der Basler Heimdialyse. Medizinische Dissertation, Basel
11. Anonym (1968) Der Selbstmord der Ärzte. Schweiz Ärzteztg 31:838
12. Anonym (1985) Selbstmorde seit der Jahrhundertwende. Dtsch Med Wochenschr 110(35):1354-1355
13. Armbruster B (1986) Suizide während der stationären psychiatrischen Behandlung. Nervenarzt 57:511-516
14. Arnetz BB, Hörte LG, Hedberg A, Theorell T, Allander E, Malker H (1987) Suicide patterns among physicians related to other academics as well as to the general population. Acta Psychiatr Scand 75:139-143
15. Asberg M, Thoren P, Träskman L, Bertilsson L, Ringberger V (1976) Serotonin Depression – A biochemical subgroup within the affective disorders? Science 191:478-480
16. Asberg M, Träskman L, Thorén P (1976) 5-HIAA in the cerebrospinal fluid: A biochemical suicide predictor? Arch Gen Psychiatry 33:1193-1197
17. Asberg M, Bertilsson L (1979) Serotonin in depressive illness. In: Saletu B (ed) Neuropsychopharmacology. Pergamon Press, Oxford, pp 105-115
18. Asberg M, Martensson B, Nordström P, Rydin E, Träskman-Bendz L, Wägner A (1984) Serotonin and suicidal behavior. In: Papworth SJ (ed) The role of serotonergic systems in suicide and mood disorders. Raven Press, New York
19. Asberg M, Nordström P (1987) Biological correlates of suicidal behavior. In: Möller HJ et al. (eds) Current issues of suicidology. Springer, Berlin Heidelberg New York Tokyo
20. Asberg M, Schalling D, Träskman-Bendz L, Wagner A (1987) Psychobiology of suicide, impulsivity and related phenomena. In: Heltzer HH (ed) Psychopharmacology, the third generation of progress. Raven Press, New York, pp 655-668
21. Asher R (1951) Munchhausen's syndrome. Lancet I:339-341
22. Ashton JR, Donnan S (1981) Suicide by burning as an epidemic phenomenon: An analysis of 82 deaths and inquests in England and Wales in 1978-1979. Psychol Med 11:735-739
23. Auenbrugger L (1783) Von der stillen Wuth oder dem Triebe zum Selbstmord als einer wirklichen Krankheit. Dessau
24. Baechi W (1986) Freitodhilfe für Schwerkranke und Schwerbehinderte. In: Haesler WT, Schuh J (Hrsg) Der Selbstmord. Verlag Ruegger, Grüsch
25. Bämayr A, Feuerlein W (1984) Über den Selbstmord von 119 Ärzten, Ärztinnen, Zahnärzten und Zahnärztinnen in Oberbayern von 1963-1978. Crisis 5/2:91-107

26. Banki CM, Arato M, Papp Z, Kurcz M (1984) Biochemical markers in suicical patients. Investigations with cerebrospinal fluid amine metabolites and neuroendocrine tests. J Affective Disord 6:341–350
27. Banki CM, Arato M, Kilts CD (1986) Aminergic studies and cerebrospinal fluid cations in suicide. In: Mann J, Stanley M (eds) Psychobiology of suicidal behavior. Annals of the New York Academy of Sciences, Vol 487
28. Barcai A (1977) Lithium in adult anorexia nervosa. Acta Psychiat Scand 55:97–101
29. Barth K (1948) Die kirchliche Dogmatik, Bd II/1. Evangelische Verlagsanstalt, Zürich
30. Barth K (1951) Die kirchliche Dogmatik, Bd III/4. Evangelische Verlagsanstalt, Zürich
31. Barth K (1965) Die kirchliche Dogmatik, Bd IV. Evangelische Verlagsanstalt, Zürich
32. Basler Zeitung (1987) Anleitung zum Selbstmord verboten. 15. 12. 1987
33. Battegay R (1965) Selbstmordprophylaxe bei Süchtigen. Präventivmed 10:440–454
34. Battegay R (1970) Alkoholismus bei Frauen. Hoheneck-Verlag, Hamm
35. Battegay R (1977) Narzißmus und Objektbeziehungen. Huber, Bern
36. Battegay R (1979) Aggression, ein Mittel der Kommunikation? Huber, Bern
37. Battegay R (1982) Die Hungerkrankheiten – Unersättlichkeit als krankhaftes Phänomen. Huber, Bern
38. Battegay R (1984) Psychiatrische Aspekte des Münchhausen-Syndroms. Schweiz Rundsch Med 73:1203–1207
39. Battegay R (1985) Depression – Psychophysische und soziale Dimension, Therapie. Huber, Bern
40. Battegay R (1986) Das neue psychoanalytische Verständnis des Narzißmus. Inform Arzt 4:20–33
41. Battegay R, Haenel T (1979) Narzißtische Störungen und Suizidalität. Sozial Präventivmed 24:42–47
42. Battegay R, Haenel T (1985) Confrontration with suicide-figures from a University Psychiatric Outpatient Department. Crisis 6/2:78–88
43. Battle AO (1984) Group therapy for survivors of suicide. Crisis 5/11:45–58
44. Bauer G, Denk W (1985) Katamnese eines Selbstmordes: Tod im Plastiksack unter Äthereinwirkung. Crisis 6/1:46–56
45. Baumann ED (1939) Die Krankheit der Jungfrauen. Janus 43:189–194
46. Baumann P (1987) Therapeutische Anwendung von L-5-Hydroxytryptophan in der Psychiatrie und Neurologie. Neurol Psychiat 1:3–19
47. Beck AT (1980) Kognitive Therapie der Depression. Urban & Schwarzenberg, München
48. Beek CH (1953) Self-inflicted lesions. Dermatologica 107:115–123
49. Benedetti G (1982) Über perinatale Psychologie. Helv Paediat Acta 37:101–113
50. Bengesser G (1988) Postvention for bereaved family-members – some therapeutic possibilities. Crisis 9/1:45–48
51. Benn G (1976) Über den Selbstmord im Heer. Neue Rundsch 87:669–674
52. Beratis S (1986) Suicide in Southwestern Greece 1979–1984. Acta Psychiatr Scand 74:433–439
53. Berger H (1983) Euthanasie als Bedrohung des Menschen. Schweiz Ärzteztg 64:1675–1680
54. Berger L (1981) Der barmherzige Hügel. Arche-Verlag, Zürich
55. Bernstein O (1907) Die Bestrafung des Selbstmordes und ihr Ende. Juristische Dissertation, Heidelberg, Breslau
56. Bibel im heutigen Deutsch (1982) Die Gute Nachricht des Alten und Neuen Testaments, 2. Aufl. Deutsche Bibelgesellschaft, Stuttgart
57. Biener K (1969) Selbstmord – Epidemiologie und Prävention. Ther Umsch 26:573–579
58. Biener K (1969) Epidemiologie des Selbstmordes. Bayrisches Ärztebl 10:968–974
59. Biener K (1984) Selbstmorde bei Kindern und Jugendlichen. Verlag Pro Juventute, Zürich
60. Blaicher G (1968) England als das „klassische" Land des Selbstmordes im 18. Jahrhundert. Arch Kulturgesch 50:276–288
61. Bloch R (1966) Sucht und Todestriebe. Medizinische Dissertation, Basel
62. Blumenthal S, Bergner L (1973) Suicide and newspapers: A replicated study. Am J Psychiatry 130:468–471
63. Böcker F (1982) Psychiatrische Aspekte der Suizidalität in höherem Lebensalter. Diagnostik 15:244–249
64. Böhme K, Dittbrenner M (1976) Mittel und Methoden bei Selbstmordversuchen. Nervenarzt 47:201–208
65. Böhme K (1986) Suizidalität und Krankheit. Unveröffentlichtes Manuskript

66. Bohm E (1967) Lehrbuch der Rorschach-Psychodiagnostik, 3. Aufl. Huber, Bern 1967
67. Bohm E (1975) Psychodiagnostisches Vademecum, Hilfstabellen für den Rorschach-Praktiker, 3. Aufl. Huber, Bern
68. Bojanovski J (1979) Wann droht Selbstmord bei Geschiedenen? Schweiz Arch Neurol Psychiat 125:73–78
69. Bojanovski J, Stubbe H (1982) Der depressive Mensch. Enke, Stuttgart
70. Bourgois M (1969) Suicides par le feu à la manière des bonzes. Ann Médicopsychol 2:116–127
71. Boyd JH (1983) The increasing rate of suicide by firearms. Engl J Med 308:872
72. Brent DA, Kolko D, Perper JA, Allan M, Goldstein CE, Allman CJ, Zelenak JP (1988) Risk factors for adolescent suicide. Arch Gen Psychiatry 45:581–588
73. Bron B (1980) Ambulante Behandlung und Notfalltherapie bei jugendlichen Drogenabhängigen. Med Welt 31:678–683
74. Bron B (1981) Der suizidale Patient. Fortschr Med 99(17):648–653
75. Bruch H (1980) Der goldene Käfig. S. Fischer, Frankfurt a. M.
76. Brühwiler-Frésey L (1987) Zwei juristische Gutachten zur Patientenverfügung. Schweiz Ärzteztg 86:2236–2237
77. Buchsbaum MS, Coursey RD, Murphy DL (1976) The biochemical high-risk paradigm: Behavioral and familial correlates of low platelet monoamine oxidase activity. Science 194:339–341
78. Bühler E (1983) Persönliche Mitteilung
79. Bürgin D (1979) Suizid und Adoleszenz. Vortrag: Fortbildungskurs der Schweiz. Gesellschaft für Pädiatrie, 27. 10. 1979 (unveröffentlicht)
80. Bürk F, Kurz A, Möllar HJ (1985) Suicide risk scales: Do they help to predict suicidal behaviour? Eur Arch Psychiatr Neurol Sci 197:1–5
81. Bundesamt für Statistik (1987) Suizide in der Schweiz. Bern
82. Bunney WE jr, Mason JW, Roatch JF, Hamburg DA (1965) A psychoendocrine study of severe psychotic depressive crisis. Am J Psychiatry 122:72–80
83. Bunney WE, Fawcett JA, Davis JM (1969) Further evaluation of urinary 17-hydroxycorticosteroids in suicidal patients. Arch Gen Psychiatry 21:138–150
84. Burri P (1981) Die Suizide in der Kantonalen Psychiatrischen Klinik Wil, 1950–1980, mit besonderer Berücksichtigung der Suizidprävention. Medizinische Dissertation, Basel
85. Burvill PW (1980) Changing patterns of suicide in Australia, 1910–1977. Acta Psychiatr Scand 62:258–268
86. Burvill PW, Woodings TL, Arwnhouse NS, McGall MG (1982) Suicide during 1961–1970 of migrants in Australia. Psychol Med 12:295–308
87. Byerley WF (1987) 5-Hydroxytryptophan: A review of its antidepressant efficacy and adverse effects. J Clin Psychopharmacol 7:127–137
88. Cadotsch A, Eichmann A (1984) Die kutane Artefaktkrankheit. Schweiz Rundsch Med 73:1235–1241
89. Castro EF, Martins I (1987) The role of female autonomy in suicide among portuguese women. Acta Psychiatr Scand 75:337–343
90. Cavan RS (1928) Suicide. Russell & Russell, New York
91. Cerletti A (1988) Persönliche Mitteilung
92. Cerletti A, Courvoisier B (1988) Ärztliche Suizidhilfe: Ein Angriff auf die Würde des Menschen und auf das Ethos des Arztes. Schweiz Ärzteztg 69(21):881
93. Charatan FB (1979) The aged. In: Hankoff LD, Einsidler B (eds) Suicide, theory and clinical aspects. PSG Publishing Comp, Littleton, Mass., pp 253–262
94. Ciompi L (1983) Präventive Psychiatrie durch Krisenintervention. Sozial Präventivmed 28:128–134
95. Codoni G (1987) Endlich jemand, der zuhört. Basler Zeitung 15. 12. 1987
96. Colla-Müller HE (1984) Suizidales Verhalten bei Schülern und Jugendlichen. In: Faust V (Hrsg) Suizidgefahr. Hippokrates, Stuttgart
97. Council on Scientific Affairs (1987) American Medical Association, Chicago. JAMA 257:2949–2953
98. Cremona-Barbaro A (1987) The Munchhausen syndrome and its symbolic significance: an in-depth case analysis. Br J Psychiatry 151:76–79

99. Crome P (1982) Overdose of selective antidepressants. In: Costa E, Racagni G (eds) Clinical practice. Raven Press, New York
100. Csef H (1987) Anorexia nervosa mit Erstmanifestation im Erwachsenenalter – Unterschiede zur Pubertätsmagersucht und therapeutische Konsequenzen. Psychother Med Psychol 37:301–311
101. Dante Alighieri (1955) Die göttliche Komödie. Fischer Bücherei, Frankfurt a. M.
102. Davenport RH, Davenport D (1980) Arzt und Suizidverhütung. Hexagon „Roche" 8:9–17
103. Deissler KJ (1987) AIDS-Kranker: Ich bringe mich um, Herr Doktor! Med Trib 4:6
104. De Leo D, Marazziti D (1988) Biological prediction of suicide: The role of serotonin. Crisis 9/2:109–118
105. Demling J (1984) Aspekte biochemischer Suizidforschung – eine Übersicht. Nervenheilkunde 3:198–200
106. Dérobert L, Hadengue A, Proteau J, Schaub S (1965) Doit-on supprimer la Tour Eiffel? Ann Med Leg 45:115–119
107. Doepfmer R, Imdahl H, Möhring G (1961) Über das Münchhausen-Syndrom. Med Klin 56:1210–1213
108. Dorovini-Zis K (1987) Increased adrenal weight in victims of violent suicide. Am J Psychiatry 144:1214–1215
109. Dorsch F, Häcker H, Stapf KH (1987) Psychologisches Wörterbuch, 11. Aufl. Huber, Bern
110. Dotzauer G, Goebels H, Legewie H (1963) Selbstmord und Selbstmordversuch. MMW 105:973–982
111. Drake RE, Cotton PG (1986) Depression, hopelessness and suicide in chronic schizophrenia. Br J Psychiatry 148:554–559
112. Drake RE, Gates C, Cotton PG (1986) Suicide among schizophrenics. Br J Psychiatry 149:784–787
113. Durkheim E (1897) Le suicide. Paris. – Deutsch: Der Selbstmord. Suhrkamp Taschenbuch, Neuwied 1973
114. Durkheim E (1983) Der Selbstmord, 1. Aufl. Suhrkamp Taschenbuch Verlag, Frankfurt a. M. (Originalausgabe: Le suicide. 1897)
115. Eckhardt A (1987) Das Münchhausen-Syndrom – die chronische Artefaktkrankheit. Medizinische Dissertation, Marburg/Lahn
116. Egeland JA, Sussex JN (1985) Suicide and familiy loading for affective disorders. JAMA 254:915–918
117. Egerod S (1980) Kinas religion i den aeldste tid. Louisiana Revy 3:6–7
118. Eggers C (1984) Zur Suizidalität bei Kindern und Jugendlichen. In: Faust V (Hrsg) Suizidgefahr. Hippokrates, Stuttgart
119. Eisolt J (1960) Artefakte der Haut und ihre psychopathologische Problematik. Aesthet Med 9:277–285
120. Eisolt J (1960) Artefakte der Haut und ihre psychopathologische Problematik. Aesthet Med 10:314–365
121. Ellenberger H (1953) Der Selbstmord im Licht der Ethno-Psychiatrie. Monatsschr Psychiat Neurol 125:347–361
122. Ernst K (1982) Notfallpsychiatrie des Hausarztes: medizinisch, rechtlich, praktisch. Schweiz Rundsch Med 71:853–858
123. Ernst K, Moser U, Ernst C (1980) Zunehmende Suizide psychiatrischer Klinikpatienten: Realität oder Artefakt? Arch Psychiatr Nervenkr 228:351–363
124. Esquirol JE (1838) Die Geisteskrankheit in Beziehung zur Medizin und zur Staatsarzneikunde. Berlin
125. Ettlinger R (1975) Evaluation of suicide prevention after attempted suicide. Acta Psychiatr Scand (Suppl) 260:22–36
126. EXIT Vereinigung für humanes Sterben (1983) EXIT-Gesellschaften für Sterbehilfe. Schweiz Ärzteztg 64:2014
127. Fabisch W (1980) Psychiatric aspects of dermatitis artefacta. Br J Dermatol 102:29–34
128. Fabisch W (1981) What is dermatitis artefacta? Int J Dermatol 20:427–428
129. Fanconi G, Wallgreen A (1967) Lehrbuch der Pädiatrie, 8. Aufl. Schwabe & Co., Basel
130. Farberow NL (1975) Cultural history of suicide. In: Suicide in different cultures. Baltimore
131. Farberow NL, Shneidman ES (1961) The cry for help. McGraw-Hill, New York

132. Faust V, Wolf M (1983) Suizidale Impulse und Suizidversuche bei Schülern. In: Jochmus I, Förster E (Hrsg) Suizid bei Kindern und Jugendlichen. Enke, Stuttgart
133. Feuerlein W (1974) Tendenzen von Suizidhandlungen. Wege zum Menschen 26(5/6):182–188
134. Feuerlein W (1976) Alkohol und Suizid. MMW 118:201–202
135. Feuerlein W (1976) Sucht und Selbstmordhandlungen. In: Ringel E (Hrsg) Sucht und Suizid. Lambertus, Freiburg/Br.
136. Finzen A (1983) Psychiatrische Behandlung und Suizid. Psychiatr Prax 10:103–108
137. Fischer H (1972) Häufigkeit und Formen des Suizids. Ther Gegenw 111:1498–1512
138. Flavin DK, Franklin JE, Frances RJ (1986) The acquired immune deficiency syndrome (AIDS) and suicidal behavior in alcohol-dependent homosexual men. Am J Psychiatry 143:1440–1442
139. Frankl V (1986) Trotzdem ja zum Leben sagen – ein Psychologe erlebt das Konzentrationslager, 5. Aufl. Deutscher Taschenbuchverlag, München
140. Freud S (1910) Zur Selbstmorddiskussion – Diskussion des Wiener psychoanalytischen Vereins, Wiesbaden, Bd 1, S 19 und S 59, Ges. Werke, Bd 8, S 61
141. Freud S (1917) Trauer und Melancholie. Ges. Werke, Bd 10. Imago, London
142. Friderich H (1950) Artefakte der Haut unter Berücksichtigung der psychischen Persönlichkeit der Artefaktträger. Neue Med Welt 1:355–358
143. Fusé T (1980) Suicide and culture in Japan: A study of Seppuku as an institutionalized form of suicide. Soc Psychiatry 15:57–63
144. Ganesvaran T, Subramaniam S, Mahadevan K (1984) Suicide in a northern town of Sri Lanka. Acta Psychiatr Scand 69:420–425
145. Garfinkel BD, Froese A, Hood J (1982) Suicide attempts in children and adolescents. Am J Psychiatry 139:1257–1261
146. Gastpar M (1985) Relevante Forschungsergebnisse für die Praxis. In: Neue Gesichtspunkte bei der Verwendung von Antidepressiva in der Praxis. Inform Arzt 2a:31–34
147. Gaupp R (1905) Über den Selbstmord. Gmelin, München
148. Geiger KA (1888) Der Selbstmord im klassischen Altertum. Augsburg
149. Geiger P (1925) Die Behandlung der Selbstmörder im deutschen Brauch. Schweiz Arch Volkskunde 26:145–170
150. Gieler U (1987) Persönliche Mitteilung
151. Gieler U, Effendy I, Stangier U (1987) Kutane Artefakte – Behandlungsmöglichkeiten und ihre Grenzen. Z Hautkr 62:882–890
152. Goldney RD (1985) Survivor-victims and crisis care. Crisis 6/1:1–9
153. Gorenc KD, Bruner CA (1985) Suicidal behavior among patients in Bavarian mental hospitals. Acta Psychiatr Scand 71:468–478
154. Gottfries CG, Knorring L von, Oreland L (1980) Platelet monoamine oxidase activity in mental disorders: Affective psychosis and suicidal behaviour. Prog Neuropsychopharmacol Biol Psychiatry 4:185–192
155. Gould MS, Shaffer D (1986) The impact of suicide in television movies – evidence of imitation. N Engl J Med 315:690–694
156. Granacher RP (1982) Autovenipuncture as a cause of factitial anemia. J Nerv Ment Dis 170(5):308–310
157. Green AH (1978) Self-destructive behavior in battered children. Am J Psychiatry 135(5):579–582
158. Grove O, Lynge J (1979) Suicide and attempted suicide in Greenland. Acta Psychiat Scand 60:375–391
159. Grüen A (1987) Der Wahnsinn der Normalität. Kösel, München
160. Gruhle HW (1940) Selbstmord. Thieme, Leipzig
161. Guillon C, Le Bonniec Y (1982) Gebrauchsanleitung zum Selbstmord. Robinson Verlag, Frankfurt a. M.
162. Gumbel E (1934) Über Artefakte der Haut. Medizinische Dissertation, Basel
163. Haefely W (1982) Die biologischen Grundlagen der psychotropen Wirkungen von Pharmaka. In: Pöldinger W (Hrsg) Kompendium der Psychopharmakotherapie, 4. Aufl. Editiones Roche, Basel
164. Häfner H, Schmidtke A (1985) Vorausschätzungen der Suizidhäufigkeit in der Bundesrepublik Deutschland. Öff Gesundheitswes 47:205–209
165. Häfner H, Welz R, Gorenc K, Kleff F (1983) Selbstmordversuche und depressive Störungen. Schweiz Arch Neurol Psychiat 133:283–294

166. Haenel T (1979) Suizidhandlungen unter dem Aspekt statistischer Tendenzen. Schweiz Rundsch Med 68:70–76
167. Haenel T (1981) Die Suizidproblematik bei Stefan Zweig – zum 100. Geburtstag von Stefan Zweig. Schweiz Arch Neurol Psychiat 129:297–314
168. Haenel T, Kielholz P (1982) Larvierte Depression und Suizidalität – Hexagon ‚Roche' 5, 2–7
169. Haenel T (1982) Zur Psychosomatik der Haut. – Schweiz Rundschau Med (PRAXIS) 71, 1701–1707
170. Haenel T (1982) Zur Geschichte der Psychiatrie – Gedanken zur allgemeinen und Basler Psychiatriegeschichte. Birkhäuser, Basel
171. Haenel T (1983) Die Depressionen Stefan Zweigs. – In: Pöldinger W et al. (Hrsg) Depression und Kunst. XV. Colloquium der Deutschsprachigen Gesellschaft für Psychopathologie des Ausdrucks (D.G.P.A.) anläßlich des 5. Todesjahres von Hans Prinzhorn, vom 29.9.–2.10. 1983 in Wil/St. Gallen
172. Haenel T (1983) Die Beurteilung des Suizidrisikos. Sozial Präventivmed 28:71–75
173. Haenel T (1983) Die Suizidalität der Depressiven. Ther Umsch 40(9):774–780
174. Haenel T (1983) Die Bewertung des Suizides im Laufe der Geschichte – eine Übersicht. Medizinhistor J 18:213–226
175. Haenel T (1984) Zur Therapie von akut Suizidalen. Schweiz Rundsch Med 73:1301–1306
176. Haenel T (1985) Die Zunahme der Sturzsuizide in der Schweiz. Crisis 6/1:36–45
177. Haenel T (1985) Der Sturz als Mittel zum Suizid – psychodynamische Aspekte. Schweiz Arch Neurol Psychiatr 136:36
178. Haenel T (1985) Suizidprophylaxe in Basel. – In: Labhardt F, Adams C (Red) 25 Jahre Basler Psychiatrie unter der Leitung von Paul Kielholz, März 1985
179. Haenel T (1985) Das Suizidrisiko bei antidepressiver Behandlung. In: Neue Gesichtspunkte bei der Verwendung von Antidepressiva in der Praxis. Inform Arzt 2a:31–34
180. Haenel T (1986) Sozialpsychiatrie – gestern und heute. Schweiz Ärzteztg 43:1986–1989
181. Haenel T (1986) Die Beurteilung und Behandlung der akuten Suizidalität. In: Haesler WT, Schuh J (Hrsg) Der Selbstmord. Verlag Rüegger, Grüsch, S 191–201
182. Haenel T (1986) Suizid (Editorial). Schweiz Rundsch Med 75(38):1097–1099
183. Haenel T (1987) Narzißmus und Suizidhandlungen. In: Rauchfleisch U (Hrsg) Allmacht und Ohnmacht. Huber, Bern
184. Haenel T (1989) Suizid und Kultur. In: Psychiatrie und Kultur. G. Braun Verlag, Karlsruhe (im Druck)
185. Haenel T (1989) Zur Autonomiefrage bei Suizidalen. Vandenhoek und Ruprecht (im Druck)
186. Haenel T, Brunner F, Battegay R (1980) Renal dialysis and suicide: Occurence in Switzerland and in Europe. Compr Psychiatry 21:140–145
187. Haenel T, Brunner F, Battegay R (1980) Beginn und Beendigung der chronischen Dialyse, psychiatrische Aspekte. Schweiz Med Wochenschr 110:697–703
188. Haenel T, Mall T (1983) Erkennung und Behandlung der Heroinintoxikation. Ther Umsch 40:530–534
189. Haenel T, Pöldinger W (1986) Erkennung und Beurteilung der Suizidalität. In: Kisker KP et al. (Hrsg) Psychiatrie der Gegenwart, Bd 2: Krisenintervention, Suizid, Konsiliarpsychiatrie. 3. Aufl. Springer, Berlin Heidelberg New York Tokyo
190. Haenel T, Rauchfleisch U, Schuppli R (1982) Die Bedeutung von Hautartefakten. Schweiz Med Wochenschr 112:326–333
191. Haenel T, Rauchfleisch U, Schuppli R, Battegay R (1984) The psychiatric significance of dermatitis artefacta. Eur Arch Psychiatr Neurol Sci 234:38–41
192. Hager W, Magerl H, Schulz E, Schwerd W (1983) „Wissen, wie man stirbt ...". Dtsch Ärztebl 40:53–54
193. Hankoff LD (1979) Judaic origins of the suicide prohibition. In: Suicide, theory and clinical aspects. Littleton, Mass.
194. Haring C, Leickert H (1968) Wörterbuch der Psychiatrie und ihrer Grenzgebiete. Schattauer, Stuttgart
195. Harrer G (1970) Somatische Aspekte des Musikerlebens. Med Monatsspiegel 6:124–127
196. Hawton K (1987) Assessment of suicide risk. Br J Psychiatry 150:145–153
197. Heiss R, Halder P (1975) Der Farbpyramidentest, 2. Aufl. Huber, Bern

198. Helmchen H, Linden M (1981) Depressive Erkrankungen – Themen der Medizin. Wander Pharma, gekürzte Fassung des in der „Klinik der Gegenwart" erschienenen Beitrags. Urban & Schwarzenberg, München
199. Hendin H (1963) The psychodynamics of suicide. J Nerv Ment Dis 136:236–244
200. Henseler H (1971) Selbstmord und Selbstmordversuch: Vorurteile und Tatsachen. Dtsch Ärztebl 11:789–791
201. Henseler H (1971) Der unbewußte Selbstmordversuch. Nervenarzt 42:595–598
202. Henseler H (1974) Narzißtische Krisen, zur Psychodynamik des Selbstmords. Rowohlt Taschenbuch-Verlag, Reinbek bei Hamburg
203. Henseler H (1980) Die Psychodynamik des suizidalen Erlebens und Verhaltens. Nervenarzt 51:139–146
204. Hermans EH (1964) Artefaktfälle bei Krankenschwestern. Hautarzt 15:482–486
205. Herzberg G, Lüscher N, Küng LG (1987) Artefakte – Diagnose und Therapie aus chirurgischer Sicht. Chirurg 58:265–268
206. Hessó R (1977) Suicide in Norwegian, Finnish and Swedish psychiatric hospitals. Arch Psychiat Nervenkr 224:119–127
207. Heuer G (1979) Selbstmord bei Kindern und Jugendlichen. Klett-Cotta, Stuttgart
208. Hiele LJ van (1980) L-5-Hydroxytryptophan bei Depression. Neuropsychobiology 6:230–240
209. Hippler AE (1969) Fusion and frustration: Dimensions in the cross-cultural ethopsychology of suicide. Am Anthrop 71:1074–1087
210. Hjortsjö T (1984) The frequency of suicide and chronological parameters. Crisis 5/2:65–90
211. Hjortsjö T (1987) Suicide among children and young adults during the period 1961-1981. Crisis 8/1:30–36
212. Hoche A (1919) Vom Sterben. – Kriegsvortrag, gehalten an der Universität am 6.11.1918. Verlag Gustav Fischer, Jena
213. Hösli L (1979) Grundlagenforschung und Depression. In: Kielholz P (Hrsg) Diagnose und Therapie der Depressionen in der Praxis. Symposium im Vaduzer Saal am 29.11.1979, herausgegeben von Ciba Geigy AG, Basel
214. Holderegger A (1977) Der Suizid – Humanwissenschaftliche Ergebnisse, ethische Problematik und pastoraltheologische Konsequenzen. Diakonic 1:5–20
215. Holderegger A (1979) Suizid und Suizidgefährdung. Herder, Freiburg i. Br.
216. Holderegger A (1982) Die Verantwortung vor dem eigenen Leben: Das Problem des Suizids. In: Handbuch der christlichen Ethik, Bd 3. Herder, Freiburg i. Br.
217. Hole G (1971) Some comparisons among guilt feelings, religion and suicidal tendencies in depressed patients. Life Threat Behav 1:138–142
218. Hole G (1973) Suizidalität und Selbstwertverlust im Erleben depressiver Patienten. Z Psychother Med Psychol 23:233–238
219. Hole G (1977) Der Glaube bei Depressiven. Enke, Stuttgart
220. Holyst B (1986) Selbstmord – Selbsttötung. Schweitzer, München
221. Huguenin D (1987) Persönliche Mitteilung
222. Hustead RM, Lee RA, Maruta T (1982) Factitious illness in gynecology. Obstet Gynecol 59(2):214–219
223. Im Obersteg J (1955) Das Selbstmordproblem in der gerichtlichen Medizin. Schweiz Med Wochenschr 85(42):1013
224. Jacobsson L, Renberg E (1986) Epidemiology of suicide in a Swedish county (Västerbotten) 1961-1980. Acta Psychiatr Scand 74:459–468
225. Jakob O (1979) Der Suizid in der Schweiz 1876-1977. Sozial Präventivmed 24:21–27
226. Jakob O (1985) Selbstzerstörung als dynamischer Prozeß und Unmöglichkeit der Erfassung in einem System statischer Kriterien. In: Braun H-J (Hrsg) Selbstaggression, Selbstzerstörung, Suizid. Zürcher Hochschulreform, Bd 6. Artemis, Zürich
227. Janus L (1972) Persönlichkeitsstruktur und Psychodynamik bei dermatologischen Artefakten. Z Psychosom Med Psychoanal 18:21–28
228. Jaspers K (1920) Allgemeine Psychopathologie, 2. Aufl. Springer, Berlin
229. Jaspers K (1932) Philosophie, Bd 2. Springer, Berlin
230. Jelinek E (1986) Die Klavierspielerin. Rowohlt Taschenbuch-Verlag, Reinbek bei Hamburg
231. Josephus Flavius (1977) Geschichte des jüdischen Krieges. Übersetzt von H. Clementz. Fouries-Verlag, Wiesbaden

232. Josephy S: Katamnestische Untersuchung von 69 Patienten nach Suizidversuch hospitalisiert auf der medizinischen Intensivstation des Kantonsspitals Basel, Diplomarbeit am Seminar für angewandte Psychologie, Zürich. Oktober 1986
233. Juel-Nielson N, Videbeck T (1970) A twin study of suicide. Acta Genet Med Gemellol (Roma) 19:307–310
234. Kallman FJ (1953) Heredity in health and mental disease. Norton, New York
235. Kern R (1973) Die 100 Suizidfälle der psychiatrischen Universitätsklinik Zürich von 1900–1972. Medizinische Dissertation, Zürich
236. Kernberg OF (1975) Borderline conditions and pathological narcissism. Jason Aronson, New York
237. Kety S (1979) Funktionsstörungen im menschlichen Gehirn. Spektr Wissensch 11:137–143
238. Kielholz P (1971) Diagnose und Therapie der Depressionen für den Praktiker, 3. Aufl. Lehmanns Verlag, München
239. Kielholz P (1979) Diagnose und Therapie der Depression in der Praxis. Symposium im Vaduzer Saal, am 29.11.1979, S. 40, herausgegeben von Ciba Geigy AG, Basel
240. Kielholz P (1982) Der Student in der heutigen Zeit. Schweiz. Ärzteztg 63:1063–1065
241. Kielholz P (1983) Depressionen – Forschung und Prophylaxe. Rektoratsrede, gehalten an der Jahresfeier der Universität Basel am 25.11.1983, Basler Universitätsreden 77. Heft. Verlag Helbling & Lichtenhahn, Basel
242. Kielholz P (1983) Heutige Depressionsbehandlung. Ther Umsch 40:788–796
243. Kielholz P, Battegay R (1967) Vergleichende Untersuchungen über die Genese und den Verlauf der Drogenabhängigkeit und des Alkoholismus. Schweiz Med Wochenschr 97(28)893
244. Kielholz P, Pöldinger W, Adams C (1981) Die larvierte Depression. Deutscher Ärzte-Verlag, Köln
245. Kielholz P, Terzani S, Gastpar M, Adams C (1982) Zur Beurteilung therapieresistenter Depressionen. Schweiz Med Wochenschr 112:1090–1095
246. Kiev A (1970) New directions for suicide prevention centers. Am J Psychiatry 127:78–88
247. Kilduff M, Javers R (1979) Der Selbstmordkult. Goldmann, München
248. Klaesi J (1969) Gott und sein Zweifler. Werner Classen, Zürich
249. Klerman GL (1988) The current age of youthful melancholia. Br J Psychiatry 152:4–14
250. Koblenzer CS (1983) Psychosomatic concepts in dermatology. Arch Dermatol 119:502–512
251. Koester H, Engels G (1970) Gelungene Suizide im psychiatrischen Krankenhaus. Z Präventivmed 15:19–26
252. Kohut H (1973) Narzißmus. Suhrkamp, Frankfurt/M.
253. Kohut H (1977) The restoration of the self. Int. Univ. Press, New York
254. Korpi ER, Kleimann JE, Goodman SI, Phillips I, De Lisi LE, Linneila M, Wyatt RJ (1986) Serotonin and 5-hydroxyindolacetic acid in brains of suicide victims. Arch Gen Psychiatry 43:594–600
255. Kreitman N (1980) Die Epidemiologie von Suizid und Parasuizid. Nervenarzt 51:131–138
256. Kreitman N, Smith P, Tan ES (1969) Attempted suicide in social networks. Br J Prev Soc Med 23:116–123
257. Kreitman N, Smith P, Tan ES (1970) Attempted suicide as language: an empirical study. Br J Psychiatry 116:465–473
258. Kua EH, Tsoi WF (1985) Suicide in the island of Singapore. Acta Psychiatr Scand 71:227–229
259. Kübler-Ross E (1974) Was können wir noch tun? Kreuz-Verlag, Stuttgart
260. Kuitert HM (1986) Das falsche Urteil über den Suizid. Kreuz-Verlag, Stuttgart
261. Kulessa C, Böhme K (1980) Ursprung und Entwicklung der Selbstmordverhütung in der deutschsprachigen Psychiatrie. Fortschr Neurol Psychiat 48:629–642
262. Kurz A, Möller H (1982) Ergebnisse der klinisch-experimentellen Evaluation von suizidprophylaktischen Versorgungsprogrammen. Arch Psychiatr Nervenkr 232:97–118
263. Kurz A, Torhorst A, Wächtler C, Moller HJ (1982) Vergleichende Untersuchung von 295 Patienten mit erstmaligen und wiederholten Suizidversuchen. Arch Psychiatr Nervenkr 232:427–438
264. Ladewig D (1968) Die Anorexia nervosa des Mannes. Schweiz Arch Neurol Psychiat 101:383–395
265. Ladewig D (1982) Die Behandlung Drogenabhängiger – Leitlinien für den praktizierenden Arzt. Schweiz Ärzteztg 63:416–419
266. Lange E (1986) Mündliche Mitteilung (Suizidtagung in Szeged, Mai 1986)
267. Lecky WE (1870) Sittengeschichte Europas von Augustus bis auf Karl den Großen, Bd 1. Leipzig

268. Lecky WE (1871) Sittengeschichte Europas von Augustus bis auf Karl den Großen, Bd 2. Leipzig
269. Lenzen V (1987) Selbsttötung – ein philosophisch-theologischer Diskurs mit einer Fallstudie über Caesare Pavese. Pathmos, Düsseldorf
270. Lester D (1968) Note on the inheritance of suicide. Psychol Rep 22:320
271. Lester D (1988) Sex differences in the seasonal distribution of suicides. Brit J Psychiatry 153:115–117
272. Leuenberger R (1985) Theologische Überlegungen zum Problem des Suizides und der Selbstaggression. In: Braun H-J (Hrsg) Selbstaggression, Selbstzerstörung, Suizid. Artemis Verlag, Zürich
273. Lidberg L, Asberg M, Sundquist-Stensman UB (1984) 5-Hydroxyindolacetic acid levels in attempted suicides who have killed their children. Lancet II:928
274. Lidberg L, Tuck JR, Asberg M, Scalia-Tomba GP, Bertilsson L (1985) Homicide, suicide and CSF 5-HIAA. Acta Psychiatr Scand 71:230–236
275. Lindemayr W (1980) Artefakte. In: Korting GW (Hrsg) Dermatologie in Praxis und Klinik für die fachärztliche Weiterbildung, Bd 2. Thieme, Stuttgart
276. Linkowski P, Mendlewicz J (1983) Aspects biologiques du suicide. Acta Psychiat Belg 83:7–12
277. Linnoila M, Virkunnen M, Scheinin M, Nuutila A, Rimon R, Goodwin FK (1983) Low cerebrospinal fluid 5-hydroxyindolacetic acid concentration differentiates impulsive from non impulsive violent behavior. Life Sci 33:2609–2614
278. Lister RG (1985) The amnestic action of benzodiazepines in man. Neurosci Biobehav Rev 9(1):87–94
279. Löchel M (1984) Das präsuizidale Syndrom bei Kindern und Jugendlichen. Prax Kinderpsychol Kinderpsychiat 33:214–221
280. Luban-Plozza B, Pöldinger W (1977) Der psychosomatische Kranke in der Praxis. Springer, Berlin Heidelberg New York
281. Lungershausen E, Vliegen J (1969) Der Selbstmord als ein Problem der Philosophie und Theologie. Versuch einer geschichtlichen Darstellung. Confin Psychiat 12:185–204
282. Lüscher T, Siegenthaler W, Vetter W (1984) Der Lügenbaron als Patient oder Probleme in der Diagnostik artifizieller Erkrankung. Schweiz Rundsch Med 73:1199–1201
283. Lyell A (1976) Dermatitis artefacta in relation to the syndrome of continued disease. Clin Exp Dermatol 1:109–126
284. Maier Ch (1981) Die Suizide in der Klinik Beverin 1920–1979. Schweiz Arch Neurol Psychiat 128:75–84
285. Marneros A, Preutkowski B (1985) Suizidalität bei ersthospitalisierten schizophrenen Patienten. Psychiatr Neurol Med Psychol (Leipz) 37:205–214
286. Marzuk PM, Tierney H, Tardiff K, Gross EM, Morgan EB, Hsu MA, Mann JJ (1988) Increased risk of suicide in persons with AIDS. JAMA 259(9):1333–1337
287. Masaryk TG (1881) Der Selbstmord als soziale Massenerscheinung der modernen Zivilisation. Wien
288. Masson D (1986) Le suicide des enfants et des adolescents. In: Haesler WT, Schuh J (Hrsg) Der Selbstmord. Verlag Rüegger, Grüsch
289. Mathé K (1922) Über künstlich erzeugte Hautveränderungen. Medizinische Dissertation, Freiburg i. Br.
290. McClure GMG (1984) Recent trends in suicide amongst the young. Br J Psychiatry 144:134–138
291. McClure GMG (1987) Suicide in England and Wales. Br J Psychiatry 150:309–314
292. McIntosh JL, Santos JF (1982) Changing patterns in methods of suicide by race and sex. Suicide Life Threat Behav 12, 221 (4), 1982
293. McCue JD (1982) The effects of stress on physicians and their medical practice. Engl J Med 8:458–463
294. Meermann R (1980) Zur Psychopharmakotherapie der Anorexia nervosa. Prax Psychother Psychosom 25:269–278
295. Menninger K (1938) Man against himself. Harcourt, Brace, New York
296. Menninger K (1978) Selbstzerstörung. Suhrkamp, Frankfurt a. M.
297. Metzger R, Wolfersdorf M (1985) Erkennung und Behandlung suizidgefährdeter Patienten. Z Allg Med 61:767–773
298. Meyer F (1985) Selbstmord und Selbstaggression in der bildenden Kunst. In: Selbstaggression, Selbstzerstörung, Suizid. Zürcher Hochschulreform, Bd 6. Artemis, Zürich

299. Middendorff W (1986) Selbstmord im Straßenverkehr. In: Haesler WT, Schuh J (Hrsg) Der Selbstmord. Verlag Rüegger, Grüsch
300. Miller A (1979) Das Drama des begabten Kindes. Suhrkamp, Frankfurt a. M.
301. Mitterauer B (1981) Das suizidale Achsensyndrom – eine medizinisch-biologische Studie zur Abschätzung der Suizidalität. Wien Med Wochenschr 131 (Suppl 68):1–28
302. Mitterauer B (1981) Beziehung des Wahns zum Selbstmordversuch und Selbstmord. Psychiatr Clin (Basel) 14:1–23
303. Mitterauer B (1981) Können Selbstmorde in einem psychiatrischen Krankenhaus verhindert werden? Pschiat Prax 8:23–30
304. Mitterauer B (1985) Neuro- und sozialpsychiatrische Aspekte der Selbstmordverhütung. Wien Med Wochenschr 22:561–568
305. Mitterauer B (1986) Zur Rolle genetischer Faktoren beim Selbstmord. Psychiat Prax 13:231–235
306. Mitterauer B (1987) Persönliche Mitteilung
307. Mitterauer B (1987) Aggression und Verwerfung. Psycho. (Sonderdruck, Heft 12)
308. Mitterauer B, Leibetseder M, Pritz WF, Sorgo G (1988) Comparisons of psychopathological phenomena of 422 manic-depressive patients with suicide-positive and suicide-negative family history. Acta Psychiatr Scand 77:438–442
309. Mitterauer B, Pritz WF, Sorgo G (1983) Der suizidale Handlungsvollzug: Gerichtsmedizinisch-psychiatrische Analyse eines Selbstmords durch Kopf- und Brustschuß. Forensia 4:89–102
310. Mitterauer B, Pritz WF (1984) Familienanamnestische Untersuchung von 89 Selbstmördern nach Entlassung aus stationärer psychiatrischer Behandlung. Wien Med Wochenschr 2:37–43
311. Mitterauer B, Pritz WF, Leibetseder M, Sorgo G (1987) Zur hereditären Eigenständigkeit des Selbstmordes im Rahmen des manisch-depressiven Krankheitsgeschehens. In: Holzerbeck W (Hrsg) Beiträge zur gerichtlichen Medizin. Deuticke, Wien
312. Modestin J (1982) Suizid in der psychiatrischen Institution. Nervenarzt 53:254–261
313. Modestin J (1985) Antidepressive therapy in depressed clinical suicides. Acta Psychiatr Scand 71:111–116
314. Modestin J (1988) Zur institutionellen Psychotherapie des suizidalen Patienten. Schweiz Arch Neurol Psychiat 139:41–49
315. Möller HJ, Torhorst A, Wächtler C (1982) Versorgung von Patienten nach Suizidversuch – Aufgaben, Probleme und Verbesserungsmöglichkeiten. Psychiat Prax 9:106–112
316. Montgomery SA, Montgomery DB (1983) Psychopharmacology and suicidal behaviour. Davis JM, Maas JW (eds) The affective disorders. American Psychiatric Press, Washington D.C.
317. Montgomery SA, Montgomery DB (1984) The prevention of suicidal acts in high-risk patients. In: Usdin E et al. (eds) Frontiers in biochemical and pharmacological research in depression. Raven Press, New York
318. Motto JA (1967) Suicide and suggestibility. The role of the press. Am J Psychiatry 124:252–256
319. Motto JA (1970) Newspaper influence on suicide. Arch Gen Psychiatry 23:143–148
320. Motto JA (1981) Rational suicide and medical ethics. In: Rights and responsibilities in modern medicine: The second volume in a series on ethics, humanism and medicine. Alan R. Liss, New York, pp 201–209
321. Mühlbauer HD (1985) Human aggression and the role of central serotonin. Pharmacopsychiatria 18:218–221
322. Müller C (1973) Lexikon der Psychiatrie. Springer, Berlin Heidelberg New York
323. Müller C (1985) Krisenintervention und Notfallpsychiatrie. In: Müller (Hrsg) Lexikon der Psychiatrie. Springer, Berlin Heidelberg New York
324. Müller M, Beck D (1973) Die Anorexia nervosa. Schweiz Rundsch Med 62:1059–1063
325. Müller R, Biener K (1985) Kindersuizide – Epidemiologie und Prävention. Sozialpsychiatrie 7(4):179–180
326. Murphy DL, Coursey RD, Haenel T, Aloi J, Buchsbaum MS (1982) Platelet monoamine oxidase as a biological marker in the affective disorders and alcoholism. In: Usdin E, Hanin I (eds) Biological markers in psychiatry and neurology. Pergamon Press, Oxford
327. Murphy E, Lindesay J, Grundy E (1986) 60 years of suicide in England and Wales. Arch Gen Psychiatry 43:969–976
328. Murray HA (1943) The thematic apperception test. Harvard Univ. Press, Cambridge, Mass.
329. Musaph H (1969) Aggression and symptom formation in dermatology. J Psychosom Res 13:257–264

330. Musaph H (1978) Die Haut als Kommunikationsorgan. Hexagon Roche 6/1:8-13
331. Musaph H (1986) Psychodermatologie. In: Kisker KP et al. (Hrsg) Pschychiatrie der Gegenwart, Bd 2, 3. Aufl. Springer, Berlin Heidelberg New York Tokyo, pp 259-275
332. Nähyä S (1982) Autumn incidence of suicides re-examined: Data from Finland by sex, age and occupation. Br J Psychiatry 141:512-517
333. Neil HAW, Fairer JG, Coleman MP, Thurston A, Vessey MP (1987) Mortality among male anaesthetists in the United Kingdom, 1957-1983. Br Med J 295:360-362
334. Niederhauser K (1986) Polizei und Suizid. In: Haesler WT, Schuh J (Hrsg) Der Selbstmord. Verlag Rüegger, Grüsch
335. Nissen G (1974) Pubertätskrisen und Störungen der psychosozialen Entwicklung. - In: Harbauer H et al. (Hrsg) Lehrbuch der speziellen Kinder- und Jugendpsychiatrie, 2. Aufl. Springer, Berlin Heidelberg New York
336. Nöhring KU (1982) Zur Problematik von Suizidversuchen bei Kindern und Jugendlichen. - In: Reimer C (Hrsg) Suizid. Springer, Berlin Heidelberg New York
337. Noyes R (1968) The taboo of suicide. Psychiatry 31:173-183
338. Oberholzer P, Holbro P (1981) Selbstmordversuche in der Stadt Basel. Schweiz Rundsch Med 70:2006-2012
339. Oettinger EM (1857) Bibliographie de suicide. Bulletin du Bibliophile Belge, Vol XIII/1. F. Heusser, Brüssel
340. Osiander N (1813) Über den Selbstmord, seine Ursachen, Arten, medizinisch-gerichtliche Untersuchung und die Mittel gegen denselben. Hannover
341. Paar GH, Eckhardt A (1987) Chronisch vorgetäuschte Störungen mit körperlichen Symptomen - eine Literaturübersicht. Psychother Med Psychol 37:197-204
342. Paar GH, Nagler N (1987) Selbstzerstörung als Selbsterhaltung, Materialien. Psychoanalyse 13:1-54
343. Pepitone-Arreola-Rockwell F, Rockwell D, Core N (1981) Fifty-two medical student suicides. Am J Psychiatry 138(2):198-201
344. Perris C, Beskow J, Jacobsson L (1980) Some remarks on the incidence of successful suicide in psychiatric care. Soc Psychiatry 15:161-166
345. Peters UH (1984) Wörterbuch der Psychiatrie und medizinischen Psychologie, 3. Aufl. Urban & Schwarzenberg, München
346. Peterson LG, Peterson M, O'Shanick GJ, Swann A (1985) Selfinflicted gunshot wounds: Lethality of method versus intent. Am J Psychiatry 142:228-231
347. Pfeffer CR (1985) Suicide fantasies in normal children. J Nerv Ment Dis 173:78-84
348. Phillips DP (1974) The influence of suggestion on suicide: Substantive and theoretical implications of the Werther effect. Am Sociol Rev 39:340-354
349. Phillips DP (1977) Motor vehicle fatalities increase just after publicized suicide stories. Science 196:1464-1465
350. Phillips DP (1979) Suicide, motor vehicle fatalities, and the mass media: Evidence toward a theory of suggestion. Am J Sociol 84:1150-1174
351. Phillips DP, Carstensen LL (1986) Clustering of teenage suicides after television new stories about suicide. N Engl J Med 315:685-689
352. Pierce DW (1981) The predictive validation of a suicide intent scale: A five year follow-up. Br J Psychiatry 139:391-396
353. Pino R, Kockott G (1979) Sechsjahreskatamnese an 100 Patienten mit Suizidversuchen durch Tabletteneinnahme. Arch Psychiat Nervenkr 227:213-226
354. Pitts FN, Schuller AB, Rich CL, Pitts AF (1979) Suicide among U.S. women physicians, 1967-1872. Am J Psychiatry 136(5):694-696
355. Plassmann R (1985) Geschlagenes Kind von einst - Mimikry-Patient von heute. Psycho 11:707-714
356. Plassmann R, Wolff B, Freyberger H (1986) Die heimliche Selbstmißhandlung, eine psychosomatische Krankheit. Z Psychosom Med 32:316-336
357. Platt S, Kreitman N (1984) Trends in parasuicide and unemployment among men in Edinburgh, 1968-1982. Br Med J 289:1029
358. Pöldinger W (1968) Die Abschätzung der Suizidalität. Huber, Bern
359. Pöldinger W (1980) Die Beurteilung und Behandlung der Suizidalität. Ther Umsch 37(1):9-16

360. Pöldinger W (1981) Der therapeutische Zugang zu depressiven und suizidalen Patienten. Schweiz Ärzteztg 62:1113–1118
361. Pöldinger W (1982) Kompendium der Psychopharmakotherapie, 4. Aufl. Editiones „Roche", Basel
362. Pöldinger W (1982) Suizidprophylaxe bei depressiven Syndromen. Neuropsychiatr Clin 1:87–97
363. Pöldinger W (1982) Erkennung und Beurteilung der Suizidalität. In: Reimer C (Hrsg) Suizid. Springer, Berlin Heidelberg New York, S 13–23
364. Pöldinger W (1983) Suizidalität depressiver Patienten richtig einschätzen. Psycho 9:670–680
365. Pöldinger W (1983) 10 mögliche Fehler im Umgang mit suizidalen und depressiven Patienten. Schweiz Ärzteztg 64(12):412–415
366. Pöldinger W (1984) Wie behandelt man Patienten mit rezidivierenden Suizidversuchen? Therapiewoche 34:290–294
367. Pöldinger W (1984) Notfallpsychiatrie. In: Battegay R, Glatzel J, Pöldinger W, Rauchfleisch U (Hrsg) Handwörterbuch der Psychiatrie. Enke, Stuttgart
368. Pöldinger W, Sonneck G (1980) Die Abschätzung der Suizidalität. Nervenarzt 51:147–151
369. Pohlmeier H (1978) Selbstmord und Selbstmordverhütung. Urban & Schwarzenberg, München
370. Pohlmeier H (1980) Depression und Selbstmord. Keil Verlag, Bonn
371. Pohlmeier H (1980) Der politische Selbstmord. MMW 122:667–670
372. Pohlmeier H (1982) Selbstmordverhütung und humanes Sterben. MMW 124:1121–1123
373. Pohlmeier H (1983) Selbstmord und Selbstmordverhütung, 2. Aufl. Urban & Schwarzenberg, München
374. Pohlmeier H (1983) Selbstmordverhütung im Wandel der Zeiten. In: Faust V (Hrsg) Suizidgefahr. Hippokrates, Stuttgart
375. Pohlmeier H (1984) Christliches Martyrium und Selbstmord. In: Stöver HD (Hrsg) Christenverfolgung im römischen Reich. Deutscher Taschenbuchverlag, München
376. Pohlmeier H (1986) Suicide. In: Müller C (Hrsg) Lexikon der Psychiatrie, 2. Aufl. Springer, Berlin Heidelberg New York Tokyo
377. Pohlmeier H (1986) Selbstmordverhütung – Theorie und Praxis. In: Haesler WT, Schuh J (Hrsg) Der Selbstmord. Verlag Rüegger, Grüsch
378. Preuss J (1923) Biblisch-talmudische Medizin, 3. Aufl. Karger, Berlin
379. Radebold H, Schlesinger G (1982) Zur Alterssuizidalität, Literaturergebnisse und psychotherapeutische Behandlungsansätze. In: Reimer C (Hrsg) Suizid. Springer, Berlin Heidelberg New York
380. Rauchfleisch U (1979) Handbuch zum Rosenzweig-Picture-Frustration-Test (PFT), Bd I: Grundlagen, bisherige Resultate und Anwendungsmöglichkeiten des PFT. Huber, Bern
381. Rauchfleisch U (1979) Handbuch zum Rosenzweig-Picture-Frustration-Test (PFT), Bd II: Manual zur Durchführung der Testform für Kinder und Erwachsene. Huber, Bern
382. Rauchfleisch U (1985) Persönliche Mitteilung
383. Rauchfleisch U (1986) Mensch und Musik – Versuch eines Brückenschlags zwischen Psychologie und Musik. Amadeus Verlag, Winterthur
384. Rauchfleisch U, Radû E (1983) Zur Persönlichkeit von Amateurboxern – Resultate einer testpsychologischen Untersuchung. Z Psychosom Med 29:276–285
385. Rauchfleisch U, Schuppli R, Haenel T (1983) Zur Persönlichkeit von Patienten mit dermatologischen Artefakten. Psychosom Med 29:76–84
386. Reichsman F, Levy NB (1972) Problems in adaptation to maintenance hemodialysis. Arch Int Med 130:859–865
387. Reimer C (1986) Risiken im Umgang mit suizidalen Krisen-Patienten. Prax Psychother Psychosom 31:320–331
388. Reimer C, Götze P, Dahme B (1981) Zur Phänomenologie und Psychodynamik von Patienten mit sogenannten „harten" und „weichen" Suizidmethoden. Psychiatr Clin 14:112–128
389. Reimer F (1978) Die Öffnung der Türen im psychiatrischen Krankenhaus und die Suizidgefahr. Nervenarzt 49:678–679
390. Retterstøl N (1986) Augmentation des taux de suicide dans les hôpitaux psychiatriques scandinaves. Ann Med Psychol 144(6):545–554
391. Richter D (1982) Das Land, wo man nicht stirbt. Fischer Taschenbuch-Verlag, Frankfurt a. M.
392. Rickert S, Strauss A, Binsack T (1984) Selbstbeschädigung durch Einnahme von Zystostatika und Antikoagulanzien. MMW 126:1468–1470

393. Rimpelä AH, Pulkkinen PO, Nurminen MM, Rimpelä MK, Valkonen T (1987) Mortality of doctors: Do doctors benefit from their medical knowledge? Lancet I:84–86
394. Ringel E (1952) Ein Beitrag zur Frage der vererbten Selbstmordneigung. Wien Z Nervenkr 5:26–40
395. Ringel E (1953) Der Selbstmord, Abschluß einer krankhaften, psychischen Entwicklung. Maudrich, Wien
396. Ringel E (1969) Selbstmordverhütung. Huber, Bern
397. Ringel E (1972) Möglichkeiten der ärztlichen Selbstmordprophylaxe. Therapiewoche 22:2199–2214
398. Ringel E (1978) Das Leben wegwerfen? Herder, Wien
399. Ringel E (1981) Die Beurteilung des Suizidrisikos. Schweiz Ärzteztg 62:1405–1409
400. Ringel E (1981) „Winterreise" und Todestriebe. In: Pöldinger W, Wittgenstein OG (Hrsg) Psychologie und Psychopathologie der Hoffnungen und des Glaubens. Huber, Bern, S. 183–202
401. Ringel E (1984) Die österreichische Seele. Böhlau, Wien
402. Rinser L (1983) Mirjam. S. Fischer, Frankfurt a. M.
403. Ritz E, Andrassy K, Ziegler M, Krempien B (1969) Suizid durch Genuß von Bananen. Dtsch Med Wochenschr 94:1765
404. Roche Lexikon Medizin (1984) Herausgegeben von der Hoffman-La Roche AG und Urban & Schwarzenberg, München
405. Rosen DH (1975) Suicide survivors – a follow-up study of persons who survived jumping from the Golden Gate and San Francisco-Oakland Bay Bridges. West J Med 122:289–294
406. Rosen G (1971) History in the study of suicide. Psychol Med 1:267–285
407. Rosenthal PA, Rosenthal S (1984) Suicidal behavior by preschool children. Am J Psychiatry 141:520–525
408. Rosner F (1970) Suicide in biblical, talmudic and rabbinic writings. Tradition 11(2):25–40
409. Ross M (1973) Suicide among physicians. Dis Nerv Syst 3:145–150
410. Ross RR (1983) Adolescent self-mutilators. In: Soubrier JP, Vedrinne J (eds) Depression and Suicide. Pergamon Press, Paris, pp 599–603
411. Rost H (1911) Der Selbstmord in Ungarn. In: Historisch-polit. Blätter für das katholische Deutschland, Bd 148. München, S 476–480
412. Rost H (1927) Bibliographie des Selbstmords. Augsburg
413. Roy A (1983) Family history of suicide. Arch Gen Psychiatry 40:971–974
414. Roy A (1985) Family history of suicide in manic-depressive patients. J Affective Disord 8:187–189
415. Roy A, Agren H, Pickar D, Linnoila M, Doran AR, Cutler NR, Paul SM (1986) Reduced CSF concentrations of homovanillic acid and homovanillic acid to 5-hydroxyindolacetic acid ratios in depressed patients: Relationship to suicidal behaviour and dexamethasone non suppression. Am J Psychiatry 143:1539–1545
416. Roy-Byrne P, Post RM, Rubinow DR, Linnoila M, Savard R, Davis D (1983) CSF 5-HIAA and personal and family history of suicide in affectively ill patients: A negative study. Psychiat Res 10:263–274
417. Rygnestad T (1988) A prospective 5-year follow-up study of self poisoned patients. Acta Psychiatr Scand 77:328–331
418. Sachsse U (1987) Selbstbeschädigung als Selbstfürsorge. Forum Psychoanal 3:51–70
419. Schaffer CB, Carroll J, Abramowitz SI (1982) Self-mutilation and the Borderline personality. J Nerv Ment Dis 170(8):468–473
420. Schaller S, Schmidtke A (1988) Suizidales Verhalten und Broken Home – kritische Bewertung einer „Ursachenhypothese". Z Kinder Jugendpsychiat 16:87–98
421. Scharfetter C (1984) Automanipulation von Krankheit. Schweiz Med Wochenschr 114:1142–1149
422. Scharfetter C (1986) Die Selbsttötung schizophrener Menschen. Schweiz Arch Neurol Psychiat 137:85–91
423. Scharfetter C (1987) Persönliche Mitteilung
424. Schlageter F (1985) Suizidale Handlungen bei Kindern und Jugendlichen. Medizinische Dissertation, Basel
425. Schmidbauer W, Scheidt J von (1981) Handbuch der Rauschdrogen. Nymphenburger Verlagshandlung, München

426. Schmidt CW jr, Shaffer JW, Zlotowitz HI (1977) Suicide by vehicular crash. Am J Psychiatry 134:175-178
427. Schmidtke A, Häfner H (1986) Die Vermittlung von Selbstmordmotivation und Selbstmordhandlung durch fiktive Modelle – Die Folgen der Fernsehserie „Tod eines Schülers". Nervenarzt 57:502-510
428. Schmidtobreick B (1976) Suizid und Suizidversuche bei Suchtkranken. In: Ringel E (Hrsg) Sucht und Suizid. Lambertus Verlag, Freiburg i. Br.
429. Schmitt JC (1976) Le suicide au moyen âge. Ann Econ Soc Civil 31:3-28
430. Schneider-Helmert D, Gottpreis J (1980) Anorexia nervosa. Ther Umsch 37:34-42
431. Schöny W, Hofmann G, Sommereder M (1984) Zur Epidemiologie des Selbstmordes in Oberösterreich. Wien Med Wochenschr 12:301-305
432. Schütze G (1984) Anorexia nervosa. In: Battegay R et al. (Hrsg) Handwörterbuch der Psychiatrie. Enke, Stuttgart
433. Schulsinger F, Kety SS, Rosenthal D, Wender PH (1979) A family study of suicide. In: Schou M, Strömgren E (eds) Origin, prevention and treatment of affective disorders. Academic Press, London
434. Schulte W (1954) Das Glaubensleben in der melancholischen Phase. Nervenarzt 25:401-407
435. Schweizerische Akademie für Medizinische Wissenschaften (1984) Medizinisch-ethische Richtlinien der Schweizerischen Akademie der medizinischen Wissenschaften. Schwabe, Basel
436. Scobel WA (1981) Suizid – Freiheit oder Krankheit? In: Henseler H, Reimer C (Hrsg) Selbstmordgefährdung. Friedrich Frommann Verlag, Stuttgart
437. Scully JH, Hutcherson R (1983) Suicide by burning. Am J Psychiatry 140:905-906
438. Sedeyn MJ (1982) Abschiedsbriefe. Hexagon „Roche" 10(2):15-24
439. Seiden RH, Spence MC (1982) A tale of two bridges: Comparative suicide incidence on the Golden Gate and San Francisco Oakland Bay Bridges. Crisis 3:32-40
440. Seidler E (1984) Suizid und Sterbehilfe. MMW 126:703-704
441. Seidler E (1984) Von der historischen Ächtung des Suizids. MMW 126:712-713
442. Seligmann MEP (1979) Erlernte Hilflosigkeit. Urban & Schwarzenberg, München
443. Selvini-Palazzoli M (1982) Magersucht. Klett-Cotta, Stuttgart
444. Selzer ML, Payne CE (1962) Automobile accidents, suicide and unconscious motivation. Am J Psychiatry 119:237-240
445. Shafii M, Carrigan S, Whittinghill JR, Derrick A (1985) Psychological autopsy of completed suicide in children and adolescents. Am J Psychiatry 142:1061-1064
446. Sheppard NP, O'Lough Lin S, Malone JP (1986) Psychogenic skin disease: A review of 35 cases. Br J Pschiatry 149:636-643
447. Sigg R (1988) Persönliche Mitteilung
448. Singer U (1980) Massenselbstmord. Hippokrates, Stuttgart
449. Snowdon J (1979) Suicide in Australia – A comparison with suicide in England and Wales. Austr NZ J Psychiatry 13:301-307
450. Sonneck G (1976) Krisenintervention und Suizidverhütung. Ars Medici 66:419-424
451. Speijer N (1948) Suicide in jewish history. Folia Psychiatr Neurol Neurochir 51:263-274
452. Sperling E (1980) Suizid und Familie. Gruppenpsychother Gruppendyn 16:24-34
453. Stein GS, Hartshorn S, Jones J, Steinberg D (1982) Lithium in a case of severe anorexia nervosa. Br J Psychiatry 140:526-528
454. Steinmetz SR (1984) Suicide among primitive people. Am Anthropol 7:53-60
455. Stengel E (1961) Selbstmord und Selbstmordversuch. In: Kisker KP (Hrsg) Psychiatrie der Gegenwart, Bd 3. Springer, Berlin Göttingen Heidelberg, S. 51-74
456. Stengel E (1964) Suicide and attempted suicide. Middlesex, Penguin
457. Stengel E (1969) Grundsätzliches zum Selbstmordproblem. In: Ringel, E (Hrsg) Selbstmordverhütung. Huber, Bern
458. Stengel E (1969) Selbstmord und Selbstmordversuch. S. Fischer, Frankfurt a. M.
459. Stengel E (1969) Selbstmord und Selbstmordversuch. S. Fischer, Frankfurt a. M., S. 121
460. Stern A (1968) Stefan Zweig und sein Freitod. In: Archiv der Internat. Stefan-Zweig-Gesellschaft, Bd 2. Wien, S 1-14
461. Stoll O (1904) Suggestiverscheinungen bei den Ureinwohnern Westindiens. In: Suggestion und Hypnotismus in der Völkerpsychologie. Verlag von Veit & Camp, Leipzig, S 145-149
462. Stone MH (1977) Factitious illness. Bull Menninger Clin 41(3):239-254

463. Stubbe H (1982) Suizide und Suizidversuche in Brasilien. Med Mensch Ges 7:98–105
464. Szittya E (1985) Selbstmörder. Ein Beitrag zur Kulturgeschichte aller Zeiten und Völker. Löcker, Wien (Nachdruck der Ausgabe von 1925)
465. Taylor MC, Wicks JW (1980) The choice of weapons; a study of methods of suicide by sex, race and region. Suicide Life Threat Behav 103:142–149
466. TCS-Revue (1988) „Kamikaze-Fahrer" auf spanischen Autobahnen. Nr. 2, Februar 1988
467. Thilges R, Battegay R (1970) Die in einer psychiatrischen Poliklinik behandelten Patienten mit Suizidversuchen. Schweiz Med Wochenschr 100:225–228
468. Thomas K (1964) Handbuch der Selbstmordverhütung. Enke, Stuttgart
469. Thomas K (1984) 25 Jahre Erfahrungen mit ärztlicher Lebensmüdenbetreuung. In: Faust V (Hrsg) Suizidgefahr. Hippokrates, Stuttgart
470. Till E, Kapamadžija B (1983) Endogenous depressions and suicidal behaviour. In: Soubrier JP, Vedrinne J (eds) Depression and suicide. Pergamon Press, Paris, pp 235–238
471. Törne J von, Schwab T (1974) Automutilationen in der Anamnese von Kindern und Jugendlichen mit Suizidversuchen. Monatsschr Kinderheilk 122:554–555
472. Träskman L, Asberg M, Bertilsson L, Sjöstrand L (1981) Monoamine metabolites in CSF and suicidal behaviour. Arch Gen Psychiatry 38:631–636
473. Trube-Becker E (1986) Zum Suizid älterer Menschen. In: Haesler WT, Schuh J (Hrsg) Der Selbstmord. Verlag Rüegger, Grüsch
474. Tsuang MT (1977) Genetic factors in suicide. Dis Nerv Syst 38:498–501
475. Tsuang MT (1983) Risk of suicide in the relatives of schizophrenics, manics, depressives and controls. J Clin Psychiatry 44:396–400
476. Tsuang MT, Boor M, Fleming JA (1985) Psychiatric aspects of traffic accidents. Am J Psychiatry 142:538–546
477. Twain M (1949) Tom Sawyers Abenteuer. Ensslin & Laiblin, Reutlingen
478. Uno M, Ando E, Ishikawa K (1987) Ein Beitrag zum Problem des Studentensuizids. Fortschr Neurol Psychiat 55:273–278
479. Vakilzadeh F, Bröcker EB (1981) Syndrom der blauen Flecken. Hautarzt 32:309–319
480. Van Praag HM (1982) Depression, suicide and the metabolism of serotonin in the brain. J Affective Disord 4:275–290
481. Van Praag HM (1983) CSF 5-HIAA and suicide in non depressed schizophrenics. Lancet II:977–978
482. Vestergard P, Sørensen E, Hoppe E, Rafaelsen OJ, Yates CM, Nicolaou N (1978) Biogenic amine metabolites in cerebrospinal fluid of patients with affective disorders. Acta Psychiat Scand 58:88–95
483. Von Staabs G (1964) Der Scenotest, 4. Aufl. Huber, Bern
484. Vutuc C, Gredler B (1984) Entwicklung der Selbstmord-Sterblichkeit in Österreich. Öff. Gesundheitswes 46:576–577
485. Waberski M (1980) Vergiftungen mit trizyklischen Antidepressiva. Medizinische Dissertation, Berlin
486. Waisman M (1965) Pickers, pluckers and impostors, a panorama of cutaneous self-mutilation. Postgrad Med 38:620–630
487. Walsh BW, Rosen P (1985) Self-mutilation and contagion: An empirical test. Am J Psychiatry 142:119–120
488. Wasserman D (1988) Separation – an important factor in suicidal actions. Crisis 9/1:49–63
489. Weber PX (1913) Der Pilatus und seine Geschichte. – Verlag E. Haag, Luzern
490. Wedler HL (1987) Der suizidgefährdete Patient. In: Faust V (Hrsg) Suizidgefahr. Hippokrates, Stuttgart
491. Weichbrodt R (1937) Der Selbstmord. Karger, Basel
492. Weig W, Grellner G, Böcker F (1979) Selbstmordgefährdung in der endogenen depressiven Phase. Neurol Psychiat 5:203–206
493. Weig W, Böcker F (1984) Suizidalität bei definierten Erkrankungen. In: Faust V (Hrsg) Suizidgefahr. Hippokrates, Stuttgart
494. Wellhöfer PR (1974) Suizid und Suizidversuch: Theorien, Ergebnisse und Möglichkeiten der Prophylaxe. Psycholog Rundsch 25:205–221
495. Wellhöfer PR (1981) Selbstmord und Selbstmordversuch. Fischer, Stuttgart
496. Werder H (1986) Persönliche Mitteilung

497. Westernmarck E (1908) Suicide: A chapter in comparative ethics. Sociol Rev 1:12-33
498. Whitlock FA (1976) Psychophysiological aspects of skin disease. Saunders, London
499. Wiedmer L (1981) Die Suizide in der psychiatrischen Universitätsklinik Basel von 1900-1979. Medizinische Dissertation, Basel
500. Wienforth J (1985) Suizidalität und Weitergabe von Todeserlebnissen in der Familie. Z Psychosom Med 31:365-379
501. Wildbolz A (1980) Selbstmordverhütung im Spital. Schweiz Med Wochenschr 110:1222-1230
502. Wilde O (1985) Das Bildnis des Dorian Gray. Ullstein, Frankfurt a. M.
503. Wilhelm R, Hertel C (1961) Über Artefakte der Haut. Med Welt 12:81-86
504. Wilkins J (1970) A follow-up study of those who called a suicide prevention center. Am J Psychiatry 127:155-161
505. Wilkinson DG (1982) The suicide rate in schizophrenia. Br J Psychiatry 140:138-141
506. Willi J, Grossman S (1983) Epidemiology of anorexia nervosa in a defined region of Switzerland. Am J Psychiatry 140:564-567
507. Wirz-Justice A (1988) Platelet research in psychiatry. Experientia 44:145-152
508. Wisse J (1933) Selbstmord und Todesfurcht bei Naturvölkern. Zutphen
509. Wolf M (1985) Suizidalität bei Jugendlichen und familiendynamische Prozesse. Schweiz Arch Neurol Psychiat 136:73-80
510. Wolfersdorf M (1980) Suizide im psychiatrischen Landeskrankenhaus Weissenau. Crisis 1:81-98
511. Wolfersdorf M, Fröscher W (1987) Suizid bei Epilepsiepatienten. Fortschr Neurol Psychiat 55:294-298
512. Worden JW (1987) Beratung und Therapie in Trauerfällen. Huber, Bern
513. Wuermeling HB (1983) Wissen Sie, was Sie tun? Offener Brief an Buchhändler. MMW 125:32-35
514. Zaidens SH (1951) Self-inflicted dermatoses and their psychodynamics. J Nerv Ment Dis 113:395-404
515. Zaw KM (1981) A suicidal family. Br J Psychiatry 139:68-69
516. Zemishlany Z, Weinberger A, Ben-Bassat M, Mell H (1987) An epidemic of suicide attempts by burning in a psychiatric hospital. Br J Psychiatry 704-706
517. Zilboorg G (1936) Suicide among civilized and primitive races. Am J Psychiatry 92:1347-1369
518. Zsigmond R, Zsigmond G (1986/87) Persönliche Mitteilung
519. Zuckmayer C (1977) Als wärs ein Stück von mir. Fischer Bücherei, Frankfurt a. M.
520. Zumstein H (1988) Die Diskussion um die Euthanasie in Frankreich und der Schweiz vor dem Zweiten Weltkrieg. Gesnerus 45:111-120
521. Zweig S (1928) Geschichte in der Dämmerung. In: Erstes Erlebnis. Insel Verlag, Leipzig
522. Zweig S (1981) Das Stefan-Zweig-Buch. S. Fischer, Frankfurt a. M.

Namenverzeichnis

Abraham K 89, 159
Abram HS 55, 159
Abramowitz SI 81, 171
Abt W 159
Achté K 43, 133, 159
Adams C 164, 166
Adenauer K 106
Agren H 171
Allan M 161
Allander E 56, 159
Allebeck P 48, 57, 159
Allman CJ 161
Aloi J 127, 168
Alvarez A 3, 150, 159
Améry J 5, 29, 101, 159
Ando E 56, 57, 123
Andrassy K 55, 171
Angermeyer MC 30, 159
Angst J 53, 159
Annen D 54, 159
Aquin Th von 7
Arato M 126, 160
Aristoteles 6, 7
Armbruster B 99, 159
Arnetz BB 56, 159
Arwnhouse NS 161
Asberg M 123–129, 159, 167, 173
Asher R 81, 159
Ashton JR 115, 116, 159
Auenbrugger L 12, 159
Augustinus 7, 145

Baechi W 154, 155, 159
Bämayr A 55, 159
Banki CM 126, 160
Barcai A 65, 160
Barschel U 107
Barth K 148, 160
Battegay R 52, 53, 64, 66–70, 72, 82, 85–87, 121, 128, 160, 164, 166, 170, 172, 173
Battle AO 142, 143, 160
Bauer G 117, 160
Baumann ED 160
Baumann P 128
Beck AT 91, 160
Beck D 168

Beek CH 78, 160
Ben Bassat M 115, 174
Benedetti G 134, 150, 160
Bengesser G 142, 160
Benn G 13, 160
Beratis S 32, 160
Berger H 156, 160
Berger L 136, 160
Bergner L 111, 160
Bernstein O 7, 160
Bertilsson L 126, 159, 167, 173
Beskow J 99, 169
Biener K 15, 16, 21, 24, 27, 88, 160, 168
Binsack T 170
Blaicher G 7, 160
Bloch R 67, 160
Blumenthal S 111, 160
Böcker F 53, 57, 59, 160, 173
Böhme K 13, 14, 31, 53, 54, 160, 166
Bogoras 10
Bohm E 44, 161
Bojanovski J 53, 56, 57, 161
Boor M 173
Bourgois M 32, 161
Boyd JH 33, 161
Braun F 59, 60
Braun HJ 165, 167
Brent DA 21, 161
Bröcker EB 78, 173
Bron B 67, 161
Bruch H 63, 64, 161
Brühwiler-Frésey L 158, 161
Bruner CA 99, 163
Brunner F 164
Buchsbaum MS 127, 161, 168
Bühler E 71, 161
Bürger-Prinz 55, 103
Bürgin D 15, 20, 161
Bürk F 45, 161
Bunney WE jr 124, 161
Burri P 99, 161
Burvill PW 33, 132, 161
Byerley WF 128, 161

Cadotsch A 78, 161
Carrigan S 20, 172

Carroll J 81, 171
Carstensen LL 169
Castro EF 95, 161
Cavan RS 8, 10, 161
Cerletti A 157, 158, 161
Charatan FB 58, 59, 161
Ciompi L 47, 161
Clementz H 165
Codoni G 137, 161
Coleman MP 56, 169
Colla-Müller HE 15, 20, 161
Core N 56, 169
Costa E 139, 162
Cotton PG 57, 162
Coursey RD 127, 161, 168
Courvoisier B 161
Cremona-Barbaro A 81, 161
Crome P 139, 162
Csef H 66, 162
Cutler NR 171

Dahme B 170
Dante A 151, 162
Davenport D 133, 162
Davenport RH 133, 162
Davis D 171
Davis JM 161, 168
Deissler KH 103, 162
De Leo D 126, 162
De Lisi LE 124, 166
Demling J 122, 125, 126, 128, 129, 162
Denk W 117, 160
Dérobert L 114, 162
Derrick A 20, 172
Diderot 7
Dittbrenner M 160
Doepfmer R 81, 162
Donnan S 115, 116, 159
Donne J 7
Doran AR 171
Dorovini-Zis K 125, 162
Dorsch F 101, 162
Dotzauer G 36, 69, 162
Drake RE 57, 162
Durkheim E 13, 84, 90, 91, 110, 111, 162

Eckhardt A 80, 81, 83, 162, 169
Effendy I 163
Egeland JA 132, 162
Egerod S 9, 162
Eggers C 15-20, 23, 162
Eichmann A 78, 161
Einsidler B 58, 59, 161
Eisolt J 78, 162

Ellenberger H 8-10, 162
Engels G 166
Ernst C 162
Ernst K 99, 138, 162
Esquirol JE 13, 162
Ettlinger R 126, 162

Fabisch W 78, 79, 83, 162
Fairer JG 56, 169
Falret 5
Fanconi G 71, 162
Farberow NL 9, 43, 162
Faust V 15-20, 23, 161-163, 170, 173
Fawcett JA 161
Federer H 149
Feuerlein W 40, 55, 66, 67, 159, 163
Finzen A 99, 163
Fischer H 31, 163
Flavin DK 32, 163
Fleming JA 173
Förster E 163
Frances RJ 32, 163
Frankl V 106, 163
Franklin JE 32, 163
Freud S 3, 13, 20, 49, 84, 89, 90, 128, 163
Freyberger H 169
Friderich H 78, 163
Friedell E 105
Fröscher W 174
Froese A 21, 163
Fusé T 11, 163

Ganesvaran T 32, 33, 163
Garfinkel BD 21, 163
Gastpar M 125, 163, 166
Gates C 162
Gaupp R 13, 84, 163
Geiger KA 6, 163
Geiger P 6, 163
Gieler U 77, 78, 163
Glatzel J 170
Goebels H 36, 69, 162
Goethe JW von 3, 109, 118, 119, 134
Götze P 170
Goldney RD 142, 163
Goldstein CE 161
Goodman SI 124, 166
Goodwin FK 128, 167
Gorenc KD 99, 163
Gottfries CG 127, 163
Gottpreis J 62, 65, 172
Gould MS 114, 163
Granacher RP 79, 163
Gredler B 33, 173

Green AH 79, 163
Grellner G 173
Grimm Gebr 4
Gross EM 57, 167
Grossman S 63, 174
Grove O 163
Grüen A 49, 163
Gruhle HW 13, 163
Grundy E 33, 168
Guillon C 156, 163
Gumbel E 78, 163

Hadengue A 114, 162
Hadrian 6
Häcker H 101, 162
Haefely W 122, 123, 163
Häfner H 40, 113, 116, 163, 172
Haenel T 4, 25, 30, 37, 42, 45, 46, 48–50, 52, 53, 55, 60, 61, 67–69, 71, 72, 76, 82, 84, 93–95, 97, 98, 105, 107, 115, 117, 123, 128, 133, 135, 136, 139, 146, 151, 160, 164, 168, 170
Haesler WT 154, 155, 159, 164, 167, 169, 170, 173
Hager W 156, 164
Halder P 44, 164
Hamburg DA 161
Hanin I 127, 168
Hankoff LD 9, 58, 59, 144, 145, 161, 164
Harbauer H 15, 20, 21, 169
Haring C 77, 94, 101, 164
Harrer G 117, 164
Hartshorn S 65, 172
Hawton K 53, 55, 164
Hedberg A 56, 159
Heine H 86
Heiss R 44, 164
Helmchen H 137, 139, 165
Heltzer HH 159
Hendin H 87, 165
Henseler H 25–28, 36, 37, 79, 84, 87, 88, 90, 95, 102, 153, 165, 172
Hermans EH 79, 165
Herodes 9
Hertel C 78, 79, 174
Herzberg G 78, 165
Hessó R 99, 165
Heuer G 20, 165
Hiele LJ van 128, 165
Hippler AE 165
Hjortsjö T 16, 28, 165
Hoche A 101, 108, 165
Hörte LG 56, 159
Hösli L 122, 123, 165
Hoffman 62
Hofmann G 28, 172

Holbro P 53, 169
Holderegger A 2, 152, 165
Hole G 85, 153, 165
Holyst B 28, 88, 165
Holzerbeck W 168
Hood J 21, 163
Hoppe E 127, 173
Hsu MA 57, 167
Huguenin D 96, 165
Hume D 7
Hustead RM 79, 165
Hutcherson R 32, 172

Imdahl H 81, 162
Im Obersteg J 103, 165
Ishikawa K 56, 57, 173

Jacobsson L 33, 99, 165, 169
Jakob O 28, 29, 165
Janus L 78, 165
Javers R 9, 166
Jelinek E 80, 165
Jochmus I 163
Jones J 9, 65, 172
Josephus F 9, 165
Josephy S 36, 42, 126, 166
Juel-Nielson N 130, 166

Kallman FJ 130, 166
Kant I 7
Kapamadzija B 37, 53, 173
Kern R 99, 166
Kernberg OF 85, 166
Kety SS 131, 166
Kielholz P 46, 47, 56, 58, 68, 70, 102, 103, 122, 140, 141, 164–166
Kierkegaard 8
Kiev A 52, 166
Kilduff M 9, 166
Kilts CD 160
Kisker KP 164, 168, 172
Klaesi J 148, 166
Kleff F 163
Kleimann JE 124, 166
Klerman GL 20, 166
Knorring L von 127, 163
Koblenzer CS 81, 166
Kockott G 169
Koester H 99, 166
Kohut H 66, 85, 166
Kolko D 161
Korpi ER 124, 166
Korting GW 78, 167
Kreitman N 31, 32, 37, 113, 153, 166, 169

177

Krempien B 55, 171
Kua EH 32, 166
Kübler-Ross E 141, 166
Küng LG 78, 165
Kuitert HM 145, 146, 166
Kulessa C 13, 14, 166
Kurcz M 160
Kurz A 37, 133, 161, 166

Labhardt F 164
Ladewig D 63, 67, 166
Lange E 18, 166
Le Bonniec Y 156, 163
Lecky WE 6, 9, 151, 166
Lee RA 79, 165
Legewie H 36, 69, 162
Leibetseder M 168
Leickert H 77, 94, 101, 164
Lenzen V 2, 4, 25, 145, 151, 152, 167
Lester D 28, 130, 167
Leuenberger R 150, 154, 167
Levy NB 55, 170
Lidberg L 127, 128, 167
Lindemayr W 78, 167
Linden M 137, 139, 165
Lindesay J 33, 168
Linneila M 124, 166
Linkowski P 131, 167
Linnoila M 128, 167, 171
Lister RG 94, 167
Löchel M 18, 19, 167
Luban-Plozza B 63, 167
Lungershausen E 5-8, 167
Lüscher N 78, 165
Lüscher T 82, 167
Luther M 151
Lyell A 78, 167
Lynge J 163

Maas JW 168
Magerl H 156, 164
Mahadevan K 32, 33, 163
Maier CH 99, 167
Malker H 56, 159
Mall T 164
Malone JP 78, 172
Mann JJ 57, 160, 167
Marazitti D 126, 162
Marneros A 57, 167
Martensson B 159
Martins I 95, 161
Maruta T 79, 165
Marzuk PM 57, 167
Masaryk TG 9, 13, 167
Mason JW 161

Masson D 23, 167
Mathé K 82, 167
McClure GMG 16, 33, 167
McGall MG 161
McIntosh JL 30, 167
McCue JD 55, 167
Meermann R 65, 167
Mell H 115, 174
Mendelssohn M 7
Mendlewicz J 131, 167
Menninger K 14, 66, 71, 72, 167
Menotti GC 118
Metzger R 138, 167
Meyer F 147, 167
Middendorff W 96, 97, 112, 167
Miller A 87, 167
Mitterauer B 5, 37, 51, 92, 131, 132, 167, 168
Modestin J 99, 139, 168
Möhring G 81, 162
Möllar HJ 161
Möller HJ 133, 159, 166, 168
Monroe M 111
Montaigne 7
Montesquieu 7
Montgomery DB 128, 168
Montgomery SA 128, 168
Morgan EB 57, 167
Morton 62
Morus T 7
Moser U 162
Motto JA 103, 110, 111, 168
Mühlbauer HD 127, 168
Müller C 47, 101, 168, 170
Müller M 62, 63, 65, 168
Müller R 16, 168
Murphy DL 127, 161, 168
Murphy E 33, 168
Murray HA 44, 168
Musaph H 77, 79, 82, 168

Nagler N 81, 169
Nähyä S 28, 169
Neil HAW 56, 169
Nicolaou N 127, 173
Niederhauser K 156, 169
Nissen G 15, 20, 21, 169
Nöhring KU 22, 169
Nordström P 159
Noyes R 7, 169
Nurminen MM 56, 170
Nuutila A 128, 167

Oberholzer P 53, 169
Oettinger EM 2, 169
O'Lough Lin S 78, 172

Oreland L 127, 163
O'Shanick GJ 30, 169
Osiander N 12, 169

Paar GH 80, 81, 169
Papp Z 160
Papworth SJ 159
Paul SM 171
Payne CE 112, 172
Pepitone-Arreola-Rockwell F 56, 169
Perper JA 161
Perris C 99, 169
Peters UH 1, 93, 101-103, 169
Peterson LG 30, 169
Peterson M 30, 169
Pfeffer CR 16, 169
Phillips DP 111, 112, 114, 169
Phillips I 124, 166
Pickar D 171
Pierce DW 45, 169
Pino R 54, 169
Pitts AF 55, 56, 169
Pitts FN 55, 56, 169
Plassmann R 79, 80, 169
Plato 6
Platt S 39, 169
Plutarch 8
Pöldinger W 36, 41-48, 53, 54, 79, 109, 119, 122, 123, 136, 138-140, 163, 164, 166, 167, 169-171
Pohlmeier H 11-14, 36, 58, 67, 89-91, 104, 105, 108, 136, 150, 170
Post RM 171
Preuss J 144, 170
Preutkowski B 57, 167
Pritz WF 168
Proteau J 114, 162
Pulkkinen PO 56, 170

Racagni G 139, 162
Radebold H 58, 59, 170
Radû E 1, 170
Rafaelsen OJ 127, 173
Rauchfleisch U 1, 44, 72, 76, 117, 164, 170
Redl 106
Reichsman F 55, 170
Reimer C 39, 138, 169, 170, 172
Reimer F 103, 170
Renberg E 33, 165
Retterstøl N 99, 170
Rich CL 55, 56, 169
Richter D 4, 170
Rickert S 71, 170
Rimon R 128, 167

Rimpelä MK 56, 170
Ringberger V 159
Ringel E 3, 14, 18, 19, 25, 26, 28, 30, 34, 43, 48, 49, 56, 85, 87, 89, 102, 105, 106, 117, 118, 130, 138, 152, 153, 163, 170-172
Rinser L 148, 171
Ritz E 55, 171
Roatch JF 161
Robra BP 159
Rockwell D 56, 169
Rommel 106
Rosen DH 115, 171
Rosen G 5, 6, 12, 171
Rosen P 72, 173
Rosenthal D 131, 172
Rosenthal PA 18, 171
Rosenthal S 18, 171
Rosner F 147, 171
Ross M 55, 56, 171
Ross RR 72, 171
Rost H 2, 9-13, 119, 171
Roy A 126, 127, 131, 171
Roy-Byrne P 127, 171
Rubinow DR 171
Rydin E 159
Rygnestad T 126, 171

Sachsse U 79, 80, 83, 171
Saletá B 159
Santos JF 167
Sartre JP 8
Savard R 171
Scalia-Tomba GP 167
Schaffer CB 81, 171
Schaller S 86, 171
Schalling D 159
Scharfetter C 18, 57, 82, 83, 103, 171
Schaub S 114, 162
Scheidt J von 67, 171
Scheinin M 128, 167
Schlageter F 171
Schlesinger G 58, 59, 170
Schmidbauer W 67, 171
Schmidt CW jr 112, 171
Schmidtke A 86, 113, 116, 163, 171, 172
Schmidtobreick B 66, 172
Schmitt JC 149, 172
Schneider-Helmert D 62, 65, 105, 172
Schöny W 28, 172
Schopenhauer 7
Schou M 131, 172
Schubert F 117
Schuh J 154, 155, 159, 164, 167, 169, 170, 173
Schuller AB 55, 56, 169
Schulsinger F 131, 172
Schulte W 153, 172

179

Schulz E   156, 164
Schumann R   86
Schuppli R   72, 164, 170
Schütze G   63, 64, 172
Schwab T   79, 173
Schwerd W   156, 164
Scobel WA   108, 172
Scully JH   32, 172
Sedeyn MJ   26, 172
Seiden RH   114, 172
Seidler E   7, 154, 172
Seligman MEP   91, 172
Selvini-Pallazoli M   63, 172
Selzer ML   112, 172
Seneca   6
Seress R   118, 119
Shaffer D   114, 163
Shaffer JW   112, 171
Shafii M   20, 172
Sheppard NP   78, 172
Shneidman ES   162
Siegenthaler W   82, 167
Sigg R   155, 172
Singer U   8, 9, 172
Sjöstrand L   126, 173
Smith P   166
Snowdon J   33, 172
Sokrates   6
Sommereder M   28, 172
Sonneck G   58, 170, 172
Sørensen E   127, 173
Sorgo G   168
Soubrier JP   37, 53, 72, 171, 173
Speijer N   172
Spence MC   114, 172
Sperling E   110, 130, 172
Spurzheim   5
Stangier U   163
Stanley M   160
Stapf KH   162
Stassen HH   53, 159
Stein GS   65, 172
Steinberg D   65, 172
Steinmetz SR   10, 172
Stengel E   14, 28, 33, 37–39, 102, 157, 158, 172
Stern A   60, 172
Stoll O   9, 172
Stone MH   81, 172
Stöver HD   170
Strauss A   170
Strömgren E   131, 172
Stubbe H   34, 56, 161, 172
Subramaniam S   32, 33, 163
Sundquist-Stensman UB   167
Sussex JN   132, 162
Swann A   30, 169
Szittya E   148, 173

Tan ES   166
Tardift K   57, 167
Taylor MC   30, 173
Terzani S   166
Theorell T   56, 159
Thilges R   53, 85, 173
Thomas K   14, 173
Thoren P   159
Thurston A   56, 169
Tierney H   57, 167
Till E   37, 53, 173
Törne J von   79, 173
Tolstoi L   87
Torhorst A   166, 168
Träskman L   126, 159, 173
Träskman-Bendz L   159
Trube-Becker E   58, 59, 173
Tschaikowski PI   117
Tsoi WF   32, 166
Tsuang MT   112, 130, 132, 173
Tuck JR   167
Twain M   21, 173

Uno M   56, 57, 173
Usdin E   168

Vakilzadeh F   78, 173
Valéry P   1
Valkonen T   56, 170
Van Praag HM   126, 173
Varla A   48, 57, 159
Vedrinne J   37, 53, 72, 171, 173
Vessey MP   56, 169
Vestergard P   127, 173
Vetter W   82, 167
Videbeck T   130, 166
Virkunnen M   128, 167
Vliegen J   5–8, 167
Voltaire   7
Von Doderer H   119
Von Staabs   44, 173
Vutuc C   33, 173

Waberski M   139, 173
Wächtler C   166, 168
Wagner A   159
Wagner P   159
Wägner A   159
Waisman M   79, 173
Wallgreen A   71, 162
Walsh BW   72, 173
Wasserman D   39, 173
Weber PX   148, 149, 173
Wedler HL   138, 173

Weichbrodt R   12, 13, 151, 173
Weig W   53, 57, 173
Weinberger A   115, 174
Wellhöfer PR   28, 130, 151, 173
Welz R   163
Wender PH   131, 172
Werder H   21, 173
West   14
Westernmarck E   11, 173
Whitlock FA   78, 174
Whittinghill JR   20, 172
Wicks JW   30, 173
Wiedmer L   99, 174
Wienforth J   116, 117, 174
Wildbolz A   136, 174
Wilde O   3, 174
Wildgans A   87
Wilhelm R   78, 79, 174
Wilkins J   52, 174
Wilkinson DG   57, 174
Wille L   98
Willi J   63, 174
Wirz-Justice A   122, 123, 174
Wisse J   10, 11, 174
Wistedt B   48, 57, 159
Wittgenstein OG   171

Wolf M   16, 163, 174
Wolfersdorf M   55, 100, 138, 167, 174
Wolff B   169
Woodings TL   161
Worden JW   109, 141, 142, 174
Wuermeling HB   156, 157, 174
Wyatt RJ   124, 166
Wyrsch   102, 103

Yates CM   127, 173

Zaidens SH   78, 174
Zaw KM   130, 174
Zelenak JP   161
Zemishlany Z   115, 174
Zeno   6
Ziegler M   55, 171
Zilboorg G   9–11, 174
Zlotowitz HI   112, 171
Zsigmond G   119, 174
Zsigmond R   119, 174
Zuckmayer C   60, 174
Zumstein H   154, 174
Zweig S   21, 22, 60, 61, 174

Sachverzeichnis

Aberglaube 12
Abschiedsbrief 26, 30, 32, 36, 115
Aggression 3, 13, 39, 48, 49, 54, 66, 76–78, 89, 90, 92, 96, 118, 127, 128
Aggressionsabfuhr 39, 54, 136
Aggressionsdruck 49
Aggressionshemmung 49
Aggressionsstau 3, 89
Aggressionstheorie 14, 89, 90
Aggressionstrieb 3
Aggressionsumkehr 3, 49, 66, 89
aggressive Impulse 22, 66, 76
aggressives Verhalten 127, 128
AIDS 32, 57, 103
Alkohol/Alkoholismus 13, 16, 19, 20, 23, 28, 30, 32, 38, 41, 42, 52, 62, 66–70, 74, 77, 78, 94, 95, 112, 126–128, 132
Alkoholkonsum 16, 28
Alte 8–11, 29, 30, 33, 37, 52, 54, 58–60, 102, 103, 107, 141
Altersgruppen 15, 16, 25–30, 32–34, 37, 38, 41, 42, 56, 58, 63, 66, 67, 69, 73, 74, 95, 111, 114, 115
Altes Testament 144–147, 152
Ambivalenz 37, 48, 86–90, 135
Amoklauf/-läufer 8
Angst 10, 18, 19, 42, 46, 52, 63, 65, 77, 78, 82–84, 86, 96, 128, 137, 139, 141, 142, 144, 146, 152–154
Anorexia nervosa 62–66
Anstaltsartefakt 98
Anstaltspsychiatrie 98, 100
Antidepressiva/-Therapie 13, 23, 29, 65, 83, 93, 94, 99, 122, 124, 127, 128, 139–141
Arbeitslosigkeit 28, 39, 55, 132
Artefakte 71–83, 98
Autoaggression 40, 44, 53, 74, 76, 79, 88, 92, 93, 127
Autodestruktion 49, 66, 71, 78, 79, 142
Autonomie 19, 39, 63–65, 93–101, 107
Autopsie 26, 43, 122, 124

Behandlungsmethoden 12, 13, 16, 23, 31, 35, 37, 48, 64–66, 68, 75, 76, 79–83, 91, 94, 99, 103, 104, 115, 117, 124, 128, 129, 133–144, 155

Benzodiazepine 94, 140
Beratungsdienste 24, 136, 137
Bestrafung 7, 21, 22, 63, 72, 77, 88, 89, 109, 141, 144
Betagte 8–11, 29, 30, 33, 37, 52, 54, 58–60, 102, 103, 107, 141
Beurteilungsmethoden 43–46
Bibel 144–153
Bibliographie 2, 13
Bilanz 2, 3, 14, 20, 93, 101–108
Bilanzsuizid 93, 101–108
Biochemie 5, 89, 121–130, 132
biogene Amine 121, 123
Borderline-Persönlichkeiten 78, 81, 82, 89
Boxer 1
Broken home-Situationen 20, 28, 37, 46, 47, 53, 74, 85, 86, 94
Brücken 114, 115, 135

chronisch Dialysierte 2, 54, 55, 94, 107
chronischer Suizid 19, 62–70

Definition 1, 101, 103
Depression/Depressive 5, 13, 19, 20, 23, 30, 36, 37, 40, 41, 43, 44, 46, 47, 49, 50, 52–55, 57–60, 62, 63, 65, 66, 68, 73, 75, 77, 79–81, 83, 85–87, 89–91, 93–96, 99, 100, 102–104, 106–108, 117, 120, 122–128, 130–133, 136, 137, 139–142, 153
depressives Syndrom 13, 62
depressive Verstimmung 54, 59, 65, 76
Dermatitis artefacta 71–83
Dexamethason/Dexamethason-Suppressions-Test (DST) 125
Dialyse 2, 54, 55, 94, 107
Drogen/Drogenabhängigkeit 19, 20, 23, 30–32, 42, 46, 47, 52, 62, 66–70, 73–76, 79, 86, 89, 103, 104, 128, 132, 135
Drogenabusus 74–76
Dunkelziffer 15, 16, 25, 26, 29, 35, 37, 112
Durchschlafstörung 36
Dynamik 5, 19, 35, 48, 49, 62, 80, 88, 102, 109, 117, 130, 132

Ehrgefühl 8
Eiffelturm 114
Einengung 19, 48, 49, 66, 92, 105, 152
Einsamkeit 20, 28, 37, 42, 46, 47, 52, 58–60, 83, 100, 118, 132
Enttabuierung 1, 7, 29
Epidemie 8, 9, 109, 115, 116, 118, 119
Epidemiologie 32, 33, 133
Erbfaktoren 130
Erhängen 12, 21, 30, 34, 41, 67, 145
Erschießen 21, 30, 33, 34, 41, 67
Ertrinken 33
Erweiterter Suizid 8, 85
Euthanasie 145, 154–158
ewiges Leben 4
EXIT 154–158

Familientherapie 65, 66, 91
Feiertage 28
fokaler Suizid 71–83
Freitod 2, 4–6, 10, 101–108, 134, 135, 154–156
Frühjahr 28

Geisteskrankheit 5, 6, 13, 28, 132, 151, 154, 155
Genetik 92, 117, 127, 130–132
genetische Determination 51
Geschiedene 54, 57, 58
Geschlecht/Geschlechtsverhältnis 15–18, 20, 21, 26–34, 36, 37, 39, 41, 42, 57, 58, 63, 67–69, 73, 74, 78–80, 82, 88, 93–96, 103, 104, 111, 114, 115, 117, 126, 127, 145, 146, 150, 151
Gesprächstherapie 65, 94, 139, 140, 142
Geste 30, 38, 40, 94
Glauben 7, 8, 12, 32, 34, 144, 151–153
Golden Gate Bridge 114, 115

Halo-Effekt 77
Handfeuerwaffen 21, 30, 33, 34, 135
Harakiri 10, 11, 107
harte Suizidmethoden 15, 20, 21, 30, 39, 125–127, 130
Haut/Hautartefakt 71–83
Herbst 28
Heredität 73–76, 93, 110, 116, 117, 130–132
Heroin 67, 69, 70
Hoffnungslosigkeit 49, 52–54, 57–60, 67, 106
Hypnotikum 86, 140, 143
Hypothese 5, 33, 44, 85, 92, 110, 112–114, 116, 122, 132
hysterische Neurose 82

Identität 80, 82, 85
Impulse 16, 19, 22, 52, 53, 59, 66, 76, 82, 85, 88, 93, 95, 112, 133, 138, 142
Impulsdurchbruch 76, 85
Impulshäufigkeit 93
Impulskontrolle 82
Infusionen 94, 140, 141
Intoxikationen 18, 20, 21, 31, 32, 34, 41, 42, 139
Inzest 80
Islam/islamische Völker 8, 32, 34
Isolation 20, 28, 37, 42, 57, 58, 65, 94

Jahreszeit 28
Judenverfolgung 9, 34, 39, 106

Katastrophenträume 36, 46, 47, 84
Kirche 4, 7, 144–153
Kollektivsuizid 8
Konzentrationslager 39, 106
Konzentrationsstörung 18
Kortisol 124, 125
Kränkung 22, 23, 66, 68, 90
Krise 46–48, 135
Krisenintervention/ Kriseninterventionsstation 23, 47, 48, 133, 137, 138
Kurzschlußhandlung 30, 36, 112

larvierte Depression 43, 52, 133
Lebensbilanz 2, 3, 14, 20, 93, 101–108
Lebensstandard 28
Lerntheorie 91, 92
Liebeskummer 42, 47
Liquor cerebrospinalis 122–128
Lithiumpräparate 65, 140

Magersucht 62–66
Märchen 4
Märtyrertod 2, 145, 150, 151
maskierte Depression 43, 52, 133
Massenmedien 110–116
Massensuizid 8, 9
Medikamente 21, 29, 31, 34, 36, 38, 41, 42, 52, 56, 65–70, 86, 89, 93–95, 98, 99, 107, 117, 118, 124, 127–129, 135, 139–141, 143
Medikamentenabhängigkeit 19, 20, 23, 30–32, 42, 46, 47, 52, 62, 66–70, 73–76, 79, 86, 89, 103, 104, 128, 132, 135
Medikamentenabusus 107
Medikamentendosis 139
Mimikry 80
Minderwertigkeitsgefühl 66, 68, 84, 85

Mohammedaner 8, 32, 147
Monoaminooxydase (MAO)-Hemmer 122, 123, 127
Mord 4, 11, 34, 127, 134, 146, 147, 151
Münchhausen-Syndrom 71, 81–83
Musik 117–120, 145

Narzißmus/narzißtische Problematik 19, 23, 56, 66, 68, 77, 81, 84–87, 90, 95, 117, 118, 135, 142
Naturvölker 9, 10, 59
Nebenwirkungen 139–141
Neues Testament 147–150, 152
Neuroleptika 65, 94, 124, 140
Neurosen 81, 82, 89

Oakland Bay Bridge 114, 115
Operationen 71, 74, 79, 81, 82
Opfersuizid 147, 150
Opfertod 149
Opium 13

parasuizidale Gesten 38, 40, 94
parasuizidale Phasen 38, 40
Patientenverfügung 154, 155, 157, 158
Phantasie 22, 23, 48–50, 65, 84–86, 88, 135
Pharmaka 21, 29, 31, 34, 36, 38, 41, 42, 52, 56, 65–70, 86, 89, 93–95, 98, 99, 107, 117, 118, 124, 127–129, 135, 139–141, 143
Politik 2, 5, 6, 95, 105, 106, 115
Polytoxikomanie 68–70
Präkursoren 123
präsuizidales Syndrom 3, 14, 18, 23, 48–50, 66, 89, 105, 118, 141
Presse 110–116, 157
Psyche/psychische Probleme 71–73, 79, 82, 89, 93, 101–108, 122, 126, 146
psychiatrische Behandlung 75, 76, 79, 80, 83, 103, 104
psychiatrische Klinik 41, 42, 65, 68, 86, 93, 94, 97–100, 103, 115, 136–139
Psychoanalyse 66, 80, 82, 84, 88–90, 96
Psychodynamik 5, 19, 35, 48, 49, 62, 80, 88, 102, 109, 117, 130, 132
Psychologie 87, 90, 101
psychologische Autopsie 26, 43
Psychopathologie 71, 84, 102–108, 131, 142, 156
Psychopharmaka 21, 31, 36, 38, 41, 56, 93–95, 98, 99, 124, 127, 129, 139–141
Psychose 23, 51, 53, 63, 71, 81, 82, 89, 130–132

Psychotherapie 23, 65, 104, 129, 139
Pubertät 18, 19, 62–65, 80
Pubertätsmagersucht 62–64

Rache 8, 10, 11, 49, 88, 147
Racheakt 11
Rachesuizid 10, 147
Rachetendenzen 49
Raptus 57, 93
Regression 64, 84
Religion/religiöse Bindung 2, 8, 10, 11, 13, 34, 46, 53, 72, 91, 101, 119, 132, 144–153
Religiosität 34, 152, 153
Rennfahrer 1
Resignation 88
Rezeptoren 122
Risikogruppen 52–57, 63, 67, 79, 126, 127, 141
Risikolisten 44–46

Sanktionen 11
Scheidung 55, 57, 88
Schizophrene 17, 18, 32, 54, 57, 63, 93, 103, 124, 126, 130, 132
Schlafmittel 29–31, 38, 118, 155
Schlafstörung 18, 29, 36, 46, 47, 140, 143
Schuld/Schuldgefühl 1, 22, 53, 66, 68, 77, 78, 85, 88, 109, 141, 142, 152
Schule 16, 18–20, 23
Schulkinder 15, 16, 20
Schülersuizid 13
Schußwaffe 21, 30, 33, 34, 135
Selbstaufopferung 11
Selbstbestrafung/Selbstbestrafungstendenz 63, 88, 89, 109, 141
Selbstgefühl 84
Selbstidentität 85
Selbstliebe 19
Selbstmord s. Suizid
Selbstschädigung 1, 25, 35, 40, 43, 62, 71–73, 77, 79, 80, 82, 83, 97
Selbsttötung 3–7, 15, 21, 33, 35, 43, 48, 49, 57, 60, 88, 92, 99, 101–107, 109, 113, 116, 134, 135, 151
Selbstunfälle 95, 112
Selbstverbrennung 32, 115, 116, 145
Selbstverstümmelung 71, 81
Selbstvertrauen 64
Selbstwertgefühl/-erleben 20, 22, 56, 77, 79, 84, 85, 90
Selbstwertkrise 19, 23
Selbstzerstörung 49, 66, 71, 78, 79, 142
Sentimentalität 119
Serotonin 121–129
Sexualität 62–65, 77, 78, 80, 86, 127

Sport 1, 96, 97
Sprungsuizid 30, 67, 114, 115, 135, 136
Statistik 11, 15, 16, 25-30, 32-35, 37-39, 41, 42, 87, 96, 109-111, 113, 114, 116, 119, 132, 133
Sterbehilfe 154-158
Strafe 11
Strafbedürfnis 89
Straßenverkehr 1, 95-97
Studenten/Studentinnen 54, 56
Sturzsuizide 30, 32, 33, 37, 114, 115, 135, 136
Sublimation 3
Sucht/Suchtkranke 13, 16, 19, 20, 23, 28, 30-32, 38, 41, 42, 46, 47, 52, 54, 55, 62-64, 66-70, 73-79, 86, 89, 94, 95, 103, 104, 112, 126-128, 132, 135
Suggestivwirkung 31, 47, 110, 119
Suizid auf Raten 1
-, chronischer 19, 62-70
-, erweiterter 8, 85
-, fokaler 71-83
-, partieller 79
-, politischer 5
-, unbewußter 94-97
Suizidabsicht 26, 35, 72, 95, 96, 112, 147
suizidales Achsensyndrom 50, 51, 92
suizidale Entwicklung 19, 20, 23, 47, 48, 135
suizidales Verhalten 50, 91, 125-127, 129, 130
Suizidalität 16, 23, 25, 43-51, 85-87, 110, 116, 124-126, 134, 136, 137, 139, 140, 143, 153
Suizidankündigung 48, 52, 54
Suizidäußerung 46, 47
Suiziddefinition 1, 101, 103
Suiziddrohungen 20, 46-48, 92, 110
Suizidepidemie 8, 9, 109, 115, 116, 118, 119
Suizidgedanken 16, 46, 47, 50, 53, 54, 78, 95, 133, 137, 139
Suizidgefahr/-gefährdung 23, 43, 44, 46, 47, 49, 52, 53, 93, 125, 127, 137, 138, 141
Suizidhäufigkeit 28, 29, 34, 55, 56, 58, 66, 111, 113, 114, 155
Suizidhinweise 46, 47
Suizidimpulse 16, 19, 52, 53, 59, 93, 95, 112, 133, 138
Suizidmethode 11, 15, 20, 21, 30-34, 39, 41, 50, 91, 114, 115, 125-127, 130
-, harte 15, 20, 21, 30, 39, 125-127, 130
-, weiche 15, 20, 21, 30, 39
Suizidmittel 32, 97
Suizidmotive 9-11, 16, 17, 20, 58, 84-92
Suizidneigung 9
Suizidopfer 131, 141, 151
Suizidphantasie 48, 49, 50
Suizidplan 50, 52
Suizidprävention 133-143
Suizidprophylaxe 12-14, 20, 23, 37, 43-51, 98, 133-143, 156

Suizidrate 16, 17, 20, 28, 31-34, 56-59, 91, 95, 110, 111, 119, 127, 132
Suizidrisiko 30, 43-47, 52-57, 62, 93, 99, 100, 123, 126, 127, 129, 132, 139
Suizidstatistik 11, 15, 16, 25-30, 32-35, 37-39, 41, 42, 87, 96, 109-111, 113, 114, 116, 119, 132, 133
Suizidtendenzen 53, 130, 133
Suizidtheorien 89-92
Suizidursache 13, 19, 20, 151
Suizidverhütung 12-14, 20, 23, 37, 43-51, 98, 133-143, 156
Suizidverhütungszentren 137
Suizidversuch 6, 11, 12, 15-18, 20, 21, 23, 25-28, 30, 31, 34-46, 49, 52-58, 67-70, 73-75, 79, 85-90, 93, 102, 108, 111-113, 115-117, 124-128, 131, 133, 136, 151
Suizidversucher 11, 12, 35, 39, 45, 57, 92, 126, 127
Suizidzahl 25, 26
Suizidziffer 11, 15, 16, 25, 26, 28, 29, 34, 55, 119, 132, 153
Synapsen 121, 122

Tabu 1, 7, 29, 53, 80, 137, 144, 152
Tagespresse 110-116, 157
Telefonseelsorge 24, 136, 137
Tests 44-46, 72, 76, 79, 123, 125
Therapie 12, 13, 16, 23, 31, 35, 37, 48, 64-66, 68, 75, 76, 79-83, 91, 94, 99, 103, 104, 115, 117, 124, 128, 129, 133-144, 155
-, analytisch orientierte 56, 66
-, medikamentöse 23, 94, 99, 155
-, psychiatrische 75, 76, 79, 80, 83, 103, 104
-, psychotherapeutische 65, 104, 129, 139
Tod 2, 4, 6-12, 18-20, 23, 33, 42, 50, 53, 55, 56, 59, 62, 63, 67, 77, 85, 88, 89, 96, 97, 102, 105, 106, 109, 115-117, 135, 141, 145-149, 154, 155, 157
Todesphantasien 22, 50
Todestrieb 90
Todeswünsche 147
Töten/Tötung 3, 8, 10, 88, 150, 151, 154, 158
Toxikomanie 19, 20, 23, 30-32, 42, 46, 47, 52, 62, 66-70, 73-76, 79, 86, 89, 103, 104, 128, 132, 135
Transmitter 121-123
Tranquilizer 94, 117, 118, 140, 143
Tropfinfusion 140, 141

Überdosierung 139
unbewußter Suizid/Suizidversuch 79, 94-97
Unfall 25, 35, 63, 67, 73, 74, 79, 95-97, 103, 104, 112, 113
Urteilsfähigkeit 93-95, 101, 155-157

Verdammung 144, 152
Vereinsamung 20, 28, 37, 42, 46, 47, 52, 58–60, 83, 100, 118, 132
Vergewaltigung 80
Vergiftungen 15, 18, 20
Verkehrsopfer 15, 25, 35, 112
Verstümmelung 71, 81
Vertrauen 64, 137, 138, 153
Verzweiflung 49, 52, 60, 67, 86

Waffe 21, 30, 33, 34, 135
weiche Suizidmethode 15, 20, 21, 30, 39

Werther-Effekt 3, 109, 118, 119, 134
Wochentage 28, 112

Zeitungsstreik 110, 111
Zentralnervensystem 71, 121, 123, 127, 129, 140
Zivilstand 28, 42, 54, 57, 58
Zurechnungsfähigkeit 94
Zwillinge 130–132

If you have any concerns about our products,
you can contact us on
ProductSafety@springernature.com

In case Publisher is established outside the EU,
the EU authorized representative is:
**Springer Nature Customer Service Center GmbH
Europaplatz 3, 69115 Heidelberg, Germany**

Printed by Libri Plureos GmbH
in Hamburg, Germany